易学好上手的中医基础

于雪姣◎著

河北科学技术出版社

图书在版编目（CIP）数据

易学好上手的中医基础 / 于雪姣著 . -- 石家庄：河北科学技术出版社 , 2024.1
ISBN 978-7-5717-1819-0

Ⅰ . ①易… Ⅱ . ①于… Ⅲ . ①中医医学基础 Ⅳ . ① R22

中国国家版本馆 CIP 数据核字（2023）第 211420 号

易学好上手的中医基础
YIXUE HAOSHANGSHOU DE ZHONGYIJICHU

于雪姣　著

出版发行	河北科学技术出版社	
地　　址	石家庄市友谊北大街 330 号（邮编：050061）	
印　　刷	天津光之彩印刷有限公司	
经　　销	全国新华书店	
开　　本	880mm×1230mm　　1 /16	
印　　张	28.5	
字　　数	368 千字	
版　　次	2024 年 1 月第 1 版	
印　　次	2024 年 1 月第 1 次印刷	
书　　号	978-7-5717-1819-0	
定　　价	69.80 元	

前　言

说起中医，我发现越来越多的人正在对它产生兴趣。

一个重要原因，就是中医具有实用性。正如医圣张仲景所言，学中医可以"上以疗君亲之疾，下以救贫贱之厄，中以保身长全，以养其生"。

除了实用性外，中医还拥有坚实的传统文化内核，包括中国哲学、文学、植物学、矿物学、物候学、天文学等，是丰富学识、度过休闲时光的绝佳平台。

基于以上两点，中医正被越来越多的现代人所喜爱。

可是，想要学好中医并不容易，想要精通就更难。其实，中医理论素来难学，有人说是古文造成的，有人说是它名目（病名、证名）繁多造成的，而我认为，中医之难学，就在于它的抽象，譬如，肝气、肝郁、肝火、肝血、肝阳和肝阴等，光这几个名词，就能令初学者大皱眉头，丧失继续学下去的信心；而理解不了这些名词，就无法进行下一步的深入学习。

怎么办呢？

我想，如果能把这些抽象的概念演绎成一幅幅具象的图画，把肝气、肝郁、肝阴、肝阳之类的术语用漫画画出来，再配以通俗的文字加以解说，那么诸多问题都将迎刃而解，如刀劈竹，直可一鼓作气、人人可懂矣！

古人缺乏条件，没有漫画。而今人虽能作漫画，但成系统的不多。所以，这本书作为一种新的尝试，目的就是让大家更轻松地理解中医，学习中医。

希望大家在漫画的"加持"下，都能顺利步入中医之门。

最后，特别强调一句，患者一定要在专业医生的指导下用药，万不可自己随意按照书里的方子去抓药服用。

于雪姣

二〇二三年春

目录

第五章　中药入门

第六章　脏腑辨证及用药、用方

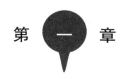

第 一 章

中医哲学简论

中医是建立在哲学基础之上的一门学科。我们在学习中医时，经常会听到阴阳、五行等中国古代哲学的概念，如果不懂古代哲学，中医就不好入门。所以，我们开篇就要先讲哲学。

第一节　人体与阴阳

要说中国哲学，就必须先讲阴阳。

阴阳，在中国哲学中是一个非常大的概念，我们在看影视剧时，总会看到道士屋里挂着一个太极图，这个太极图就包含阴阳（白色为阳，黑色为阴）。

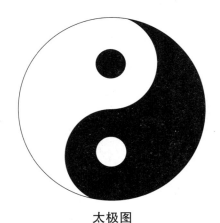

太极图

《易经》中的那些卦象，也都是阴阳符号组成的，几乎可以说，阴阳是中国哲学最高层面的东西。

不光中国哲学讲阴阳，中医学也讲阴阳。

中医经典《素问·阴阳应象大论》说："阴阳者，天地之道也。万物之纲纪，变化之父母，生杀之本始，神明之府也。治病必求于本。"治病求本，这个本，就是阴阳，可见，中医治病也讲阴阳。

那么，人体里有阴阳吗？为什么中医总说人体是阴阳组成的呢？

在这里，我们不妨拿死人与活人做一个对比，在这个对比过程中，我们或许可以窥见阴阳的内涵。

大家都知道，我们在说一个人死了的时候，会说他阳寿已尽。

阳寿已尽，说明这个人身上已经没有阳气了，就变成一具尸体了，尸体有什么特点呢？

首先，尸体身体是冰冷的；而活人身体是温暖的。

其次，尸体是不能动的；而活人是可以运动的，可以跑，可以跳。

然后，尸体是不能思考的，它只能躺在那里腐烂；而活人可以思考，可以筹划，可以想问题，可以头脑风暴。

还有，尸体是不能呼吸的；而活人可以自由呼吸。

还有，尸体是不能消化的；而活人可以消化食物。

还有，尸体的心脏是不动的，血脉是停止的；而活人的心脏每分每秒都在砰砰跳动，血液也在流动，脉象也起起伏伏。

还有，尸体是无法生育的；而活人可以生育。

类似的差别还有很多很多，不胜枚举。

说这些例子是什么意思呢？就是让大家明白，我们活着的人，身上是有一股阳气存在的，这股阳气决定着我们的心跳、决定着我们的体温、决定着我们的呼吸、决定着我们有喜怒哀乐、决定着我们的思考。一旦阳气不存，上面这些活动会全部停止。陆游说："死去元知万事空"，死去，不就是阳寿已尽，阳气消失了吗？

阳气没了人会死，阳气少了会怎样？

阳气少了，有些人身上就冷了、凉了，这就是阳虚。还有一些人心跳缓慢，甚至将要停跳了，我们说他是心阳虚。还有一些人消化能力不行，经常拉肚子、腹泻、手脚凉，我们说他是脾胃阳虚。

古代，一位叫张景岳的名医说："凡通体之温者，阳气也；一生之活者，阳气也；有阳则生，无阳则死。"

现代，有一位叫李可的老中医，他说："人身各处，但凡一处阳气不到，便是病。"

这不就是阳气的作用吗？我们虽然看不到阳气在哪里，显微镜下看不到，实验室里验证不出，但是我们可以非常容易地感受到，它温暖着、它运动着、它思考着，它让一具肉体展现出生命力，它就像能量球一样闪烁着……

说到这里，当我们中医谈阴阳的时候，你还会觉得这是封建迷信吗？这显然不是迷信，而是哲学，是以生命为基础的哲学，它不复杂。

说完了阳，接下来，我们再说说阴，什么是阴呢？人体里有阴吗？能感受得到吗？

在这里，我得向大家道喜，道什么喜呢？就是你可以看得见、摸得着阴，而且可以看得清清楚楚。

那么，阴在哪里呢？其实，阴就是我们的肉体，它包含骨骼、肌肉、脂肪、血液、精液等，尤其是我们人体百分之七十都是水，水属阴。

张景岳说："外在之形肉，即由内在之阴精所生。"也就是说，我们可以看得见、摸得着的身体，就是阴精所化生的，当然属阴。能量你可能看不见，但形状肯定看得见，我们的肉体，就是形，就属阴。我们的血液，被称作阴血。我们身体里的水液，被称作阴液。如果阳是电池里的能量，那么阴就是那节电池的整个形体，你是可以解剖开看看的。

我们这个形体有什么用处呢？就是容纳阳气、承载阳气。大家想一想，如果我们连身体都没有，还能容纳阳气吗？还能运动吗？还能有丰富多彩的情感和思想吗？显然不能。所以阴的存在，就是容纳阳气、承载阳气，给阳气一个活动的舞台。

说到这里，我们就应该很清楚了，凡是活着的人，都是阴和阳的混合体，阴承载着阳，阳鼓动着阴，阴阳交抱，难分难解，共同完成生命活动。

一旦阴阳离开，那么不论是阴还是阳，都不能单独存在，最后统统都会消失在宇宙中，生命也就不存在了。

所以，中医把整个生命现象，概括为阴阳。《素问·宝命全形论》提到"人身有形，不离阴阳"，就是说活着的人，身上都有阴有阳。

那么，人身上的阴阳是怎么来的呢？

未出母体时，我们依靠母亲身体的阴阳以成形，母亲阴阳充足，孩子体质就好，如果母亲阴阳不足，那么孩子也会受到影响，母肥子壮，母弱子危。

既出母体，就要依靠食物中的阴阳而存活。食物也是阴阳的混合体，其中的阴长养我们的形体，其中的能量温煦我们的阳气。所以，我们身体的阴阳，离不开食物的供应。

以上就是人体的阴阳。

说完阴阳，我们就得谈一谈阴阳平衡，因为中医一直强调阴阳平衡，阴阳平衡则健康无病，阴阳不平衡就会生病，这是什么意思呢？

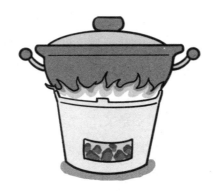

阴阳平衡

前面说了，阳是一种能量，它是热的、动的、温暖的、无形的。与之相对，阴就是冷的、静的、寒凉的、有形的。

如果说我们的形体是一锅冷水，那么阳就是火，正因为有了火的存在，这盆冷水才变得温暖，适合生命的生长。

但是，水与火必须维持在一个平衡状态才行：如果火过大，水就会沸腾；如果水过多，它就会寒冷，烧不温。不论过寒或过热，生命都不能保持。所以，阴阳之间必须维持平衡。

当人体的这种阴阳平衡状态被打破的时候，疾病就产生了，具体而言，有以下四种情况：

（1）**阴偏盛** 比如，一个人夏天喝了很多冰凉的啤酒，凉啤酒是寒的，它可以增强身体阴的部分。阴多了就寒，寒邪犯脾，可出现畏寒肢冷、蜷缩、脘腹冷痛，泻下清稀，脉沉迟或沉紧等寒证的表现，即所谓"阴偏胜"。

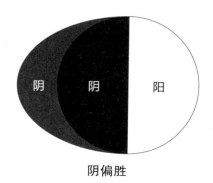

阴偏胜

《伤寒论》中的理中汤证就是这种情况。

理中汤：人参9克，干姜9克，炙甘草6克，白术9克。水煎服。

干姜性热，可以温暖脾阳，散除寒气。人参、白术、甘草健脾益气。

（2）阳偏盛　什么是阳偏盛呢？

比如，一个健康的人，感受了外界的温热病邪（如春温），温热病邪属阳，那么身体之阳就会偏亢，出现发烧、口渴、汗多、脉数、面赤、嗓子疼、舌头红的症状，中医将此称作"阳偏亢"。

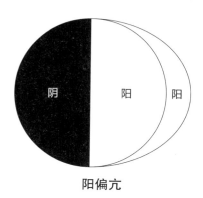

阳偏亢

《伤寒论》中的白虎加人参汤证就是这种情况。

白虎加人参汤：知母18克，生石膏50克，炙甘草6克，粳米9克，人参9克。水煎服。

其中的生石膏寒凉而发散，可以清除体内多余的热邪。知母清热生津。甘草、粳米、人参护胃。

（3）阳偏虚　阴阳除了偏亢，还有偏衰。

比如一个人内在阳气不足，阳虚不能制阴，则阴气相对偏盛而虚寒内生，临床可见面色苍白、畏寒肢冷、神疲蜷卧、自汗、脉微、水肿等虚寒证的表现，比如甲减的患者，经常会觉得身上发冷，这就是阳虚。

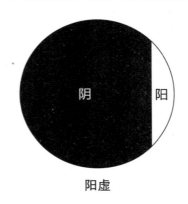

阳虚

《伤寒论》中的四逆汤证也是这种情况。

四逆汤：炙甘草6克，干姜6克，附子15克。水煎服。

附子大辛大热，可以峻补阳气，散除寒凝。干姜温脾散寒，炙甘草延缓药力。

（4）阴偏虚　阴虚不能制阳，则阳气相对偏亢而虚热内生，临床可见潮热、盗汗、五心烦热、舌红少苔、脉细数等虚热证的表现，比如甲亢、肺结核的患者，常出现阴虚症状。

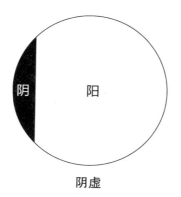

阴虚

临床上，治疗阴虚导致的手足心烦热，可以用朱丹溪的大补阴丸。

大补阴丸： 熟地黄24克，龟板24克，黄柏9克，知母9克。水煎服。

熟地、龟板善于滋阴，黄柏、知母善于清热。

治疗潮热盗汗，可以用李东垣的当归六黄汤。

当归六黄汤： 当归6克，生地黄6克，黄芩6克，黄连6克，黄柏6克，熟地黄6克，黄芪12克。水煎服。

生地、熟地可以滋阴，黄连、黄芩、黄柏擅长清热，当归补血，黄芪固表止汗。

治疗阴虚甲亢脖子大，可以用当归六黄汤合消瘰丸。

消瘰丸： 玄参12克，煅牡蛎12克，浙贝母12克。水煎服。

玄参可以清火，浙贝可以化痰散结消肿，牡蛎能软化坚硬肿块。

第二节　人体与五行

说完阴阳，我们再来说说五行。

说起五行，更多的人是停留在算命的角度，比如说你五行缺水、命里缺木。

那么，五行的真正含义是什么？如果不能从本质上理解这个问题，那么我们就会对五行产生很大的误解，事实上，绝大多数人就是这样的，认为五行是迷信，从而认为中医是迷信。

其实，五行是古人在描述天地之气的运动变化时所总结出来的一个模型。

天地之气是怎么运动的？很简单，地气要上升，天气要下降，只有这样，天地才能相互沟通，自然界才富有生机。

天地交通，最显著的表现就是雨水的形成和降落，雨水充足，才能孕育生命，没有雨水，就是沙漠了，哪来生命诞生呢？

所以，我们研究了雨的形成过程，就明白了天地交通的形式。

首先，太阳照射到地面、水上，地面和水就会把这部分能量收藏起来，随着能量收藏，它的温度就会升高，到了一定的程度，能量就会把水变成水蒸气，水蒸气是向上走的。

水蒸气到了高空，会形成云，云越聚越大，最后承受不住重量，就会降落为雨，雨是下降的，降到地上可以滋润万物，杜甫诗云："润物细无声"。

由雨的形成过程我们可以看出，自然界中，有几种力量在交错：

第一种力量是宣通的力量，比如太阳可以把能量由遥远的外太空宣通到地面，它穿越了 1.5 亿公里才来到地球；

第二种力量是收藏的力量，比如大地和海洋可以把太阳的能量收藏起来；

第三种力量是升发的力量，比如水蒸气从地面升发到高空，形成云彩；

第四种力量是下降的力量，比如雨水可以从高空降落到地面，滂沱落地。

　　用图表示，如下：

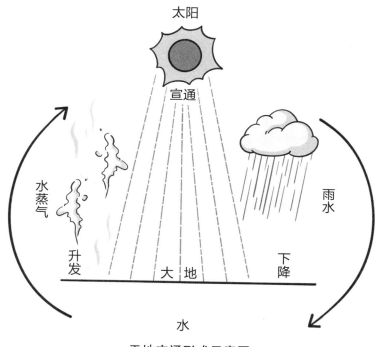

天地交通形式示意图

　　那么，古人是怎么表示这四种力量的呢？这就引出了木、火、金、水的概念。

　　古人发现：

　　树木都是向上生长的，由小到大，直立冲天，类似大自然中升发的那股力量，所以古人就用木来代表这股向上的力量。注意，这里的木，是活的树木，而不是枯死的木头，枯死的木头是不能升发的。

　　而金属密度大、质地沉重，不管你扔多高，它都会降落下来，类似大自然中那股下降的力量，所以，古人就用金来代表这股下降的力量。

　　而火光四射、热气腾腾，最能代表太阳的那种宣通的力量，所以，火代表宣通。

而水可以吸热，太阳的热量，大部分都被吸收进了海洋里，所以，水代表封藏。

最后，还剩下一个土，这个土，当然就是大地，大地正好处在天地的中间，是升降的枢纽，不论水气蒸腾，还是雨水下降，都要经过大地，所以，土居中央。

用一幅图表示，就是这样：

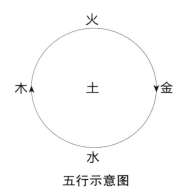

五行示意图

所以，看懂了这幅图，我们就明白了天地运行之道，明白了升降，也明白了五行的真正含义。

古人用五行来描述天地之间五种力量，那么，人体也是一个小天地，人体自然也就有五行了。

人体的五行在哪里呢？就在于五脏。

中医认为肝主升发，类似木的向上，所以中医把肝归属于木。

中医认为肺主肃降，类似金的向下，所以中医把肺归属于金。

中医认为心主宣通，类似火的特性，所以中医把心归属于火。

中医认为肾主封藏，类似水的特性，所以中医把肾归属为水。

中医认为脾主运化，处于身体中央，是升降的枢纽，所以把脾归属为土。

这样，天人相应，人体也有了五行。

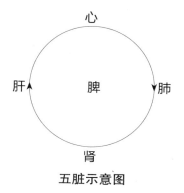

五脏示意图

由此可见，中医所说的五行，是抽象的五种力量，绝不是什么人身体里真有金子、真有树木、真有水火，很多人不理解五行背后的真实含义，听到中医说肺属金，就认为肺里藏着金属，然后认为中医不科学，进而加以批判，这显然是一种巨大的误解。

第二章

藏象学说

第一节 脏腑区别

我们讲了五行与五脏，身体里面除了有五脏，还有六腑，那么，脏腑有什么区别呢？

五脏，即肝、心、脾、肺、肾。

六腑，即胆、小肠、胃、大肠、膀胱、三焦。

六腑，主要是空腔的，比如胃、小肠、大肠、膀胱，都是空腔的器官，里面贮藏的是食糜、粪便和尿液，消化完了，就会排空。

而五脏，里面充满了气、血、精、津等宝贵精华物质，不会排空。

所以，五脏的特点是"藏"，而六腑的特点是"传导"。《素问·五脏别论》说："五脏者，藏精气而不泻也……六腑者，传化物而不藏……"

五脏所藏精气，不但可以维持五脏本身的活动，还可以转化成更高级的精神意识，如《灵枢·本藏》说："五脏者，所以藏精神血气魂魄者也。"《灵枢·本神》也说："肝藏血，血舍魂；脾藏营，营舍意；心藏脉，脉舍神；肺藏气，气舍魄；肾藏精，精舍志。"这就是中医说的"五脏神"，其详细含义，在后续篇章中会涉及。

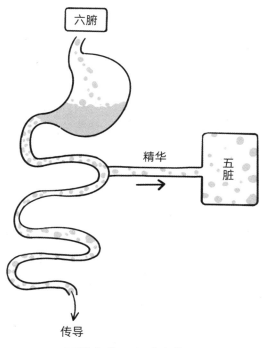

五脏主藏，六腑主传导

第二节　五脏生理

五脏，即心、肝、脾、肺、肾的总称。

中医学认为，脾为后天之本，气血生化之源，人赖气血以生，所以我们首先讲述脾的生理功能。

一、脾

我们要想存活，每天都需要进食（包含饮水），食物的消化离不开脾。

那么，脾长什么形状呢？

根据《难经》的说法，脾像马蹄形，有散膏半斤。其中，马蹄形应指现代解剖学之脾脏，散膏应指胰腺。所以，中医所说脾，应包括解剖学之脾脏和胰腺。

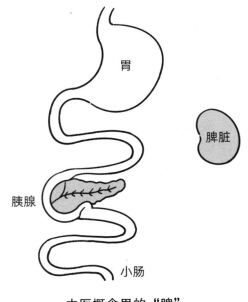

中医概念里的"脾"

另外，根据《金匮要略》中"脾伤则不磨"的说法，可知脾还有磨化的作用，这点类似胃肠道的蠕动，可见，中医所说的脾，还应包括肠道在内。

由此可见，中医所说的脾脏，其范围远比西医解剖学所说的脾脏更大，应包括脾脏、胰腺、肠道等器官。

（一）脾的主要生理功能

1. 脾主运化

脾的第一个生理功能是主运化。

什么是运化呢？化，就是消化。运，就是运输。

我们日常生活离不开饮食，饮是水饮，食是食物，它们进入人体，都需要脾的运化才能形成营养，滋养身体。

（1）**脾主运化食物** 化就是消化。现在人们都知道，胃会蠕动，会分泌消化酶，能将食物消化成食糜。但古人认为，胃只是容纳食物的脏器，本身不能动，只有依靠相临的脾脏的运动，才能将胃中食物磨碎，如《脉经》说："脾磨谷能消食。"《金匮要略》说："脾伤则不磨，宿谷不化。"故脾有磨化之功，脾虚不磨则腹胀。

脾除了负责化，还负责运。运，就是运输、传输。脾要把消化后形成的水谷精微输送至全身其他脏腑和组织，供这些脏腑和组织使用。一旦脾虚，必然会造成机体失养，正因如此，古人称脾为"后天之本"。

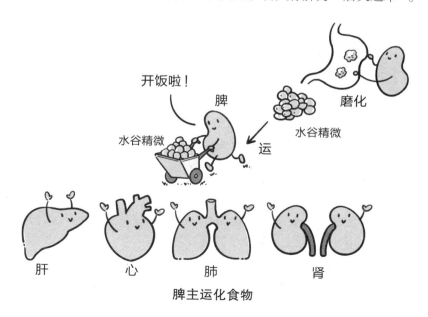

开饭啦！

脾

磨化

水谷精微

水谷精微

运

肝　心　肺　肾

脾主运化食物

尤其需要强调的是，脾脏通过运化，会把水谷精微上输到心、肺两脏，其中，心脏会将水谷精微转化成血，肺脏会把水谷精微转化为气。这样，气血就在脾、心、肺等脏器的共同作用下形成了。

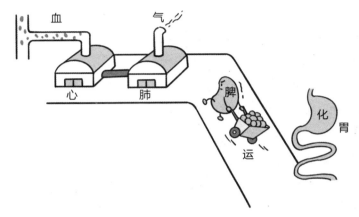

脾主运化与气血生成

气血是人体赖以生存的物质基础，有气血则生，无气血则死。不论是女子月经还是哺乳，或是人体小到头发生长，大到机体构建，都离不开气血。而脾脏在气血生成中扮演"运粮官"的角色，大军未动，粮草先行，如果脾虚，必然会导致气血生成不足，所以古人说，脾是气血化之源。

中医治疗脾虚运化无力，常用四君子汤。

四君子汤：人参9克，白术9克，茯苓9克，炙甘草6克。水煎服。

人参、白术、茯苓、甘草有健脾益气的作用，可以增强脾脏的运化功能，促进气血化生。

（2）脾主运化水液　脾运化水液，是指脾吸收、转输水液，调节水液代谢的功能。

我们每天都在喝水，喝到胃肠中的水液，会被脾运送到周身各个组织中去，以滋养、濡润各个脏腑、器官和组织。

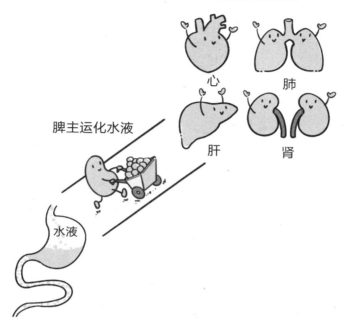

滋润其他脏腑

脾主运化水液

心 肺

肝 肾

水液

脾主运化水液示意图

脾通过运化水液，可以促进水液的正常代谢，这样，既保证体内各组织得到水液的滋润，也不至于有多余的水液潴留在体内，从而维持了人体内水液的平衡。

如果脾运化水液的功能失常，可导致水液停留的各种病变，比如，由于脾不健运，水液停留在肠胃，就会导致肠胃停水，形成腹泻。

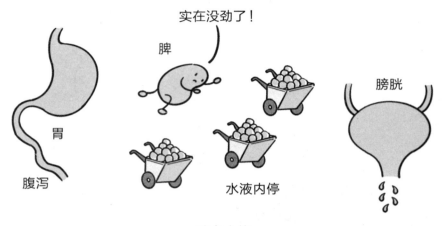

脾虚水停

再比如，脾虚不运，水液聚集在脾脏，还会积水成湿，甚至泛溢至它处组织，导致全身水肿。《素问·至真要大论》提到"诸湿肿满，皆属于脾"，即是说脾虚不运水液就会导致水肿。

临床治疗此类病症，一般采用健脾利水之法，常用方剂如参苓白术散、五苓散。

参苓白术散：莲子肉 500 克，薏苡仁 500 克，砂仁 500 克，桔梗 500 克，白扁豆 750 克，白茯苓 1000 克，人参 1000 克，炙甘草 1000 克，白术 1000 克，山药 1000 克。上为细末，每服 6 克，枣汤调服。

本方可以治疗脾虚腹泻。

白茯苓、薏苡仁、白术可以健脾祛湿，人参、山药、白扁豆可以健脾益气，促进脾的运化作用。

五苓散：猪苓 9 克，泽泻 15 克，白术 9 克，茯苓 9 克，桂枝 6 克。研末，每次温水服用 6 克。

本方可以治疗脾虚水肿。

白术、茯苓可以健脾利湿，猪苓、泽泻可以渗利膀胱，共同促进水液排出。

2. 脾主统血

脾统血是指脾气具有统摄、控制血液在脉中正常运行而不逸出脉外的功能。血液在脉中正常运行，一者要脉管壁保持完整，二者需要脾气的统摄。

气属阳，血属阴，阳能摄阴，《黄帝内经》说："阴在内，阳之守也。"阳气能守卫阴血。

如果脾气不足，失去统血功能，就会导致便血、尿血、崩漏、紫癜等出血症，如图所示：

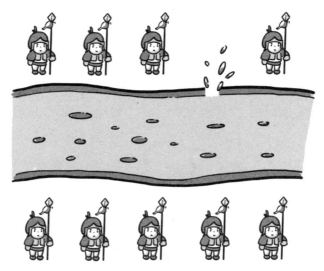

脾气虚衰不守，则血液外溢

临床治疗此类出血，一般采用补脾的方法，使脾气充足，则出血自止，这种方法叫做"补脾摄血"。补脾摄血常用归脾汤和黄土汤。

归脾汤：白术3克，当归3克，白茯苓3克，黄芪3克，远志3克，龙眼肉3克，酸枣仁3克，人参6克，木香2克，炙甘草1克，加生姜2片，大枣3枚。水煎服。

白术、黄芪、人参、炙甘草皆能补脾益气以摄血，当归、龙眼肉、酸枣仁可以补损失之血。

黄土汤：炙甘草 9 克，生地黄 9 克，白术 9 克，炮附子 9 克，阿胶 9 克，黄芩 9 克，灶心黄土 30 克。先将灶心土水煎，过滤取汤，再煎余药，阿胶烊化冲服。

炮附子、白术、炙甘草、灶心土可以温脾益气，阿胶可以补血止血。

3.脾主升清

脾主升清，是与胃主降浊相对而言的。

我们都知道，食物中有对身体有用的东西，也有残渣糟粕。中医将对身体有用的东西称之为"水谷精微"或者"清"，将残渣称之为"糟粕"或者"浊"。

"浊"对人体有害，所以必须被排出去，将浊物排出去的动力来源于胃，胃主降，胃气通过不断下降，推着食物残渣从小肠、大肠一直到肛门，最后排出体外，这就是"胃主降浊"的含义，如图所示。

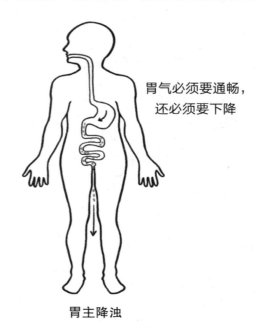

胃气必须要通畅，还必须要下降

胃主降浊

清，也就是水谷精微，对人体有益，水谷精微需要被保留在体内。如何才能将水谷精微留在体内呢？那就得靠脾的升清作用。

脾主升清，是指脾气上升，并将其运化的水谷精微，向上传输至心肺、头面、五官，通过心肺的作用化生气血，通过升清至头面，可滋养大脑、五官（耳、目、口、鼻）。

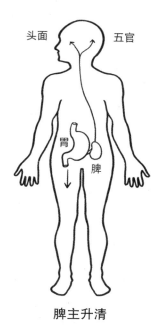

脾主升清

如果脾气虚衰，升清无力，就会导致头脑、官窍因得不到气血滋养而失常。

清气不升，头脑失养，就会导致头痛、头晕、目眩，精神衰疲。

五官失去清气滋养，就会导致官窍不利，出现耳鸣、耳聋、鼻塞、眼花等症状。李东垣说："脾气一虚，耳目口鼻，俱为之病。"

若水谷精微不能升清，反而下流，就会导致腹泻、便溏、乳糜尿等症状，如《黄帝内经》说："清气在下，则生飧泄。"

正因脾主升清的作用如此重要，所以古人才说"脾宜升则健"。临床上治疗脾气虚导致的头痛、头晕、耳鸣，常用李东垣的益气聪明汤。

益气聪明汤：黄芪 15 克，炙甘草 15 克，白芍 3 克，黄柏 3 克，人参 15 克，升麻 9 克，葛根 9 克，蔓荆子 4.5 克。研粗末，每次取 12 克，水煎后服用。

人参、炙甘草、黄芪可以益气，而且黄芪有提升作用；升麻、葛根皆有提升气机的作用。

脾气主升，还有一个重要意义，就是托举内脏。

脾气上升而胃气下降，升降平衡，是维持脏器位置恒定不移的重要因素。由于脾气是主升的，因而脾气上升是防止内脏位置下垂的重要保证，如下图所示。

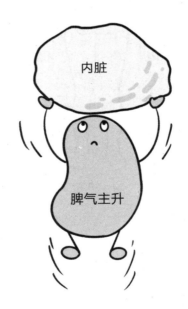

若脾气虚弱，无力升举，反而下陷，可导致某些内脏下垂，如胃下垂、肾下垂、子宫脱垂、脱肛等。临床治疗内脏下垂病证，常用补中益气汤。

补中益气汤：黄芪 18 克，炙甘草 9 克，人参 6 克，当归 3 克，陈皮

6克，升麻6克，柴胡6克，白术9克。水煎服。

人参、黄芪、白术、炙甘草可以健脾益气，升麻、柴胡、黄芪有升提脾气的作用。

（二）脾与形体、官窍及体液的关系

1. 脾在体合肉

肉，包括肌肉、脂肪和皮下组织。

肌肉是由气血生成的，而气血来自于脾胃，所以，脾胃的健康与否，直接决定着肌肉的盛衰。

如果脾气不足，气血乏源，肌肉得不到充养，就会消瘦。

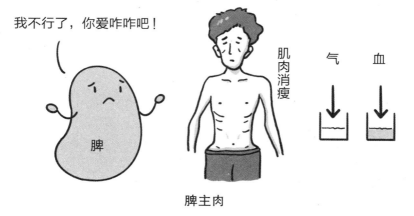

脾主肉

肌肉有维持运动的作用，如果脾气亏虚，不能充养肌肉，就会导致肌肉无力。如重症肌无力的患者，他们的肌肉没有力量，无法运动，甚至连呼吸肌都没有力量。呼吸肌的收缩运动可以带动肺叶的开合，如果肌肉乏力，肺叶就不能开合，人也就不能呼吸，所以，这种病后期非常危重，往往会导致呼吸衰竭。

著名老中医邓铁涛治疗重症肌无力，常从健脾角度治疗，因为脾主肌肉，代表方有"强肌健力饮"。

强肌健力饮：黄芪 60 克，五爪龙 30 克，党参 18 克，白术 15 克，当归 10 克，陈皮 3 克，柴胡 10 克，升麻 10 克，炙甘草 3 克。水煎服。

黄芪、党参、白术可以健脾益气，升麻、柴胡可以提升脾气。

当然，肌肉的运动，也可以促进脾的运化功能。当我们从事了一天的体力劳动后，饭量就会变得特别大，这说明，适当的肌肉活动，有助于改善脾胃功能，提高脾的运化能力。

如果长期安逸，缺少必要的运动，脾气就会壅滞，产生不想吃饭、脘腹胀满的感觉，这就要求我们必须适量运动，流水不腐，户枢不蠹，适量运动才能保持身体健康。

2. 脾主四肢

四肢，就是双手双脚。

因为四肢主要也是肌肉，肌肉要想运动有力，就需要气血滋养，而气血之本在脾，一旦脾虚，四肢肌肉就会缺乏气血，就像饿了三天、气血匮乏的人一样，当然不想动。

《素问·太阴阳明论》中说："四肢皆禀气于胃，而不得至经，必因于脾乃得禀也。今脾病不能为胃行其津液，四肢不得禀水谷气，气日以衰，脉道不利，筋骨肌肉皆无气以生，故不用焉。"这就是说，胃中的水谷精微，必须靠脾的运化才能到达四肢。如下图所示。

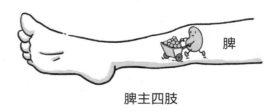

脾主四肢

如果脾气不足，水谷精微就无法达到四肢，四肢就会缺少气血滋养，产生沉重、疲倦感，严重的甚至瘦削无力、不能活动，这就是中医所说的痿证。治疗痿证常从脾胃入手，可用上述之强肌健力饮，《内经》提到"治痿独取阳明",所谓阳明,在此即指脾胃。

3. 脾开窍于口,其华在唇,在液为涎

口,包括我们的嘴唇、口腔、味蕾。《灵枢·脉度》说:"脾气通于口。"

为什么脾气通于口呢?因为脾的经脉联络于口,如下图所示。

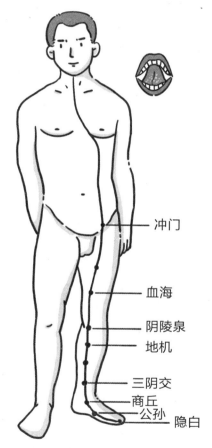

冲门

血海

阴陵泉

地机

三阴交

商丘

公孙 隐白

脾开窍于口,其华在唇

脾经起于足,从足往上走,经过腹部,属脾络胃,最后连于舌本,散于舌下。舌本就是舌根,有了经络这个联系的通道,脾的精气就可以上输于口。

正因为脾气通于口，所以食欲和口味，常常受到脾的影响。如果脾气健旺，食欲就会旺盛，口味也正常。如果脾气虚弱，就会食欲不振、口淡、乏味，如《灵枢》提到"脾和则口能知五味也"，反之，脾不和则不知五味。

如果脾虚生湿，湿邪循经上逆，就会导致口腔黏腻不爽、舌苔白腻。很多儿童舌苔白腻而厚、厌食、发烧，就是脾虚生积、生湿所致。治疗时常用焦三仙（焦山楂 10 克，焦神曲 6 克，焦麦芽 10 克）以健脾消食化湿，有助于退烧。

脾之华在唇，是指口唇的色泽可以反映脾胃的盛衰。

脾气健运，气血充足，唇口就会红润；如果脾气不足，气血匮乏，口唇就会淡白，看上去没有血色。

如果脾有伏火，这些火还可以上冲到口唇，导致口腔溃疡、口唇起痂、嘴起干皮。治疗时需分火之虚实，实火可用《和剂局方》之凉膈散或《医宗金鉴》之清热泻脾散；虚火可用《和剂局方》之甘露饮。

凉膈散： 大黄 60 克，芒硝 60 克，炙甘草 60 克，栀子 30 克，薄荷 30 克，黄芩 30 克，连翘 125 克。研末，每服 6 克。水煎服。

大黄、芒硝可以通便泻热，釜底抽薪；栀子、黄芩可以苦寒清热；连翘、薄荷可以清透热邪。

清热泻脾散： 栀子 5 克，生石膏 10 克，黄连 2 克，生地黄 10 克，黄芩 6 克，赤茯苓 9 克。水煎服。

黄连、生石膏可以清除脾胃伏火，栀子、黄芩苦寒清热，生地可以养阴清热，赤茯苓可以导热从小便下行。

甘露饮： 天门冬 15 克，麦门冬 20 克，生地黄 20 克，熟地黄 20 克，炙甘草 6 克，石斛 10 克，茵陈蒿 10 克，黄芩 10 克，枳壳 10 克，枇杷叶 10 克。水煎服。

生地、熟地、天冬、麦冬、石斛可以清热养阴，茵陈蒿可以清热利湿，黄芩可以苦寒清热。

脾在液为涎，涎，俗称口水。脾健运，吃饭时就会有丰富口水分泌，因为脾的经脉经过舌下。如果脾虚，就可能导致口水不足，口腔干燥，比如有些干燥综合征患者就没有口水。脾气虚衰，不能固摄口水，也可能导致口水过多，像很多人睡觉流口水，小孩口水过多，就与脾虚相关。

4.脾藏意，在志为思

思，即思考、思虑。一般人认为，思考、思念是头脑的事，但是中医认为，这些情感与脾也紧密相关。因为大脑思考，也需要气血支持。我们看书思考多了，就会觉得头晕脑胀，其实就是思考太多，耗费大量气血，导致脾一时虚衰引起的。

《三国演义》中，诸葛亮和司马懿鏖战时，经常长时间思虑，造成茶饭不思，最后身体每况愈下，这就是长时间思考损害脾气的典型案例。古人说"思出于心，而脾应之"，如果长时间思虑，就会损害脾气。

思，除了思考，还有思念。俗话说"哪个少年不多情，哪个少女不怀春"，但如果长时间所思不遂，就会导致脾气壅滞，这就叫"思则气结"。脾主运化，如果脾气壅滞，就会导致茶饭不思。古代由于礼教森严，很多长于深闺之中的少女就遇到这种状况。汤显祖写的《牡丹亭》中说到杜丽娘在梦中和柳梦梅幽会，醒来后急于寻找柳梦梅，却始终找不到，思念成疾，茶饭不思，一病不起。戏剧中当然可以描写得很唯美，但是现实生活中还是要注意调节，否则有害健康，这就是脾在志为思的含义。临床上治疗思虑过度引起的不欲饮食、纳差、腹泻，常用归脾汤。

5.脾与长夏之气相通应

五脏应四时，脾与长夏（夏至—处暑）相通应。

长夏之时，天气炎热多湿、多雨。如果湿邪过多，就会困阻脾气，导致脾运不健，出现身热、肢体困重、胃脘胀闷、纳呆、腹泻等症状，治疗时应因时制宜，除湿健脾。

前面好多水，好难走啊！

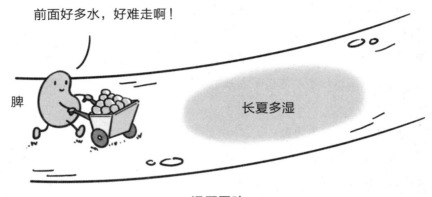

长夏多湿

脾

湿邪困脾

比如，长夏季节的感冒易夹湿邪，单纯用发散风寒或驱散风热的药难以奏效，而用祛湿的三仁汤或新加香薷饮来治则易于见效。

三仁汤： 杏仁15克，滑石18克，白通草6克，白蔻仁6克，竹叶6克，厚朴6克，生薏苡仁18克，法半夏15克。水煎服。

白蔻仁芳香化湿，薏苡仁、滑石、通草、竹叶淡渗利湿而且清热，半夏、厚朴苦温燥湿，杏仁宣肺利水。

新加香薷饮： 香薷6克，金银花9克，扁豆9克，厚朴6克，连翘6克。水煎服。

香薷芳香化湿兼能解表散寒，扁豆健脾利湿，厚朴苦温燥湿，银花、连翘清透热邪。

二、肺

人要想活着，除了吃饭，还需要呼吸，呼吸功能是由肺所主导的。

肺位于胸腔，左右各一。肺在人体脏腑中位置最高，所以人们称肺为"华盖"，华盖，就是古代帝王出行时的大伞。

肺为什么能主导呼吸呢？这是因为肺如蜂巢，疏松有孔（肺泡），这些孔与外界大气相通，肺通过呼吸运动，就能够实现气体的出入交换，吸入清气，排出浊气。

（一）肺的主要生理功能

1.肺主气

肺主气，包括呼吸之气和一身之气两个方面。

（1）**主呼吸之气**　肺为司呼吸的脏器，是体内外气体交换的场所。人体通过肺吸入自然界的清气，呼出体内的浊气，吐故纳新，使体内之气和自然界之气不断得到交换，从而保证人体生命活动的正常进行。

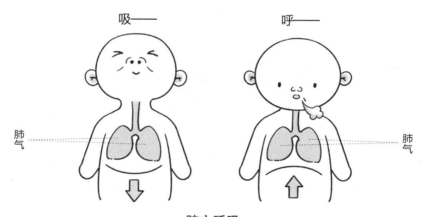

肺主呼吸

因为呼吸运动是由肺所司的，所以肺气不足的病人，表现在呼吸方面，就会出现呼吸微弱、少气无力。正如《素问·脏气法时论》说："肺病者，喘咳逆气……虚则少气，不能报息。"张景岳解释说："报，复也。不能报息，谓呼吸气短，难于接续也。"就是说，肺气虚到一定程度，会导致呼吸无力。临床上，很多老年人呼吸无力，易于咳喘，可用补肺汤治疗，它能补肺气，助呼吸。

补肺汤：黄芪 24 克，人参 9 克，桑白皮 9 克，五味子 6 克，熟地黄 24 克，紫菀 9 克。水煎服。

黄芪、人参补气，熟地补血，桑白皮、五味子、紫菀止咳。

（2）**主一身之气**　在脾的章节我们说过，脾主运化，能够将水谷精微输送到各脏，其中就包括肺脏。输送到肺脏的水谷精微和肺吸入的自然界的清气相结合，就会形成一种极其重要的气——宗气，宗气对全身都有影响。

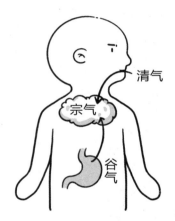

宗气形成示意图

①首先，宗气积聚胸中，形成气海，它能上走息道，出喉咙，促进肺脏自身的呼吸运动。宗气足，则呼吸有力；宗气虚，则呼吸微弱无力，甚至造成呼吸困难。清末至民国年间，名医张锡纯立升陷汤，可治宗气不足，呼吸困难。

升陷汤：生黄芪 18 克，知母 9 克，柴胡 4.5 克，桔梗 4.5 克，升麻 3 克。水煎服。

黄芪大补肺气，柴胡、升麻提升气机，知母凉润制黄芪之温，桔梗引药入肺。

②宗气能够由肺脏灌注到心脏之中，形成心气，心气可以推动血液运行。也就是说，只有宗气强壮，心气才会充足，才能够完成射血任务，保证全身血液运行畅通。如果宗气不足，心气就会衰弱，血液循环就会出现障碍，出现胸闷、憋痛、心慌（如冠心病），甚至危及生命。

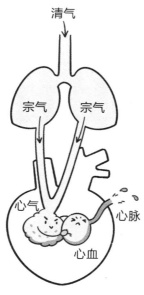

宗气灌注心脉示意图

中医把肺脏通过宗气辅佐心脏，调节血脉营运的作用，称作"肺朝百脉"，朝，即潮动，若肺气不利，潮动血脉失常，可引起瘀血及心脏病变。

正因为肺朝百脉，所以，中医治疗很多心脏疾病，都是通过补肺气、强宗气入手的，如临床治疗宗气不足所致的心痛（冠心病）、心慌，常用到养心汤。

养心汤：黄芪15克，白茯苓15克，茯神15克，神曲15克，当归15克，川芎15克，远志8克，肉桂8克，柏子仁8克，酸枣仁8克，五味子8克，人参8克，炙甘草12克，生姜5片，大枣3枚。水煎服。

黄芪、人参可以大补肺气，当归、川芎可以补血活血；柏子仁、酸枣仁、茯苓、茯神、远志可以养心定悸；生姜、大枣、甘草、神曲可以健脾胃，促进气血生化。

2. 肺主宣发

前面说过，人只要活着，就会不断地呼吸，一呼一吸，交替进行。

呼气就是宣发的过程。通过呼气，肺不但能够将全身浊气排出来，还能够引动全身之气外发，外发就是宣发。

通过宣发，能够完成四个生理意义：

（1）排浊　即呼出体内浊气。如果肺气失宣，浊气内停，就会导致憋闷、咳喘，如《灵枢·本神》所说："肺气实则喘喝，胸盈仰息。"这里的肺气实喘，就是肺失宣发导致的。临床上治疗肺炎憋喘，常用麻杏石甘汤，其中的麻黄可以扩张气管，帮助肺脏进行宣发排浊。

麻杏石甘汤：麻黄9克，杏仁9克，炙甘草6克，生石膏18克。水煎服。

麻黄宣肺，扩张气管，排出浊气；生石膏清肺热。

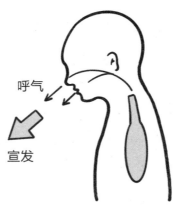

呼气

宣发

肺宣发排浊示意图

（2）输布精微和津液滋养皮肤　《内经》讲：饮入于胃，游溢精气，上输于脾，脾气散精，上归于肺。通过肺的宣发，能将脾所转输来的津液和部分水谷精微上输到人体上部和体表皮肤，形成汗液，起到濡润和营养皮肤的作用（如下图所示）。

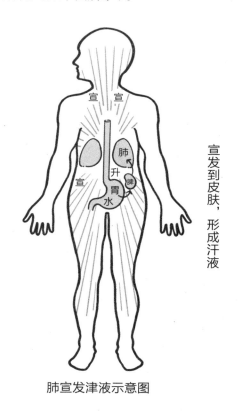

肺宣发津液示意图

《灵枢·决气》说："上焦（指肺）开发，宣五谷味，熏肤，充身，泽毛，若雾露之溉。"这里的"开发""宣"，就是指肺的宣发功能。所谓五谷味，就是食物中的精华物质。这些精华物质在肺脏的宣发下，能起到温养肌肉，维持体温的作用，还能形成汗液，润泽肌肤。临床上有些无汗症的患者（即使夏日炎炎也不出汗），就需用宣肺法以发汗，常用药如麻黄、桂枝、香薷等。

另外，肺气宣发，能帮助水液代谢。如果肺气失宣，水停皮肤，有可能会导致水肿，如《金匮要略》之越婢汤，就主"一身悉肿"。

越婢汤：麻黄 18 克，生石膏 24 克，生姜 9 克，炙甘草 6 克，大枣 5 枚，水煎服。

麻黄宣肺发汗，利水消肿；生姜辅助麻黄发汗；生石膏清宣肺热；甘草、大枣益气健脾。

（3）宣发卫气 卫气，是具有保卫作用的气。卫气由食物精华化生，从胃上口出发，最后通过肺宣发到体表。

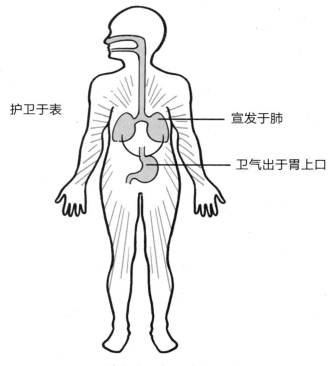

护卫于表

宣发于肺

卫气出于胃上口

肺宣发卫气示意图

卫气可以保卫人体，防范外邪入侵，若肺气虚弱，卫气宣发不足，常引起抵抗力弱、易感冒等病，治疗时常用玉屏风散，补肺气、实卫气。

玉屏风散：防风 30 克，黄芪 60 克，白术 60 克。研末，每服 9 克，大枣煎汤送服。

黄芪补肺气，实卫气；白术健脾益气，辅助肺气；防风祛除外邪。

（4）濡润鼻孔和咽喉　肺气通过宣发，能将水谷精微和卫气宣发到鼻孔和咽喉，保证鼻腔通畅，咽喉健康。如果肺失宣发，鼻咽失养，就会导致鼻塞、咽痛、音哑的症状。很多人感冒后嗓子沙哑，就是外邪侵犯，阻碍了肺气宣发，以致咽喉失和所致。

若是风寒所致，可用麻黄细辛附子汤；若是风热所致，可用银翘散合玄麦甘桔汤。

麻黄细辛附子汤：麻黄 6 克，细辛 3 克，炮附子 9 克。先煎附子、细辛 40 分钟，后入麻黄。

麻黄、细辛发散风寒，附子温阳散寒。

银翘散：连翘 30 克，银花 30 克，桔梗 18 克，薄荷 18 克，竹叶 12 克，生甘草 15 克，荆芥穗 12 克，淡豆豉 15 克，牛蒡子 18 克。研末，每次服用 18 克，水煎服。

薄荷、牛蒡子发散风热，荆芥、淡豆豉辅佐发散，银花、连翘清热解毒，桔梗、甘草解毒利咽。

玄麦甘桔汤：玄参 12 克，麦冬 12 克，生甘草 6 克，桔梗 10 克。水煎服。

玄参清热滋阴，麦冬滋养肺阴，桔梗、甘草解毒利咽。

3.肺主肃降

前面说过，人必须呼吸，呼气是宣发，那么吸气就是肃降。

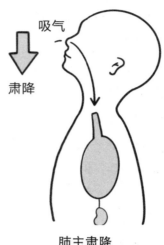

肺主肃降

通过吸气这个运动，不但能够吸进新鲜空气，还能引动全身之气向下、向内运动，向下、向内就是肃降。

肃降的意义有以下两点。

（1）**吸入清气**　通过肺气向下、向内的运动，将自然界的清气吸入体内，并向下布散。古人讲，肺属金，金性沉重，以降为顺。如果体内外邪气犯肺，导致肺失去顺降之性，就会引起肺气不降，严重了，甚至引起肺气上逆，肺气一上逆就会引发咳嗽，《医学三字经》中提到"气上呛，咳嗽生"，咳嗽就是气往上逆。

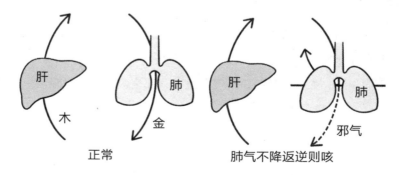

肺气上逆引发咳嗽

所以，临床上治疗咳喘，除了宣散外邪，还需以降肺为要。很多止咳中药，都有肃降肺气之能，如贝母、白前、苦杏仁等。

常用止咳方有止嗽散、华盖散、桑菊饮等。

止嗽散（用于风寒咳嗽，恶寒）：桔梗9克，荆芥6克，紫菀9克，百部6克，白前9克，炙甘草3克，陈皮6克。水煎服。

荆芥宣散在表之风寒，桔梗宣肺散邪，白前、紫菀、百部降气止咳，陈皮理气化痰。

华盖散（用于风寒咳嗽，痰多）：麻黄6克，杏仁6克，紫苏子6克，桑白皮6克，陈皮6克，茯苓15克，炙甘草6克。水煎服。

麻黄解表散寒，同时宣散肺中邪气；杏仁、苏子降气止咳；陈皮、茯苓理气化痰；桑白皮清解肺热。

桑菊饮（用于风热咳嗽、发热不恶寒）：桑叶9克，菊花3克，杏仁6克，连翘5克，薄荷3克，桔梗6克，生甘草3克，芦根6克。水煎服。

薄荷、连翘辛凉解表退热；桑叶、菊花、桔梗清宣肺热，杏仁降肺止咳，芦根清热生津。

（2）将浊液肃降入膀胱 脏腑代谢后会产生浊液，肺气通过不断肃降，可以将这些浊液下输于膀胱，形成尿液排出体外，也就是说，肺气肃降有助于推动水液排出体外，《黄帝内经》将肺的这个功能称作"调通水道"。如果肺气不降，将会导致水液潴留，形成痰饮或水肿。

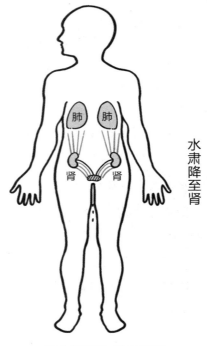

肺主调通水道示意图

治疗肺气不降水肿，可用《华氏中藏经》之五皮散。

五皮散： 生姜皮9克，桑白皮9克，陈皮9克，大腹皮9克，茯苓皮9克，研细末，每服9克。水煎服。

桑白皮清降肺气，可调通水道，利水消肿；茯苓皮、生姜皮健脾利水；大腹皮、陈皮行气消胀。

4. 肺主治节

治节，即治理、调节。

在人体，肝属木，以升发为性，升发至极则化为心火，火也以炎上为特点（火苗总是朝上），但人体气机不能只升，还要有降，谁负责降呢？就是肺。

肺五行属金，性沉降，可将肝木化生的心火降至肾水，以温暖肾水。在肺金的调节下，心火不至过旺，肾水不至过寒，如此升降正常，上清下温，人体便可健康，此即为肺主治节。

若肺治节失常，有升无降，则容易导致木火生发太过，引起肝阳上亢，头晕头痛，同时心火过旺，肾水过寒。

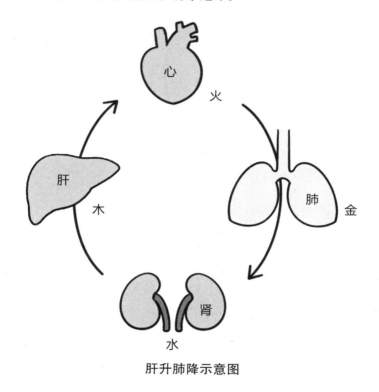

肝升肺降示意图

（二）肺与形体、官窍及体液的关系

1.肺在体合皮毛

皮毛，包括皮肤、汗腺、毫毛等组织，是一身之表。皮毛依赖肺所宣发的卫气和津液的温养和润泽，起着防御外邪、调节津液代谢的作用。所以，肺主皮毛。

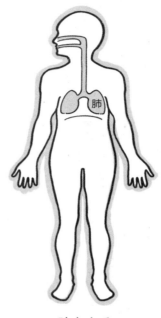

肺主皮毛

①首先是肺对皮毛的作用。肺的功能正常，则皮肤致密、滋润、健康，抵抗力也强。如果肺气虚弱，则皮毛就会憔悴、枯槁，皮肤抗邪的能力也会变差，人体就容易生病。

②皮毛对肺也有重要影响，皮毛受邪，会累及肺。中医认为，外邪侵犯人体，常由皮毛开始。然后顺着络脉（细小之脉）—经脉（大脉）—脏腑的路径，由外到内侵犯到脏腑，而肺尤其容易被累及。所以绝大多数外感疾病如感冒，都是呼吸系统受累，发生咳喘等症状。故善治者治皮毛，治疗感冒时，及早用发散药可避免邪气深入。

风寒感冒（恶寒严重）可用荆防败毒散；风热感冒（咽痛、发热明显）可用银翘散；风湿感冒（舌苔白腻，恶寒，头疼、背痛、腰痛）可用羌活胜湿汤。

荆防败毒散：荆芥 6 克，防风 6 克，羌活 6 克，独活 6 克，柴胡 6

克，前胡6克，枳壳6克，茯苓6克，桔梗6克，川芎6克，炙甘草3克。水煎服。

荆芥、防风、羌活、独活、川芎辛温解表，散除在表风寒；柴胡解肌散热，帮助退烧；桔梗宣肺透邪，以助肺降；枳壳、前胡降肺止咳；茯苓化痰。

银翘散：连翘30克，银花30克，桔梗18克，薄荷18克，竹叶12克，生甘草15克，荆芥穗12克，淡豆豉15克，牛蒡子18克。研末，每次服用18克，水煎服。

薄荷、牛蒡子发散风热；荆芥、淡豆豉辅佐发散；银花、连翘清热解毒；桔梗、甘草解毒利咽。

羌活胜湿汤：羌活6克，独活6克，藁本3克，防风3克，炙甘草3克，蔓荆子2克，川芎1.5克。水煎服。

羌活、独活祛风除湿，解除在表之邪以治疼痛；防风、藁本祛风散湿，且止头痛；川芎活血行气止痛，兼能祛风；蔓荆子祛风止痛。共奏祛风胜湿止痛之效。

2.肺开窍于鼻，喉为肺之门户

肺开窍于鼻，是指肺与鼻相通。肺的宣发功能正常，则鼻窍通畅，嗅觉灵敏。外邪袭肺，肺气不宣，常见鼻塞流涕，嗅觉不灵等。

《灵枢》说："肺气通于鼻，肺和则鼻能知香臭。"故临床上治疗鼻病（如鼻炎、鼻窦炎等），常从调肺入手。

若肺气虚寒，鼻流清涕，可用苍耳子散，以温肺散寒；若肺气灼热，鼻流浓涕，口苦，舌苔黄腻，可用藿胆丸合枇杷清肺饮。

苍耳子散：白芷6克，薄荷6克，辛夷6克，苍耳子6克。水煎服。

苍耳子散寒通窍，兼有化湿止涕之功；辛夷散寒；薄荷祛风；白芷化湿，辅助苍耳子通窍止涕。

藿胆丸：广藿香9克，猪胆粉3克，滑石9克。研为细末，每服3克。

广藿香芳香化湿止涕，兼能芳香通窍；猪胆粉清热；滑石清热利湿。共奏清热利湿开窍之功。

枇杷清肺饮：枇杷叶6克，桑白皮6克，黄连3克，黄柏3克，人参1克，炙甘草1克。水煎服。

桑白皮、枇杷叶清泻肺热，黄连、黄柏清热燥湿，人参、甘草防止寒凉伤肺。

喉外通于鼻而内连于肺，是发声器官，故称为"肺之门户"。喉的发音，是肺气的作用，肺气和，则音声能彰，肺的功能失常，可出现声音嘶哑，甚或失音。感冒时常常发生声音沙哑甚至失声，就是由于肺气不宣导致的，称作金实不鸣（治疗可参考肺主宣发一节）。而有些虚弱性疾病也会导致声音嘶哑，这就是肺虚（气津不足）火灼造成的，称作金破不鸣，治疗可用百合固金汤。

百合固金汤：熟地9克，生地9克，当归9克，白芍3克，甘草3克，桔梗3克，玄参3克，贝母12克，麦冬12克，百合12克，水煎服。

生地、熟地、麦冬、百合滋养肺阴，当归、白芍滋阴养血，桔梗、甘草利咽止痛，浙贝、玄参化痰散结。

另外，咽与喉位置相邻，故肺病也常引起咽病，如肺阴不足，常导致咽干咽痛，可用玄麦甘桔汤（见上）润肺利咽。若肺热上炎，引起扁桃体肿大（儿童多见），常用银翘散加大黄汤以泻肺消肿。

银翘散加大黄汤：银花10克，连翘10克，牛蒡子8克，薄荷8克，桔梗6克，生甘草3克，黄芩4克，板蓝根8克，生大黄5克。水煎服。

薄荷、牛蒡子发散风热；银花、连翘清热解毒；桔梗、甘草解毒利咽；黄芩、板蓝根苦寒清热；生大黄通便泻热，釜底抽薪，且能活血消肿。

3.肺在液为涕

涕为肺之液，涕是鼻黏膜的分泌液，有润泽鼻窍的作用。鼻为肺窍，故其分泌物亦属肺。肺的功能正常，则鼻涕润泽鼻窍而不外流。若肺寒，则鼻流清涕，可用小青龙汤；肺热，则流涕黄浊，可用藿胆丸（见上）；肺燥，则鼻腔干燥、结痂而痛，可用枇杷清肺饮（见上）。

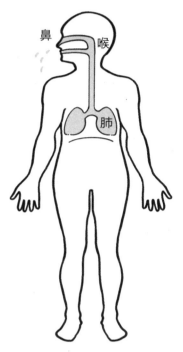

肺开窍于鼻，在液为涕

小青龙汤：麻黄9克，白芍9克，细辛6克，干姜6克，炙甘草6克，桂枝9克，五味子6克，法半夏9克。水煎服。

麻黄、桂枝解表散寒；干姜、细辛、半夏温肺化饮，减少清涕；白芍滋阴，防止燥热；五味子止咳。

4. 肺在志为忧（悲）

悲伤或忧愁，是人的一种情志变化。只有活人才有情志，死人没有情绪变化，活人之所以能有情志变化，是因为活人体内有精气，所以，情绪是精气所化生的。

肺脏所藏的精气，在受到刺激后，会化成悲忧的情志以适应环境。

但是，过度的悲忧又会损伤肺的精气，或导致肺气宣降失常。比如，亲人去世时，家属极度悲伤，甚至会有一种窒息感，这就是悲忧过度，损伤了肺脏的表现。

同样，人的脏腑虚衰、精气不足时，机体对外来的不良刺激耐受力下降，易于产生悲伤忧愁的情绪变化，比如林黛玉就是经常咳嗽，损伤肺气，整个人也非常容易受影响而悲伤忧愁。

清代名医黄元御对肺主悲还有一种解释，他认为，肺五行属金，金性沉降，而降为失位，夫人情莫不喜升而恶降，故降则悲伤。

中医治疗悲伤欲哭，常用到甘麦大枣汤。

甘麦大枣汤：甘草 9 克，小麦 15 克，大枣 10 枚。水煎服。

小麦入心肝，可养心疏肝；甘草、大枣入脾，可培脾土、生肺金，肺金得生，则可制悲。

5. 肺与秋气相通应

秋天，万物肃杀，无边落木萧萧下，萧瑟的景象容易引起人们悲伤的情绪，而悲伤归肺，所以秋气通于肺。故秋天不要触景生情，以防陷入悲伤之中无法自拔，可多做心理暗示，或多看一些喜剧以调之。

另外，秋天天气又凉又燥，而肺为娇脏，不耐邪侵，一旦燥邪袭肺，容易产生咳嗽等病变，而且皮肤也容易干燥皲裂，皮肤又归肺所管，所以从这点来说，秋气容易伤肺，故肺与秋天相应。在秋天可以多吃润肺食物，如百合、麦冬、银耳等。

三、心

心为五脏之一，位于胸中，两肺之间，膈膜之上，外有心包护卫。其形圆而下尖，如未开之莲花。

心为肌性器官，通过肌肉收缩，可以将血液射向全身，所以它的主要生理机能是主血脉。另外，中医所说的心，包括大脑功能，所以中医又说心藏神。

由于心的主血脉和藏神功能起着主宰人体整个生命活动的作用，所以《素问·灵兰秘典论》称心为"君主之官""五脏六腑之大主"。

（一）心的生理功能

1. 心主血脉

前面讲过，脾主运化，负责把水谷精微运输到心脏，心脏可以生血。其实，心脏不但可以生血，还负责行血，《素问·痿论》云："心主身之血脉"，心脏是血液运行的动力，脉为血液运行的隧道，血液行于脉道之中，赖心气、心阳的推动，使之周流全身，濡养机体。心病可致血脉运行失畅，气血瘀阻，而出现心悸、心痛（冠心病、心肌梗死等）等症。

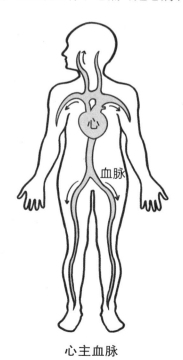

心主血脉

在治疗上述疾病时，要先分虚实：心气、心阳、心阴、心血不足为虚，会导致心悸心痛；而痰浊、瘀血阻滞心脉，也可引起心慌心痛，为实。故治心病，务必要分虚实。

心气不足所致心痛，可用养心汤；心阴不足所致心悸，可用三甲复脉汤；痰浊阻脉导致心悸，可用十味温胆汤；瘀血阻滞心痛，可用丹参饮合颠倒木金散。

判别之法，要察舌脉：

脉象无力，身累多汗者多为气虚；舌红少苔者多为阴虚。

舌苔厚腻者多为痰浊；舌青紫者多为瘀血。

养心汤：黄芪15克，白茯苓15克，茯神15克，神曲15克，当归15克，川芎15克，远志8克，肉桂8克，柏子仁8克，酸枣仁8克，五味子8克，人参8克，炙甘草12克，生姜5片，大枣3枚。水煎服。

黄芪、人参可以大补心气；当归、川芎可以补血活血；柏子仁、酸枣仁、茯苓、茯神、远志可以养心定悸；生姜、大枣、甘草、神曲可以健脾胃，促进气血生化。

三甲复脉汤：炙甘草18克，生地黄18克，生白芍18克，麦冬15克，阿胶9克，火麻仁9克，生牡蛎15克，生鳖甲24克，生龟板30克。水煎服。此方主治阴虚心悸。

生地、麦冬滋养心阴，白芍、阿胶补养心血，生牡蛎、生鳖甲、生龟板滋阴潜阳、重镇息风。

十味温胆汤：法半夏9克，枳实9克，陈皮9克，白茯苓15克，酸枣仁9克，远志6克，北五味子9克，熟地黄30克，人参6克，炙甘草6克，加姜枣。水煎服。

半夏燥湿化痰；枳实、陈皮理气化痰，气行则痰化；茯苓淡渗利湿，杜绝生痰之源；姜枣调和脾胃；人参益气；熟地养血；五味子、酸枣仁、远志宁心安神。

丹参饮：丹参 30 克，檀香 6 克，砂仁 6 克。水煎服。

丹参活血化瘀，砂仁、檀香行气。共奏行气活血止痛之效。

颠倒木金散：木香 9 克，郁金 9 克。水煎服。

木香行气，郁金行气活血。

2. 心藏神

神有广义和狭义之分。

广义的神，包括眼睛有没有神、语言是否清楚明白、应答是否流利、肢体活动是否灵活、姿态是否合适等表现，是整个人体生命活动的外在表现。

狭义的神，即大脑中的精神、意识、思维活动。

根据现代生理学的认识，人的精神、意识、思维活动是大脑的功能，即大脑对客观外界事物的反映。

而中医学认为，人的精神意识、思维活动与五脏有关，主要属于心的生理功能。《灵枢·本神》说："所以任物者谓之心。"任，就是担任、接受的意思。这说明接受外来事物而产生意识思维活动的过程，是由心来完成的。古人之所以把心看做"五脏六腑之大主"，与心藏神的功能是分不开的。

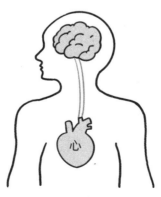

"心脑相通"说

为何心能藏神呢？因为心能主血。血液是神志活动产生的物质基础，《灵枢·本神》说："心藏神，脉舍神。"脉即血脉。因此，心血充盈，则生理功能正常，精力充沛，神志清晰，对外界信息的反应灵敏和正常。

若心的阴血不足，常可导致心神的病变，出现健忘、失眠、多梦等症状，治疗时，常用养血安神的方法来治疗，如酸枣仁汤。

酸枣仁汤：酸枣仁 15 克，知母 6 克，茯苓 6 克，川芎 6 克，炙甘草 3 克。水煎服。

酸枣仁养血安神，知母清热安神，茯苓宁心安神，川芎疏肝活血，炙甘草和中缓急。

另外，中医认为，心上有孔窍，孔窍畅通，心神才能与外界保持沟通，发挥主神明的作用，如图所示：

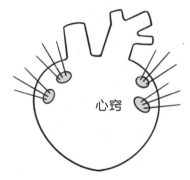

"心窍"学说（意识、思维、精神、情感）

若痰浊、痰热蒙蔽心窍，轻则导致失眠，重则出现梦游、癫狂（精神分裂症）、癫痫，甚至中风昏倒、语言不利等失神症状，如下图所示：

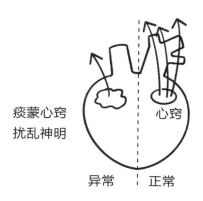

痰蒙心窍　　　　　　心窍
扰乱神明

异常　｜　正常

痰蒙心窍，扰乱神明

治疗上述疾病，常用化痰、清火的方剂以开窍醒神，比如黄连温胆汤（治痰热失眠）、礞石滚痰丸（顽痰躁狂）、定痫丸（治风痰癫痫）、涤痰汤（治中风痰多）、解语丹（治中风失语）等。

黄连温胆汤：黄连9克，陈皮9克，法半夏9克，茯苓5克，炙甘草3克，枳实6克，竹茹6克。水煎服。

法半夏燥湿化痰；竹茹清热化痰；茯苓利湿，杜绝生痰之源；陈皮、枳实行气，气行则痰消；黄连苦寒，清火安神。

礞石滚痰丸：大黄240克，黄芩240克，礞石30克，沉香15克。上为细末，水泛小丸，如梧桐子大，每服8~10克，日1~2次，温开水送下。

礞石下气坠痰；黄芩苦寒清火；沉香降气，气降则痰降；痰火胶结，无下行之路，故以通便之大黄荡涤痰热。

定痫丸：天麻80克，川贝100克，法半夏50克，茯神60克，胆南星30克，石菖蒲60克，全蝎20克，僵蚕40克，琥珀30克，陈皮40克，炙远志40克，丹参60克，麦冬50克，牛黄10克。合碾细末，蜜丸，如黄豆大，每日60粒，早晚分服。

贝母、竹沥、胆南星清热化痰，半夏、茯苓、陈皮，燥湿行气化痰，全蝎、僵蚕、天麻平肝息风止痉，石菖蒲化痰开窍，远志、茯神宁心安神，朱砂、琥珀重镇安神，丹参、麦冬凉心清热。

涤痰汤：天南星8克，法半夏8克，枳实6克，茯苓6克，陈皮5克，石菖蒲3克，人参3克，竹茹2克，炙甘草2克，生姜5片。水煎服。

半夏、南星燥湿化痰；竹茹清热化痰；茯苓利湿，杜绝生痰之源；枳实、陈皮行气，气行则痰消；石菖蒲化痰开窍，促进神苏；人参、甘草辅助正气。

解语丹：白附子6克，石菖蒲6克，远志6克，天麻6克，全蝎6克，羌活6克，胆南星6克，木香3克，法半夏15克。水煎服。

半夏、南星化痰，石菖蒲豁痰开窍，远志辅助石菖蒲开窍，且能安心宁神。中风缘于风，故以天麻、羌活祛风，全蝎祛风通络，白附子祛风化痰，木香行气通络。

（二）心与形体、官窍及体液的关系

1. 心在体合脉，心之华在面

脉，就是血管。心合脉，即全身的血管都属于心，都与心相连通，所以，通过诊脉，可以探测心脏的情况。

华，是光彩的意思。《素问·六节藏象论》说："心者，其华在面。"就是说心脏的生理功能和病理表现可从面色变化上表露出来。

由于面部血管非常丰富，全身气血皆可上注于面，所以面部色泽能反映心气的盛衰，心血的多少。心气充足，血液能灌注全身，颜面就会红润光泽。如果心气不足，心血亏虚，则面色㿠白或暗黄。如果心气虚弱，血行不畅，产生了瘀血，则面色青紫，或有瘀斑、色斑。如果心火亢盛，则表现为面色红赤。

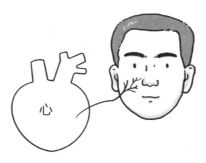

心之华在面

2. 心开窍于舌

心在窍为舌，又称"心开窍于舌"。

为什么心开窍于舌呢？《灵枢·经脉》说："手少阴之别……循经入于心中，系舌本。"手少阴之别，就是指心的络脉，该络脉起于手腕部的通里穴，循手臂上行，入于心中，再向上联系舌根部。

正因为有经络联系，所以心与舌关系非常密切。

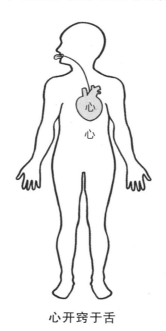

心开窍于舌

心主血、藏神的功能正常，则舌体红润，柔软灵活，味觉灵敏，语言流利。

若心有病变，亦可从舌上反映出来。如心血不足，则舌淡瘦薄；心火上炎，则舌红生疮；心血瘀阻，则舌质紫暗，或有瘀斑；若心藏神的机能失常如脑中风，则可见舌强、歪斜、语言不利，甚至失语。

临床上，对于心经实火导致的舌痛、舌疮、舌麻，可用导赤散或犀角地黄汤，对于虚火（舌红少苔）所致的舌疮、舌痛，常用甘露饮。

导赤散：生地黄6克，木通6克，生甘草6克，竹叶6克。水煎服。

生地养阴清热；生甘草清热解毒；木通、竹叶清心利尿，导热下行。

犀角地黄汤：水牛角30克，生地黄24克，赤芍12克，牡丹皮9克。水煎服，先煎水牛角。

水牛角清热凉血，生地黄滋阴清热，赤芍、丹皮凉血活血。

甘露饮：天门冬15克，麦门冬20克，生地黄20克，熟地黄20克，炙甘草6克，石斛10克，茵陈蒿10克，黄芩10克，枳壳10克，枇杷叶10克。水煎服。

生地、熟地、天冬、麦冬、石斛可以清热养阴，茵陈蒿可以清热利湿，黄芩可以苦寒清热。

3. 心在志为喜

喜，即喜乐、高兴。心在志为喜，是指心的生理机能与喜有关。《素问·阴阳应象大论》说："在脏为心，在志为喜。"

为何心主喜呢？清代名医黄元御说："肝五行属木，木性升发，升发至极则化为心火，升为得位，得位则喜。"心火位置最上，故主喜。

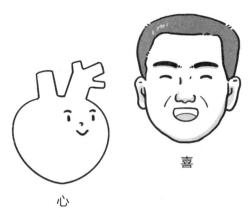

心　　　　　　　　喜

心在志为喜

喜，一般来说属于对外界刺激产生的良性反应，喜乐愉悦有益于心主血脉的机能，所以《素问·举痛论》说："喜则气和志达，营卫通利。"

但是，过度的喜乐可使心神受伤，如《灵枢·本神》说："喜乐者，神惮散而不藏。"《素问·举痛论》也说："喜则气缓。"比如一个人听了笑话，大笑不止，停了以后会觉得气提不上来，甚至心窝疼痛，这就是过喜伤心了，这就提示我们，那些心脏不好的人切不可暴喜，否则容易发病，《儒林外史》中的范进中举，《说岳全传》中的牛皋都因过喜而病甚至死亡。

临床治疗嬉笑不休，常从心火亢盛论治，可用黄连解毒汤。

黄连解毒汤：黄连6克，黄芩6克，黄柏6克，栀子9克。水煎服。

黄连清心泻火；黄芩、黄柏辅助黄连清火；栀子清利三焦之火，导热下行，从尿中排出。

4. 心在液为汗，于时应夏

汗为五液之一，是阳气蒸发津液形成的。《素问·阴阳别论》说："阳加于阴谓之汗。"那么，为何汗液归心所主呢？

这是因为心五行属火，而且心又主血，血液中含有丰富的津液，心火蒸发血中津液则变为汗水，故心在液为汗。

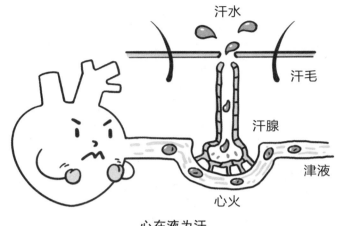

心在液为汗

人在运动或精神紧张时心火更旺，故汗出较多，由此也可推想：如果汗出太多，定会耗伤心阳、心阴，导致心脏气阴两虚。

临床上治疗心脏气阴两虚（汗多、脉弱、心慌、舌红少苔），常用生脉散，可益心气、补心阴、护心脉。

生脉散：人参3克（或西洋参6克），麦门冬9克，五味子6克。水煎服。

人参补心气，麦门冬滋心阴，五味子敛阴止汗。

心与夏季相通应，这是因为夏季气候炎热，而在人体心为火脏，火与热同气相求，故心与夏季相通应。夏季气候炎热，人体也易出汗，应防止汗多伤津，也可以用生脉散保健。

附：心包络

心包络，简称心包，是心脏外面的包膜，有保护心脏的作用，也是六脏之一。

古代医家认为，心为君主之官，不得受邪。

若外邪侵心，则心包络当先受病，故心包有"代心受邪"的功用。

如《灵枢·邪客》说："心者，五脏六腑之大主也，精神之所舍也。其脏坚固，邪弗能容也。容之则心伤，心伤则神去，神去则死矣。故诸邪之在于心者，皆在心之包络。"

实际上，心包受邪所出现的证候，即是心的病证，明清温病学派受"心不受邪"思想的影响，在温病学说中，将外感热病中出现的神昏谵语等心神机能失常的病理变化，称之为"热入心包"或"痰热蒙蔽心包"，治疗时，也采取清心化痰、开窍醒神的方法，如安宫牛黄丸。

安宫牛黄丸：牛黄 30 克，郁金 30 克，犀角 30 克，黄连 30 克，朱砂 30 克，冰片 7.5 克，麝香 7.5 克，珍珠 15 克，栀子 30 克，雄黄 30 克，黄芩 30 克。上为极细末，炼蜜为丸，每丸 3 克，每服一丸，每日一次。

牛黄、黄连、黄芩、山栀清热解毒，犀角凉血解毒，麝香、冰片、郁金芳香开窍，雄黄辟秽解毒，朱砂、珍珠镇心安神。

四、肝

肝脏位于腹腔，横膈之下，右胁之内。

肝的生理功能是主疏泄和主藏血。

中医将肝称之为"风木之脏"，说明肝兼具木之升发和风之流动两种特性，这两种特性，决定了肝主疏泄的生理功能。

（一）肝的主要生理功能

1. 肝主疏泄

疏，是疏通；泄，即畅达。

肝主疏泄，是指肝脏有疏通、畅达全身气机，并促进气血津液运行的作用。

在第一章时，我们讲过肝五行属木，性主升发；肺五行属金，性主沉降。

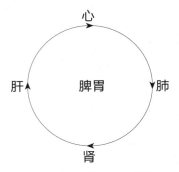

五脏气机升降示意图

正因为有了肝升肺降，人体气机才能升降有序，循环往复，气、血、津液随气机升降循环，周行不怠，循行全身，中医就把肝脏对气机的调节作用，称之为疏泄。

具体而言如下：

（1）肝主疏泄一身气机　肝的疏泄作用，首先表现在对全身之气的调理上。

全身上下，不论脏腑、经络、形体、官窍，皆需要气的滋养，而气的运行，不过升降两端，其升归属肝木管辖。

如《类证治裁》说："凡上升之气，皆从肝出。"《张氏医通》也说："肝脏生发之气，生气旺则五脏环周，生气阻则五脏留着。"

叶天士《临证指南医案》说得更加形象："人身气机，合乎天地自然，肺气从右而降，肝气从左而升，升降相宜，则气机舒展。"

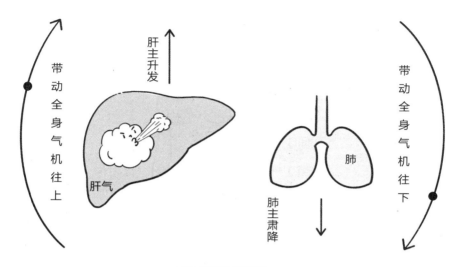

● 表示气机停滞

肝主调畅气机

由此可见，气机要想舒畅升发，离不开肝脏。如果肝气不升，就会造成气机郁滞。由于肝五行属木，所以中医也把肝郁称作"木郁"，如《医旨绪余·上卷》说："木性上升，怫逆不遂则郁。"

肝经隶属于肝脏，所以，肝气不舒，往往表现在肝经循行部位出现气机郁滞。

肝经起于足大指，上行绕阴器，过少腹，布胁肋，经乳房，挟咽喉，抵舌根，连目系，上结于巅顶。

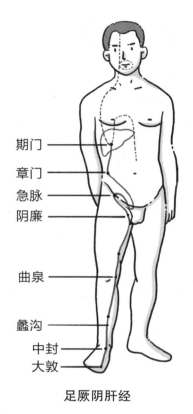

期门
章门
急脉
阴廉

曲泉

蠡沟
中封
大敦

足厥阴肝经

　　如果肝气郁结，气滞于阴部，就会导致疝气、会阴部坠胀、阳痿等。

　　如果肝气郁结，气滞于少腹，就会导致少腹部疼痛胀闷。

　　如果肝气郁结，气滞于胁肋，就会导致胁肋胀痛，如胆囊炎、胆结石、肝囊肿、肝炎、肝癌常表现为胁痛，治疗时就得疏肝。《赤水玄珠·郁门》说："肝郁者两胁微膨。"

　　如果肝气郁结，气滞于乳房，就会导致乳房胀痛，如乳腺结节。

　　如果肝气郁结，气滞于咽喉，就会导致咽喉梗阻感，中医称作梅核气。

　　以上就是肝气郁结，疏泄功能失常，气机停滞不升，表现在肝经循行方面的疾病。

　　临床上治疗肝气郁结，肝经气滞，常用四逆散、逍遥散等疏肝理气。

　　四逆散：柴胡 6 克，枳实 6 克，白芍 6 克，炙甘草 6 克。水煎服。

　　柴胡升发阳气，疏肝解郁；白芍补肝体（血为体）而助肝用（疏泄为用）；枳实降气，与柴胡一升一降，促进气机流通，实现气机圆运动；炙甘草调和诸药。

　　逍遥散：柴胡 30 克，当归 30 克，白芍 30 克，白术 30 克，茯苓 30 克，炙甘草 15 克。共为粉末，每服 9 克，生姜、薄荷少许，共煎汤温服。

　　柴胡疏肝解郁，条达肝气；当归、白芍滋阴养血，补肝体（血为体）而助肝用（疏泄为用）；白术、茯苓、甘草健脾益气；薄荷、生姜辅助柴胡疏肝。

　　另外，肝五行属木，内藏相火，如果肝气郁结日久，相火不能疏散，日久就会化火，形成肝火，症见口苦、目赤、急躁易怒、舌红苔黄、肝经部位疼痛等，临床上，可以用丹栀逍遥散、金铃子散等疏肝泄热止痛。

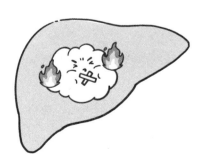

肝失疏泄，郁而化火

　　丹栀逍遥散：柴胡 6 克，当归 6 克，白芍 6 克，茯苓 6 克，白术 6

克，炙甘草 3 克，丹皮 6 克，栀子 3 克。水煎服。

柴胡疏肝解郁，条达肝气；当归、白芍滋阴养血，补肝体（血为体）而助肝用（疏泄为用）；白术、茯苓、甘草健脾益气；薄荷、生姜辅助柴胡疏肝；牡丹皮清血热；栀子清肝火。

金铃子散：金铃子 30 克，玄胡 30 克。为细末，每服 6~9 克，温水送服。

金铃子疏肝的同时能清肝火，玄胡行气活血止痛。

（2）肝主疏泄血液　血液的运行，也有赖于肝气的调畅。

肝气疏泄正常，气机调畅，则能推动血液正常运行。《寿世保元》说："盖气者，血之帅也，气行则血行，气滞则血止，气有一息之不运，则血有一息之不行。"

若肝气郁结，不能推动血液运行，就会导致血运不畅，形成瘀血。《沈氏尊生书》说："血本随气周流，气凝则血亦凝也。"

气滞血瘀，内结于腹部，就会导致癥瘕痞块，如肝癌。

气滞血瘀，滞于胁肋，就会出现胸胁刺痛。

治疗肝郁血瘀，可以用血府逐瘀汤。

血府逐瘀汤：枳壳 6 克，赤芍 6 克，炙甘草 6 克，柴胡 6 克，桃仁 12 克，红花 9 克，当归 9 克，川芎 5 克，生地黄 9 克，川牛膝 9 克，桔梗 5 克。水煎服。

该方由四逆散合桃红四物汤组成。四逆散疏肝行气，桃红四物汤活血化瘀。

柴胡升发阳气，疏肝解郁；枳壳降气，与柴胡一升一降，共同促进气机循环，气行则血行；桃仁、红花、赤芍、川芎、牛膝活血化瘀；当归、生地养血；桔梗可治疗胸中疼痛。

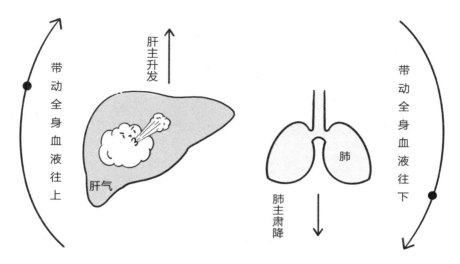

● 表示气滞血瘀

肝主疏泄血液

当然，如果肝气升发太过，血随气升，也会造成气血上壅，出现头胀头痛，严重的甚至出现脑出血，中医称之为"大厥"，如《素问·调经论》说："血之与气，并走于上，则为大厥，厥则暴死。气复反则生，不反则死。"

《素问·方盛衰论》说："气上不下，头痛癫疾。"

《诸病源候论》也说："肝象木，气逆则头眩，耳聋不聪，颊肿，是肝气之实也。"

治疗肝气升发太过，可以用镇肝熄风汤。

镇肝熄风汤： 生赭石 30 克，生龙骨 15 克，生牡蛎 15 克，生龟板 15 克，生白芍 15 克，玄参 15 克，天冬 15 克，川楝子 6 克，生麦芽 6 克，茵陈蒿 6 克，炙甘草 5 克，怀牛膝 30 克。水煎服。

怀牛膝引血下行；代赭石、龙骨、牡蛎、龟板镇肝息风；过用镇肝之品又恐伤及肝气，又以麦芽、川楝子、茵陈疏肝理气。

（3）肝主疏泄津液　津液的运行输布，也有赖于肝气的疏泄。

肝气疏泄正常，气机条畅，则津液布散，流通无阻。若肝气郁结，津液输布就会发生障碍，津液停滞，形成痰湿。肝气郁结易化火，肝火灼烧痰湿，就会形成坚硬痰核。

痰火交阻于肝经乳房部，就会形成乳腺结节、肿块。

痰气痰火交阻于肝经咽喉部，就会形成梅核气、甲状腺结节、瘿瘤等。

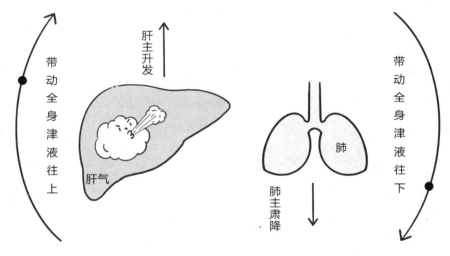

● 表示津液停滞

肝主疏泄津液

治疗肝郁痰结，可用疏肝消瘰丸，即柴胡疏肝散合消瘰丸。

柴胡疏肝散： 柴胡 10 克，枳实 10 克，白芍 10 克，炙甘草 6 克，香附 10 克，青皮 10 克，川芎 10 克。水煎服。

柴胡升发阳气，疏肝解郁；枳壳降气，与柴胡一升一降，促进气机循环；香附、青皮、川芎辅助柴胡疏肝；白芍滋补肝阴，养肝体而助肝用。

消瘰丸： 玄参 15 克，生牡蛎 20 克，浙贝母 20 克。水煎服。

玄参滋阴降火，苦咸消瘰；贝母化痰消肿，解郁散结；牡蛎咸寒，软坚散结。

（4）肝主疏泄，能调节情志　情志活动，是人的情感、情绪变化，是精神活动的一部分。人的精神活动主要由心所主，因为心藏神，而心藏神功能的正常与否，还受其他脏腑的影响，比如肝脏的疏泄。

①正常。肝气疏泄正常，则气机调畅，心气随之舒畅，情志活动正常。

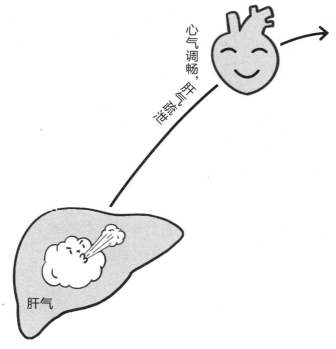

肝气疏泄，情志舒畅

②抑郁。如果受到内外因素的刺激，导致肝气上升之路受挫，就会产生肝郁。

肝脏郁结，心气不畅，影响精神情志，可出现精神抑郁、闷闷不乐甚则沉闷欲哭的症状。比如，工作中挨了批评，人们往往会情绪低落。

治疗肝气郁结，可以用丹栀逍遥散、柴胡疏肝散等。

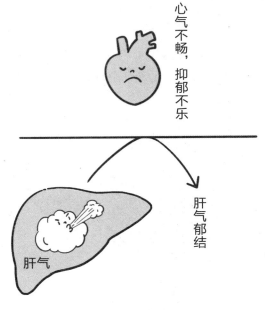

肝失疏泄，心失所养，情志抑郁

③发怒。如果受到刺激，导致肝气升发太过，就会产生发怒、激动、亢奋的症状，临床表现为急躁易怒、头痛面赤甚至吐血、咳血、昏厥等，这就是中医所说的"怒则气上""怒伤肝"。

（5）肝主疏泄，还能促进月经通行　前文已述，肝为风木之脏，具有风的流动的特点。这种流动性，可以促进全身气、血、精、津液、胆汁的疏通。

月经是由血形成的，若肝气郁滞，血液流动性变差，就会导致月经不畅，出现血块、经迟、痛经甚至闭经等症状。

肝气郁结，血液不行，停而为瘀

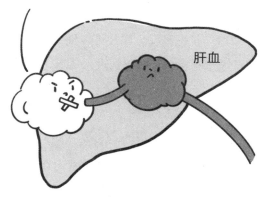

肝血

临床治疗肝郁血瘀月经痛经、有血块、闭经，常用血府逐瘀汤。

（6）肝主疏泄，有疏通三焦，调通水道的功能　　所谓三焦，就是全身津液运行的通道，不论是脾的运化水湿还是肺的宣发肃降，都是通过三焦流通水液的。如果肝失疏泄，气机不畅，就会导致三焦不通，津液的运行就会停滞，出现三焦水停、膀胱癃闭无尿等，治疗时可以用四逆散通利小便。

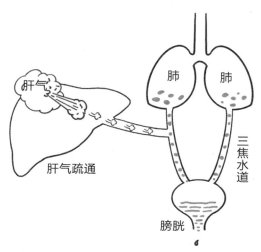

肝主疏泄，疏通三焦水道

（7）肝主疏泄，还能促进胆汁释放入肠　肠道消化食物需要胆汁，胆汁的分泌和肝有密切联系。古人有"肝之余气，泄于胆，聚而成精"之说，这里的"精"就是胆汁。胆汁可以促进食物消化，尤其是油腻食物的消化。胆汁要想正常分泌并顺利进入肠道，需要肝气的正常疏泄。

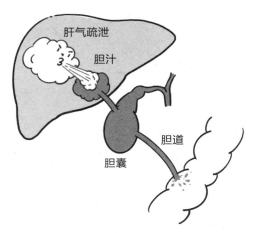

肝主疏泄，促进胆汁释放

如果肝疏泄无力，胆汁无法进入肠道，就会影响消化功能，出现厌食油腻、腹胀、腹痛等症状。

若湿热邪气或者结石阻滞，阻碍了肝脏疏泄胆汁，导致胆汁郁积，不能下行，反而上行入血，就会导致黄疸等病。临床上，对于湿热导致的黄疸，常用茵陈蒿汤合四苓散来治疗。如果是结石阻滞，可以用大柴胡汤合三金汤治疗。

茵陈蒿汤：茵陈 18 克，栀子 12 克，大黄 6 克。水煎服。

茵陈清热利湿；栀子苦寒清热，兼能利尿除湿；大黄泻热逐瘀，导瘀热从大便而下。

四苓散：白术 6 克，茯苓 6 克，泽泻 6 克，猪苓 9 克。水煎服。

白术、茯苓健脾利湿；泽泻、猪苓直达肾与膀胱，利水渗湿。四药合用，排除湿邪。

大柴胡汤：柴胡15克，黄芩9克，白芍9克，法半夏9克，生姜15克，枳实9克，大枣4枚，大黄6克。水煎服。

柴胡疏肝，黄芩清热解毒，白芍止痛，半夏、生姜止呕，枳壳、大黄通腑除胀。

三金汤：鸡内金15克，海金沙9克，金钱草9克。水煎服。

鸡内金化石；海金沙利水通淋；金钱草利水通淋，善消结石。

（8）促进男子排精、女子排卵　女子的排卵，男子的排精等，都与肝气的疏泄紧密相关。朱丹溪《格致余论》说："主闭藏者肾也，司疏泄者肝也。"指出男子精液的贮存与排泄，是肝肾两脏相互协调的结果。肝失疏泄，则精液排出不畅，导致不能射精，治疗可用四逆散（见上）。

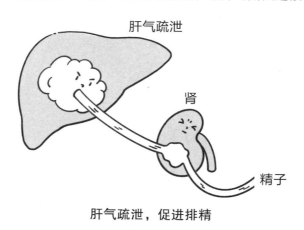

肝气疏泄，促进排精

同理，女子按时排卵，也是肝气疏泄功能的体现。肝气疏泄正常，则月经周期正常，行经通畅，排卵正常，若肝气郁结，则月经及排卵都会出现障碍。临床治疗排卵障碍，常用逍遥散（见上），有助孕作用。

2. 肝主藏血

肝主藏血是通过解剖发现的，肝脏里有丰富的血窦，藏着大量的血液，所以说肝藏血，还把肝脏称之为"血海"。

肝藏血的生理意义如下：

（1）**调节人体全身血流量**　人体血管里血流量多少，与人体活动有关，当人在休息安静的时候，对血液的需要量相应减少，则血归藏于肝。

当人体活动量加大时，需要的血液增多，肝脏里的血就会出来供给全身，这种调节血量的作用，也是肝藏血功能的体现。

（2）**为经血之源**　肝贮存充足的血量，为女子月经来潮提供物质基础。

肝藏血而被称为"血海"，冲脉起于胞中而通于肝，与女子月经来潮密切相关，也被称作"血海"。

女子以血为本，肝藏血充足，冲脉血液充盛，是月经按时来潮的重要保证。肝血不足时，可见月经量少，甚至闭经。

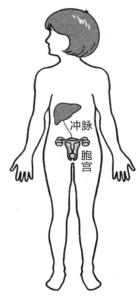

肝血为经血之源

（3）**濡养筋和目**　肝开窍于目，肝主筋，这都与肝血的濡养密切相关。

如果肝血不足，筋失血养，就会筋脉拘急、麻木、屈伸不利。

如果肝血不能濡养眼目，就会导致眼睛干涩昏花，或为夜盲。

治疗肝血不足导致的筋脉失养、麻木、眼睛干涩，可以用补肝汤。

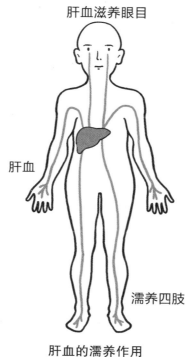

肝血的濡养作用

补肝汤： 当归 10 克，熟地黄 20 克，白芍 15 克，川芎 8 克，酸枣仁 15 克，木瓜 15 克，炙甘草 6 克。水煎服。

当归、白芍、熟地滋补肝血；血虚易致瘀，故以川芎行气活血；酸枣仁补血安神；木瓜、甘草酸甘化阴。诸药合用，共奏养血滋阴之效。

（4）**血舍魂**　《灵枢·本神》篇指出："肝藏血，血舍魂。"血舍魂，就是魂以血为居处。

什么是魂呢？

张介宾在《类经》中对此解释说："魂之为言，如梦寐恍惚，变化游行之境是也。"就是说，睡眠、梦中出现的精神活动，多属于魂的范畴。

正常人肝血充足，肝魂得养，则睡眠正常，无梦到天明。

如果肝血不足，肝魂失养，常常导致失眠、多梦等，严重的还会出现梦游症。临床治疗这类疾病，中医多从滋补肝血入手，如酸枣仁汤。

酸枣仁汤：酸枣仁40克，知母10克，川芎10克，茯神20克，炙甘草6克。水煎服。

酸枣仁滋补肝血，且能安神；茯神宁心安神；知母清热安神；川芎行气，调理肝用；甘草和中缓急。

（5）防止出血　肝五行属木，一旦肝气郁结，气有余则化火。肝火灼伤血脉，容易导致出血，如吐血、衄血、咳血、月经过多、崩漏等。

血属阴，肝血充足，则可以防止肝火过亢出血，所以，临床上治疗血热出血症，常在清火的同时，滋补肝血。如中医治疗肝火咳血，常用犀角地黄汤合栀子大黄汤。

犀角地黄汤：水牛角30克，生地黄24克，赤芍12克，牡丹皮9克。水煎服。

水牛角清热凉血，防止出血；生地清热凉血，兼能养阴；赤芍、丹皮凉血，兼能化瘀。

栀子大黄汤：栀子9克，生大黄6克。水煎服。

栀子苦寒清热，生大黄清热降火。

（6）肝血能涵养肝气　肝属木，体阴而用阳。所谓体阴，就是内藏阴血，而用阳，就是升发疏泄。

肝血能够滋养肝体，化生和涵养肝气，使之冲和条达，发挥其正常的疏泄功能，既不虚弱，又不过亢，若肝血不足，就会导致两种病理情况：

一者肝气虚弱，升发不足，郁而不升。如陈士铎《辨证录》所言：

"肝中有血，则肝润而气疏，肝中无血，则肝燥而气郁。"

二者肝血肝阴不足，阴不治阳，虚阳上亢，甚至形成肝火上炎，进而导致头痛、烦躁、耳鸣、胁痛等，如《素问玄机原病式》说："气逆冲上，火气炎上故也。"

所以，肝脏应储存充足的血液，才能化生和涵养肝气，使之疏通畅达。这也决定着，中医在调理肝脏时需顾护肝血，如中医治肝，常用柴胡、白芍相配，其中柴胡可疏肝解郁，疏散肝气，但柴胡过用则易伤肝阴，挑动肝之相火，故配合酸苦微寒之白芍，敛降肝气，与柴胡一散一收，一升一降，从而调理肝气。

（二）肝与形体官窍及体液的关系
1.肝在体合筋，其华在爪

筋，即筋膜，包括肌腱和韧带，附着于骨而聚于关节，是连接关节、肌肉，主司关节运动的组织。正是由于筋的收缩、弛长，关节才能运动自如。

中医认为，肝主筋，原因有二：

①肝五行属木，木能曲能伸，而筋也可以伸缩、弯曲，类似肝木的特性，所以筋归肝木所管。

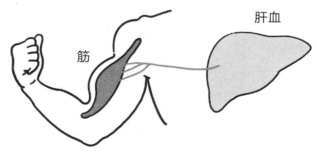

全身之筋归肝所养

②肝筋依赖肝血的濡养。肝血充足，筋得其养，才能运动灵活有力，《素问·阴阳应象大论》称为"肝生筋"。肝血充足则筋力强健，运动灵活，能耐受疲劳，并且能较快地解除疲劳，所以称肝为"罢极之本"，罢，通疲。

在如果肝血不足，不能养筋，常出现肢体无力、萎软、运动失灵、腿脚抽筋、颈项强直、角弓反张、牙关紧闭、磨牙等症状。

造成肝血不养筋的原因有虚有实。

例如年高，或久病，或其他原因，引起肝血不足，筋膜失养，这属于虚证，治疗时可以用补肝汤（见上）或芍药甘草木瓜汤。

芍药甘草木瓜汤： 白芍10克，炙甘草10克，木瓜15克。水煎服。

白芍味酸，入肝，能滋养肝阴肝血；炙甘草味甘，和中缓急；白芍、甘草酸甘化阴；木瓜舒筋缓急，能止转筋。

而热邪内侵，热耗津血，以致肝血耗伤，筋失所养，出现痉挛抽搐、角弓反张、牙关紧闭等症状，这些属于实证（如小儿的高热抽搐），治疗时常用羚角钩藤汤。

羚角钩藤汤： 羚羊角4.5克，霜桑叶6克，川贝12克，生地黄15克，钩藤9克，菊花9克，茯神9克，白芍9克，生甘草3克，竹茹15克。水煎服。

羚羊角、钩藤凉肝息风；霜桑叶、菊花清热平肝，加强凉肝之效；热多易耗伤阴津，故以生地、白芍养阴清热；热多还容易炼液成痰，故以川贝、竹茹清热化痰；茯神宁心安神。

另外，男子的阴茎，中医称作"宗筋"，也归肝所管辖。肝经绕阴器，为肝主宗筋提供了依据。临床上阳痿一证，常与肝气郁结，或肝经湿热下注相关，治疗时需疏肝理气（可用逍遥散）或清利肝经湿热（可用龙胆泻肝汤）。

逍遥散： 柴胡30克，当归30克，白芍30克，白术30克，茯苓

30克，炙甘草15克。共为粉末，每服9克，生姜、薄荷少许，共煎汤温服。

柴胡疏肝解郁，条达肝气；当归、白芍滋阴养血，补肝体（血为体）而助肝用（疏泄为用）；白术、茯苓、甘草健脾益气；薄荷、生姜辅助柴胡疏肝。

龙胆泻肝汤：龙胆草6克，黄芩9克，栀子9克，泽泻12克，木通6克，当归3克，生地黄9克，柴胡6克，生甘草6克，车前子9克。水煎服。

龙胆草清利肝经湿热；黄芩、栀子清热燥湿；泽泻、木通、车前子，导湿热下行，从小便而出；火热容易耗伤阴血，故用当归、生地养血滋阴；柴胡疏肝理气；甘草护胃安中。

肝血的盛衰，不仅影响筋，还影响爪甲的枯荣变化，这是由于"爪为筋之余"的缘故。因此，肝血足，爪甲坚韧；肝血虚，则爪甲多软而薄，枯而色夭，甚则变形或脆裂。《素问·五脏生成》说的"肝之合筋也，其荣爪也"，就是这个道理。

2. 肝开窍于目

眼睛与五脏六腑都有关系，这是因为五脏六腑的精气，都上注于目的缘故。

但是，由于肝的经脉直接络于目，所以肝与目的关系更加密切，这种关系，主要表现在目的功能有赖于肝血的滋养，正如《灵枢·脉度》说："肝气通于目，肝和则目能辨五色矣。"《素问·五脏生成》也说："肝受血而能视。"

肝与目的这种关系，称为"目为肝窍"。由于目为肝窍，所以临床观察目的异常变化，可以推断肝的病变，同时，目的病变也多从肝治疗。

如：

两目干涩、视物不清或夜盲等，多属于肝血不足所致，治疗多用补肝血的方法，如补肝汤（见上）。

急性眼病，双目红肿疼痛，通俗叫"暴发火眼"，现代医学叫急性结膜炎，中医认为是肝经风热所致（外界的风热邪气侵袭肝经），治疗多用散风清肝热的方法，如《审视瑶函》之驱风散热饮。

驱风散热饮：羌活10克，防风10克，薄荷10克，连翘15克，牛蒡子10克，大黄10克，栀子10克，赤芍10克，当归10克，川芎10克，生甘草10克。水煎服。

羌活、防风发散风邪；薄荷、牛蒡子、连翘疏散风热；大黄、栀子清热泻火；赤芍、当归、川芎活血消肿，消除眼中血络。

如果肝火上炎，可见目赤生翳，可用《眼科集成》之泻肝汤。

泻肝汤：龙胆草10克，栀子10克，黄芩10克，大黄10克，柴胡10克，荆芥10克，防风10克，木贼10克，青皮10克，当归10克，刺蒺藜10克，石决明30克。水煎服。

龙胆草、栀子、黄芩清肝泻火；木贼、石决明清肝明目；柴胡、青皮、刺蒺藜疏肝解郁，以防气郁化火；荆芥、防风疏散热邪；当归滋养肝血。

当然，并非所有的眼科疾病都从肝治。中医眼科有五轮学说，认为胞睑（上下眼皮）属脾，内外眦属心，眼白属肺，黑睛属肝，瞳孔属肾，故治疗眼病需分部治疗，如下图：

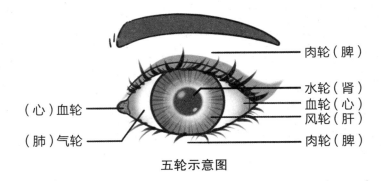

五轮示意图

如小儿昏睡露睛，眼睑不能完全闭合，常是脾虚所致，可用六君子汤。

六君子汤：人参9克，白术9克，茯苓9克，陈皮3克，法半夏5克，生姜3片，炙甘草6克，大枣2枚。水煎服。

人参、白术健脾益气，茯苓健脾除湿，半夏燥湿化痰，陈皮行气化痰，生姜、甘草、大枣调和脾胃。

3.肝在液为泪

泪液也与肝密切相关。中医认为，泪由肝精、肝血所化，肝开窍于目，泪从目出。泪液有濡润眼睛的功能，正常情况下，泪液的分泌，是濡润而不外溢，但在异物入侵时，泪液即可大量分泌，起到清洁眼睛和排出异物的作用。

病理情况下，可见泪液分泌异常：

如肝血不足，泪液分泌减少，常见两目干涩，视物模糊，可用杞菊地黄丸。

杞菊地黄丸：枸杞子8克，菊花8克，熟地黄24克，山萸肉12克，山药12克，泽泻9克，牡丹皮9克，茯苓9克。上为细末，炼蜜为丸，如梧桐子大，每服9克，空腹服用。

枸杞子补肾养肝，菊花清热清肝；肝肾同源，故又用熟地、山萸肉、山药滋补肝肾之精血；肾虚易生热，故用丹皮清热凉血；肾虚易生湿，故用泽泻、茯苓清热除湿。

肝经湿热，可见目眵增多、流泪，可用龙胆泻肝汤（见上）。

4.肝在志为怒

怒是人们在情绪激动时的一种情志变化。

怒是由肝血、肝精所化，所以说肝在志为怒。一般来说，怒，人人皆有，一定限度内的情绪发泄对维持机体的生理平衡有重要的意义，但大怒或者郁怒不解，对机体是一种不良的刺激。

如郁怒不解，可以导致肝气郁结，表现为心情抑郁，闷闷不乐，称为"郁怒伤肝"。肝气郁结，气机不畅，精血津液运行输布障碍，痰饮瘀血及癥瘕积聚就会内生。

如果大怒，可导致肝气上逆，发为出血或中风昏厥，如《素问·举痛论》说："怒则气逆，甚则呕血。"《素问·生气通天论》也说："大怒则……血菀于上，使人薄厥。"这里的薄厥，就是中风昏迷，这是由于大怒伤肝，导致肝气升发太过，引动全身血液上冲，脑络破裂出血，发为中风。

治疗郁怒，要疏肝解郁，可用逍遥散（见上）。

治疗大怒薄厥，要平肝降逆，可用镇肝熄风汤（见上）。

5. 肝与春气相通应

人体肝主疏泄，喜条达而恶抑郁，类似树木的舒展之象，故肝属木。而树木在春天勃勃生机，变化最大，故肝与春气相通。

春天很多人容易生气，就与肝生发之令不畅（肝郁）相关，可用逍遥散（见上）疏肝助木。

五、肾

肾位于腰部脊柱两侧，左右各一。

《素问·脉要精微论》说："腰者肾之府。"

肾的主要功能是藏精、主水、纳气。

（一）肾的主要生理功能

1. 肾藏精，主生长、发育、生殖，能调节一身阴阳，主生血

（1）藏精 肾藏精，是指肾具有贮存、封藏精的生理功能。

《素问·六节藏象论》说："肾者，主蛰，封藏之本，精之处也。"

精，是构成人体的基本物质，故《素问·金匮真言论》说："夫精者，身之本也。"

精有先天、后天之分。

先天之精是来源于父母的生殖之精，是禀受于父母的生命遗传物质，与生俱来，藏于肾中。出生之前，是形成生命（胚胎）的重要物质，是生命构成的本源；出生之后，则是人体生长发育和生殖的物质基础。如《灵枢·本神》说："生之来，谓之精。"《灵枢·决气》说："两神相搏，合而成形，常先身生，是谓精。"很多小孩先天之精不足，发育就会迟缓。

后天之精来源于水谷，是指食物经过人体消化吸收后的水谷精微物质。这种精微物质，输送到脏腑，就成为脏腑之精。脏腑之精即脏腑功能活动的物质基础，既能维持脏腑的功能活动，又能促进人体的生长发育。

先天之精和后天之精不是孤立存在的，而是相互依存、相互促进的。

出生之前，先天之精的存在，为后天之精的摄取准备了物质基础；出生之后，后天之精又不断供应先天之精，使之得到不断的补充，从而维持了人体脏腑的功能活动，促进了生长发育。

《素问·上古天真论》说："肾者主水，受五脏六腑之精而藏之，故五脏盛乃能泻。"可见先天之精藏于肾，又不断受后天之精的补充。

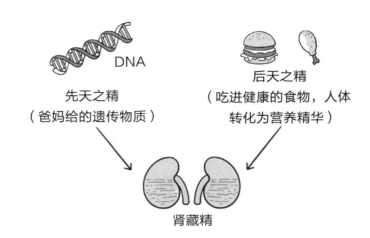

（2）**主生长发育**　肾藏精，精能化气，简称"肾气"。

肾气的功能，主生长发育。

人从幼年到青年、壮年、老年这一生长发育的生命过程，也是肾气自然盛衰的过程。因此，从人体生长发育来说，如果人体的发育情况与年龄不相适应，这与肾气不足有很大关系，尤其是牙齿、骨骼、头发表现最为明显。

如小儿的五迟（立、行、发、语、齿）、五软（头项、口、手、足、肌肉）等，多与肾精不足有关，治疗时也多从培补脾肾入手。钱乙的六味地黄丸可填补肾精，就是专为小儿发育迟缓而设。

六味地黄丸：熟地黄 24 克，山萸肉 12 克，山药 12 克，泽泻 9 克，牡丹皮 9 克，茯苓 9 克。上为细末，炼蜜为丸，如梧桐子大，空心温水服 3 丸。

熟地滋阴补肾，填精益髓；山茱萸补养肝肾；山药滋补脾肾；肾虚则容易生湿，故用泽泻、茯苓利湿化浊；肾阴不足，容易生热，故用丹皮清热。

当然，若成年人出现早衰现象，如腰酸膝痛，牙齿浮动，也是肾精不足所致，可从补肾入手，如还少丹。

还少丹：熟地黄 100 克，山药 75 克，怀牛膝 75 克，枸杞子 75 克，山茱肉 50 克，茯苓 50 克，杜仲 50 克，远志 50 克，五味子 50 克，楮实子 50 克，小茴香 50 克，巴戟天 50 克，肉苁蓉 50 克，石菖蒲 25 克。加枣肉 100 克，炼蜜为丸，每服 9 克，盐汤送服。

熟地、山茱萸、枸杞子、楮实子补肾填精，巴戟天、肉苁蓉温补肾阳，杜仲、牛膝补肾壮腰，山药、大枣、茯苓健脾益气，菖蒲、远志宁心安神，五味子收涩肾精。

（3）主生殖　人体生殖器官的发育、性机能的成熟及生殖能力的保持，都与肾精及肾气盛衰密切相关。

人出生后，随着肾精及肾气的不断充盈产生天癸。

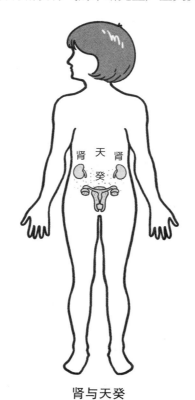

肾与天癸

天癸具有促进人体生殖器官的发育成熟、催生欲念和维持人体生殖机能的作用。

天癸来至，女子月经来潮，男子出现排精现象，说明性器官已经成熟，具备了生殖能力。其后，肾精及肾气不断充盈，从而维持人体生殖机能旺盛。

中年以后，肾精及肾气逐渐衰少，天癸亦随之衰减，以致竭绝。没有了天癸的激发作用，生殖机能逐渐衰退，生殖器官日益萎缩，最后丧失生殖机能而进入老年期。

因此，肾精及肾气关系到人的生殖机能，是人类生育繁衍的根本。临床上，有些不孕不育症以及性欲减退和消失、性功能低下等，都与肾气不足有关，可从补肾入手。

（4）调节全身阴阳　肾藏精，简称肾精，也称肾阴。肾阴能够化生肾阳，如同蜡烛可以生火。

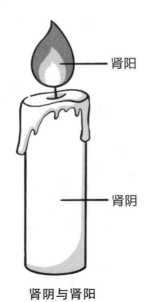

肾阴与肾阳

肾阴又叫"真阴""元阴"，是人体阴液的根本，对各个脏腑起着濡润、滋养的作用。

肾阳又叫"真阳""元阳""命门之火"，是人体阳气的根本，对各个脏腑起着温煦、推动的作用。

阴阳并存肾中，所以古人又将肾称为"水火之宅"。

肾阴和肾阳在人体内是互相依存、互相制约的，肾阴肾阳的动态平衡，是维持着肾气正常生理功能的重要条件。

如果这一动态平衡遭到破坏，即形成肾阴阳失调的病理变化，一般有三种情况：

①肾阴虚，阴不制阳，可出现阴虚阳亢的阴虚火旺证候，症见潮热盗汗、五心烦热、男子遗精、女子梦交、口干、消渴、腰酸、淋症等，也就是虚热证，治疗可用左归丸或六味地黄丸，壮水之主。虚热如果明显，还可以用知柏地黄丸。

左归丸：熟地黄 240 克，山药 120 克，山茱萸 120 克，枸杞子 120 克，龟板胶 120 克，鹿角胶 120 克，菟丝子 120 克，牛膝 90 克。炼蜜为丸，如梧桐子大，食前用温水送服 9 克。

熟地、山茱萸、山药、枸杞子、龟板胶大补肾阴；鹿角胶温补肾阳，在补阴之中配伍补阳药，取"善补阴者，必于阳中求阴"之义；菟丝子、川牛膝益肝肾，健筋骨。

六味地黄丸：熟地黄 24 克，山萸肉 12 克，山药 12 克，泽泻 9 克，牡丹皮 9 克，茯苓 9 克，上为细末，炼蜜为丸，如梧桐子大，空心温水服 3 丸。

熟地滋阴补肾，填精益髓；山茱萸补养肝肾；山药滋补脾肾；肾虚则容易生湿，故用泽泻、茯苓利湿化浊；肾阴不足，容易生热，故用丹皮清热。

知柏地黄丸：熟地黄 24 克，山萸肉 12 克，山药 12 克，泽泻 9 克，牡丹皮9克，茯苓9克，知母6克，黄柏6克。水煎服。

在六味地黄丸基础上增加黄柏、知母，增强清虚热的力量。

②肾阳虚，阳不胜阴，可出现阳虚生内寒的证候，可见精神疲惫、腰冷膝凉、形寒肢冷、小便不利或小便频数，男子阳痿早泄，女子宫寒不孕等病症，也就是虚寒证，治疗可用右归丸，益火之源。

右归丸：熟地黄240克，山药120克，山茱萸90克，枸杞子90克，菟丝子120克，鹿角胶120克，杜仲120克，肉桂60克，当归90克，炮附子60克。炼蜜为丸，如梧桐子大，每服6~9克。

附子、肉桂、鹿角胶，温补肾阳；但单纯温阳，则阳无所附，故又以熟地黄、山萸肉、枸杞子、山药滋补肾阴，取"阴中求阳"之义；菟丝子、杜仲补肝肾、强腰膝；当归补血养血。

另外，肾的阴阳是互相依存的，所以肾阴虚一定程度可以累及肾阳，肾阳虚到一定程度可以累及肾阴，阴损及阳、阳损及阴，最后形成肾的阴阳两虚证，治疗可用龟鹿二仙胶。

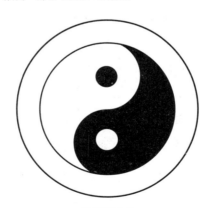

阴阳两虚

龟鹿二仙胶：鹿角胶5克，龟板胶5克，人参3克，枸杞子9克。水煎服。

鹿角胶温补肾阳，龟板胶滋补肾阴；枸杞子补肝肾，益精血；人参补后天，益中气，增强化源。

（5）肾主生血　血的生成，依靠多个脏腑完成，主要是脾胃的化生作用，前已详述。

肾脏在血的生成过程中，也起着不可忽视的重要作用，其机理如下：

肾藏精，精可以化血，如清·张璐《张氏医通》说："气不耗，归于肾而为精，精不泄，归于肝而化清血……"说明肾精在肝的协助下可化生为血液。

《景岳全书》提到"人之初生，必从精始，精之与血，若乎非类……而血即精之属也"，说明了精血的同源性。

正因为精血同源，所以在治疗贫血类疾病时，要注意填补肾精。通过填补肾精的方式，可以促进血液的生成，如临床常用鹿茸、熟地等填精益血，治疗再生障碍性贫血。

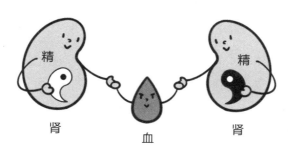

肾精化生血液

2. 肾主水

肾主水，是指肾气具有主司和调节全身水液代谢的功能，《素问·逆调论》说："肾者水脏，主津液。"

人体水液的代谢与肺、脾、肾、三焦、膀胱等密切相关，但肾为水脏，主津液，是调节水液代谢的主要脏器。

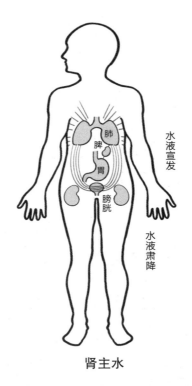

肾主水

具体而言：水入于胃，由脾的运化上输到肺。进入肺中的水，一部分经肺气宣发到皮毛为汗，另一部分经肺气肃降，下流于膀胱。

进入膀胱中的水液，要想顺利排出体外，必须经过肾阳的气化，才能形成尿液，如《素问·灵兰秘典论》说："膀胱者，州都之官，津液藏焉，气化则能出矣。"这里的气化能出，靠的就是肾阳。

如果肾阳不足，气化不行，就会导致水液内停，形成水肿。

治疗这种水肿，常用真武汤合五苓散温肾阳以利水。

真武汤：茯苓9克，白芍9克，白术6克，生姜9克，炮附子9克。水煎服。

附子温肾助阳，化气行水；茯苓利水渗湿，促进水邪从小便排出；白术健脾燥湿；生姜温散水湿；白芍亦可利小便，促进水液排出，《名医别录》谓其"去水气，利膀胱"。

五苓散：猪苓9克，泽泻15克，白术9克，茯苓9克，桂枝6克。水煎服。

桂枝入膀胱，能温阳化气；泽泻直达肾与膀胱，利水渗湿；茯苓、猪苓淡渗利湿，辅助泽泻利湿；白术健脾利湿。

当然，肾阳的基础是肾阴，肾阴不足，也会影响肾阳生成，影响膀胱气化，导致小便不利，治疗需要滋补肾阴，可用猪苓汤、滋肾通关丸等。

猪苓汤：猪苓10克，茯苓10克，泽泻10克，阿胶10克，滑石10克。水煎服。

猪苓利水，泽泻、茯苓淡渗利湿，滑石清热利水，阿胶滋补肾阴。

滋肾通关丸：黄柏6克，知母6克，肉桂1.5克。水煎服。

黄柏清热，知母滋阴，肉桂助肾之气化。

正因肾对水液代谢的作用十分重要，所以《素问·水热穴论》说："肾者，胃之关也，关门不利，故聚水而从其类也。上下溢于皮肤，故为胕肿。胕肿者，聚水而生病也。"这段话是说，水液进入胃中（体内），最后需经过肾脏排出体外，肾脏就像一个关口，如果这个关口不利，水液就会在体内停聚，泛溢肌肤，形成水肿。水肿，就是肾病不能主水，水液聚集而成的。

3. 肾主纳气

纳，就是摄纳。

在肺脏一节，我们讲过肺主呼吸，肺所吸入之气，要想深入体内，必须下及于肾，由肾气为之摄纳，才能深入体内。摄纳之处，导引家称之为"丹田""气海"。这就说明，人体的呼吸虽由肺所主，但也与肾相关，故《难经》有"肺主呼气，肾主纳气"的说法，《类证治裁》也说："肺为气之主，肾为气之根。"

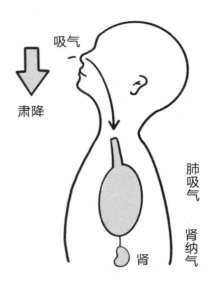

吸气

肃降

肺吸气

肾纳气

肾

肾主纳气

肾主纳气，对保持人体气机通畅，呼吸均匀有重要的意义。

如果肾虚，吸入之气不能归纳于肾，就会出现喘息病症，很多老年人动辄气喘，即与肾不纳气有关。

临床对久喘之人，往往采用补肾纳气的方法来治疗，就是根据这一理论所制订的治疗方法，方如都气丸、参蛤散。

都气丸：熟地黄 24 克，山萸肉 12 克，山药 12 克，泽泻 9 克，牡丹皮 9 克，茯苓 9 克，五味子 6 克。上为细末，炼蜜为丸，每服 9 克。

本方即六味地黄丸加五味子。六味地黄丸滋补肾阴，五味子可以纳气平喘。

参蛤散：人参 6 克，蛤蚧 6 克。水冲服。

人参大补肺气，蛤蚧补肾纳气。

（二）肾与形体、官窍及体液的关系

1. 肾主骨，生髓，充脑，其华在发

人体的骨骼，是依赖骨中的骨髓来供养的，骨髓是肾精所化生的，肾精藏于骨中，即为骨髓，所以《素问·宣明五气》说："肾主骨。"《素问·阴阳应象大论》也说："肾生骨髓。"

肾精充足，骨髓的化源充盈，则骨髓丰满，骨骼坚强，发育正常。如果肾精亏虚，骨髓的化源不足，则骨髓空虚，就会出现骨骼脆弱无力，甚则发育不良。

例如小儿囟门迟闭、骨软无力、立迟、行迟等，常是由于先天之精不足所致，治疗可用六味地黄丸。

六味地黄丸： 熟地黄 24 克，山萸肉 12 克，山药 12 克，泽泻 9 克，牡丹皮 9 克，茯苓 9 克。上为细末，炼蜜为丸，如梧桐子大，空心温水服 3 丸。

熟地滋阴补肾，填精益髓；山茱萸补养肝肾；山药滋补脾肾；肾虚则容易生湿，故用泽泻、茯苓利湿化浊；肾阴不足，容易生热，故用丹皮清热。

而老年人骨质疏松、易于骨折，或老年筋骨疼痛也与肾精不足相关，治疗可用《和剂局方》之四斤丸。

四斤丸： 木瓜 15 克，牛膝 20 克，肉苁蓉 15 克，炮附子 6 克，天麻 6 克，熟地黄 15 克，杜仲是 20 克，续断 30 克，菟丝子 20 克。水煎服。

肉苁蓉、炮附子、菟丝子温补肾阳，熟地黄滋补肾阴，牛膝、杜仲、续断补肾强筋，天麻祛除筋骨风湿，木瓜舒筋止痉。

牙齿与肾也有密切关系，这是因为肾主骨，而"齿为骨之余"。肾精不足，可见小儿齿迟，成人牙齿动摇，甚则脱落。所以，临床对虚证的牙痛、齿摇，常用治肾的方法来治疗。对于肾阴虚火旺的牙痛，可用补肾降火的方法，如知柏地黄丸（见上）；小儿牙齿生长迟缓，常用六味地黄丸（见上）。

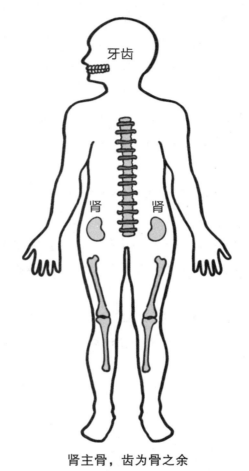

肾主骨，齿为骨之余

肾所生之髓，除了有骨髓，还有脑髓、脊髓。

脊髓上通于脑，与脑连为一体，中间有管窍相通，脊髓液可上通于脑，所以又称"脑为髓海"。

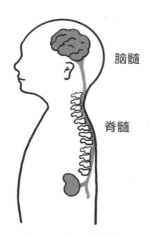

肾藏精，精生髓

因此，肾精充足，则脑髓丰满，人就耳聪目明，智力强健；反之，肾精亏虚，则脑髓空虚，就会出现头晕目眩、健忘痴呆、思维迟钝、脑鸣等症状。《素问·灵兰秘典论》说"肾者，作强之官，技巧出焉"，正是这个道理。

脑的病变，尤其是虚性病变，常采用补肾填精的方法治疗，如七福饮。

七福饮：人参6克，熟地黄9克，当归6克，炒白术5克，炙甘草3克，酸枣仁9克，远志6克。水煎服。

熟地填精益髓，人参补肾益智，当归、枣仁补血，白术、甘草补气，枣仁、远志宁心安神。

肾除了主骨、生髓、充脑外，还主管头发生长，中医将此概括为：肾其华在发。

肾其华在发，是说人的头发，归肾管辖，是肾的外华，其原因有二：

一是毛发生长，需要血液的滋养，而血液可以由肾精生成，所以肾足则发康。

二是毛发的生机，根源于肾气，《素问·上古天真论》说："女子七岁，肾气盛，齿更发长。""丈夫八岁，肾气实，发长齿更。"

因此，毛发的荣枯，在某种情况下，可以反映肾脏精气的盛衰。例如巢元方《诸病源候论》说："肾气虚损，不能藏精，其病发落。"

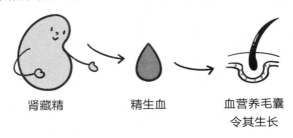

肾藏精　　　　精生血　　　　血营养毛囊
令其生长

肾其华在发

临床上治疗脱发，常用神应养真丹，滋肝补肾，养血生发。

神应养真丹：熟地黄 20 克，当归 10 克，川芎 6 克，白芍 10 克，制首乌 20 克，天麻 15 克，菟丝子 20 克，羌活 10 克，木瓜 15 克。水煎服。

熟地黄、菟丝子补肾填精，温补肾阳；当归、白芍、制首乌、木瓜补血养发；川芎行气活血，促进气血流通；天麻、羌活祛风通络，改善头部血流。

如果头部油多，还可合用苓泽饮以清热祛湿。

苓泽饮：茯苓 30 克，泽泻 10 克。水煎服。

茯苓淡渗利湿，泽泻兼能清热。

2. 肾开窍于耳及二阴

肾开窍于耳，是由于肾的精气上通于耳，所以人的听觉与肾气的盛衰有关。

在生理情况下，肾精气充沛，耳的听觉就灵敏，《灵枢·脉度》说："肾气通于耳，肾和则耳能五音矣。"

在病理上，如果肾的精气亏虚，常可出现听力减退，甚则耳聋的症状，《灵枢·决气》说："精脱者耳聋。"老年人的听力衰减，就是由于肾气自然衰减的缘故。

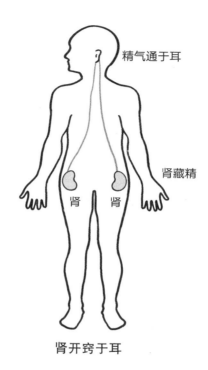

精气通于耳

肾藏精

肾　肾

肾开窍于耳

临床上，对于虚性耳聋、耳鸣，常用耳聋左慈丸，对于实证耳鸣、耳聋（邪气阻滞耳窍），常用温胆汤（痰阻）、通窍活血汤（瘀血阻滞）、通气散（气滞）等治疗。

耳聋左慈丸：熟地黄200克，山萸肉100克，山药100克，牡丹皮75克，茯苓75克，泽泻75克，磁石150克，竹叶柴胡55克。炼蜜为丸，每服9克。

本方由六味地黄丸加磁石、竹叶柴胡而成。六味地黄丸滋补肾阴，填补肾精；磁石补肾；柴胡行气，引药上行。

温胆汤：法半夏9克，竹茹9克，枳实6克，陈皮9克，炙甘草3克，茯苓6克。水煎服。

法半夏燥湿化痰；竹茹清热化痰；枳实、陈皮理气化痰；茯苓健脾渗湿，杜绝生痰之源；甘草调和诸药。

通窍活血汤：桃仁9克，红花9克，赤芍10克，川芎3克，葱须10根，生姜2片，红枣6克，麝香0.2克（冲服）。水煎服。

桃仁、红花、赤芍、川芎活血化瘀，麝香、葱须行气通窍，生姜、红枣护胃。

通气散：柴胡30克，香附30克，川芎15克。研末，每用9克，开水冲服。

柴胡、香附疏肝理气，川芎行气活血。

肾除了开窍于耳，还开窍于二阴。

二阴，即前阴和后阴。

前阴，主要是人体的外生殖器，在男子为睾丸（外肾）与阴茎，在女子为阴道与外阴。前阴主房事和生殖。

肾阴、肾阳调和，则生殖功能正常。

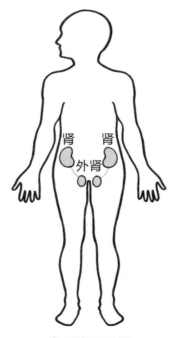

肾开窍于二阴

若肾阳不足，常导致男子阳痿、不育、阴缩，女子性欲淡漠（性冷淡）；若肾阴不足，常导致男子易举而早泄、阴汗，女子则表现为阴道干涩、外阴灼热。

治疗肾阳虚弱，精少不育，可用赞育丹。

赞育丹：熟地黄250克，白术250克，当归180克，枸杞180克，仙茅120克，杜仲120克，山茱萸120克，淫羊藿120克，巴戟肉120克，肉苁蓉120克，韭菜籽120克，蛇床子60克，炮附子60克，肉桂60克。上药研磨，炼蜜为丸，每服9克，温水送服。

附子、肉桂、淫羊藿、巴戟天、肉苁蓉、仙茅、杜仲、韭菜籽、蛇床子温补肾阳；熟地黄、山茱萸、枸杞子、当归滋阴补血，以助阳生；白术健脾补气，培补后天之本。

治疗肾阴不足，阴道干涩、灼热，可用六味地黄丸（见上）合大补阴丸。

六味地黄丸：熟地黄24克，山萸肉12克，山药12克，泽泻9克，牡丹皮9克，茯苓9克。上为细末，炼蜜为丸，如梧桐子大，空心温水服3丸。

熟地，滋阴补肾，填精益髓。山茱萸，补养肝肾。山药滋补脾肾。肾虚则容易生湿，故用泽泻、茯苓利湿化浊。肾阴不足，容易生热，故用丹皮清热。

前阴除了生殖器官，还包括尿道，故肾与小便的排出也有密切关系。

一般认为，尿液的排出受膀胱所控制。其实，膀胱的启闭功能虽在膀胱，但为肾的气化所主。

肾的气化功能正常，膀胱就能适时启闭。如果肾气不足，气化失司，膀胱启闭功能失常，就会引起小便的失常。例如肾气不足，膀胱开合失司，就会导致"只开不闭"或者"只闭不开"。

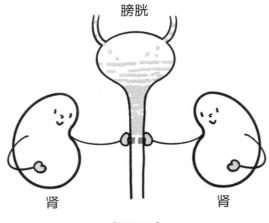

肾司开合

只开不闭，就会形成遗尿、尿频、多尿等症状，治疗常用缩泉丸。

缩泉丸：天台乌药30克，益智仁30克，山药30克。研细末为丸，每服6克。

乌药温肾祛寒，治疗肾与膀胱虚冷；益智仁温补脾肾，固精气，缩小便；山药补肾，兼能收涩。

只闭不开，就会形成小便不利、尿潴留、水肿等症状，治疗常用五苓散。

五苓散：猪苓9克，泽泻15克，白术9克，茯苓9克，桂枝6克。水煎服。

桂枝入膀胱，能温阳化气；泽泻直达肾与膀胱，利水渗湿；茯苓、猪苓淡渗利湿，辅助泽泻利湿；白术健脾利湿。

肾司后阴，主要是大便问题。

例如，肾阳虚，可致大便溏泄，这是因肾阳虚，引起脾阳不振，水湿不运，所以大便溏薄、腹泻，这种腹泻，被称之为肾泻，治疗可用四神丸。

四神丸：肉豆蔻60克，补骨脂120克，五味子60克，吴茱萸30克，枣肉 50 枚。研末，另取生姜 200 克，捣碎取汁，与上述粉末泛丸，干燥即得，每服 9 克，日 1~2 次。

补骨脂温肾补脾，能治肾泄；肉豆蔻温中涩肠；吴茱萸温暖脾胃，散除阴寒；五味子酸温，能收敛固涩大肠；姜枣调和脾胃。

肾阳虚还能引起大便秘结，这主要是肾的气化功能失常所致。如肾阳亏损，不能蒸腾肾阴滋润大肠，可致大便干结，老年人的习惯性便秘，常是由此种原因引起的，治疗可用济川煎。

济川煎：当归 9 克，牛膝 6 克，肉苁蓉 9 克，泽泻 5 克，升麻 3 克，枳壳 3 克。水煎服。

肉苁蓉温补肾阳，兼能填精润肠；当归补血润肠；牛膝补肾，兼能下行；枳壳下气，促进排便；妙用升麻升清阳，清阳升则浊阴自降。

3. 肾在志为恐

恐，是一种恐惧、害怕的情志活动、与肾的关系密切。

《素问·阴阳应象大论》说："在脏为肾……在志为恐。"

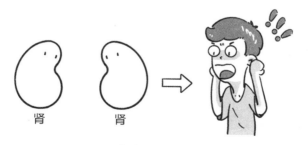

肾 肾

肾在志为恐

情绪，是五脏精气所化生，恐由肾精所化，所以，过度恐惧，会过度消耗肾精，导致肾虚。

为何肾主恐呢？根据清代名医黄元御的解释，认为肾五行属水，位置最下。人情莫不喜升而恶降，降为失位，失位则生意幽沦而恐。

此外，恐惧还会影响肾的气机。由于肾藏精而位居下焦，肾精化生的肾气，必须通过中上二焦，才能上布全身。恐使肾气不得上行布散，反而下走，所以说"恐则气下"，例如过度恐惧时人会尿裤子，就是恐则气下的缘故。临床上，还有男子因猝受惊恐导致阳痿的病例，也与恐伤肾相关。

4. 肾在液为唾

唾，是唾液中较稠厚的部分，多出于舌下，有润泽口腔、滋润食物及滋养肾精的功能。

唾由肾精化生，经肾气的推动作用，沿足少阴肾经，从肾向上直达舌下之金津、玉液二穴，分泌而出，故《素问·宣明五气》说："五脏化液……肾为唾。"

由于唾源于肾精，若咽而不吐，则能回滋肾精；若多唾久唾，则能耗伤肾精，故古代养生家主张"吞唾"以养肾精。

5. 肾与冬气相通应

五脏与自然界四时阴阳相通应，肾应冬。

冬季气候寒冷，自然界的动植物都闭藏以度冬时。在人体，肾主藏精，以封藏为本，同气相求，故肾应冬季。冬季养生应顺应封藏之道，做好保暖，防止阳气泄露，减少房事，以应冬藏。

六、五脏与五行

前面我们讲了五脏的功能，接下来，我们讲一讲脏腑与五行（金、木、水、火、土）之间的关系。

五行，在第一章讲过，它代表了自然界五种力量，这五种力量构成一种循环。

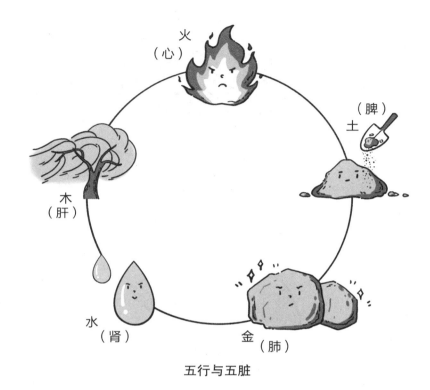

五行与五脏

天人相应，人体作为一个小宇宙，也存在着气机循环，这个循环是由五脏六腑来完成的。脏腑和五行是怎样结合的呢？简言之，就是将五行的抽象属性（而非具体的物质）与脏腑功能属性进行比类、归纳。

（一）五行与五脏的搭配

1. 木与肝

木曰曲直：木，就是树木、枝条之类的物质，它有不断生长、不断向外舒展的特性。

"曲"，屈也；"直"，伸也。

曲直，是指树木的枝条具有生长、舒展、能屈又能伸的特性，引申为凡具有生长、舒展、曲直等性质或作用的事物和现象，归属于木。

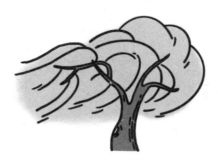

木性舒展

五脏之中，肝主疏泄，性喜舒展、条达，类似于树木的舒展之性，所以将肝归属于木。

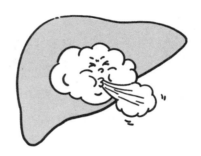

肝主疏泄

2. 火与心

火曰炎上：火就是火苗之类的物质。

炎，是炎热之义；上，是上升。

炎上，是指火具有炎热、上升、光明的特性。引申为凡具有温热、上升、光明等性质或作用的事物和现象，归属于火。

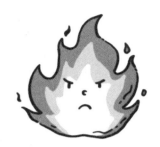

火性炎上、温暖

人体之中，心不断跳动，推动血液运行以温暖全身，类似火的温暖之性，所以将心归属于火。

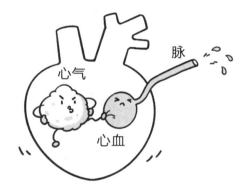

心脏跳动温暖全身

3. 土与脾

土曰稼穑：土，就是土壤。

稼，即种植谷物；穑，即收获谷物。

稼穑，泛指人类种植和收获谷物的农事活动。引申为凡具有生化、长养等性质或作用的事物和现象，归属于土，土能够养育万物，所以说土为万物之母。

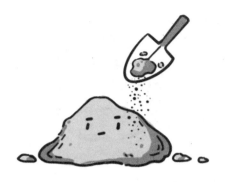

土曰稼穑，性能滋养

脾主运化，给身体其他脏腑、组织提供营养物质以养育之，类似土壤养育万物的作用，所以将脾胃归属于土。

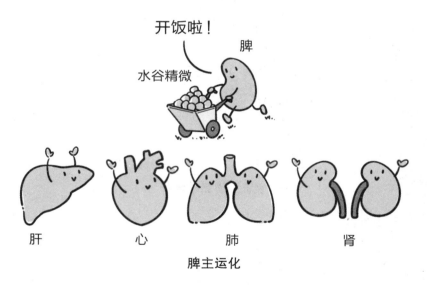

脾主运化

4. 金与肺

金曰从革：金即金属之类的物质。

从，顺也；革，即变革。是指金有变革之性。金之质地虽刚硬，可作兵器以杀戮，但有随人意而更改的柔和之性。引申为凡具有沉降、肃杀、收敛等性质或作用的事物和现象，归属于金。

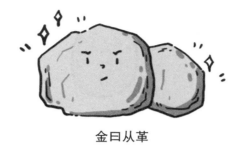

金曰从革

肺主肃降，像金属坚硬下沉，而且肺脏会随着呼吸产生形状改变，所以肺五行属金。

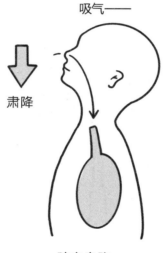

肺主肃降

5. 水与肾

水曰润下：水，就是水流之类的物质。

"润"，即滋润、濡润；"下"即向下、下行。

润下，是指水具有滋润、下行的特性。引申为凡具有滋润、下行、寒凉、闭藏等性质或作用的事物和现象，归属于水。

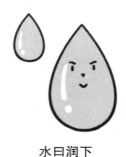

水曰润下

肾脏主宰水液代谢，与水最为密切，所以肾归属为水。

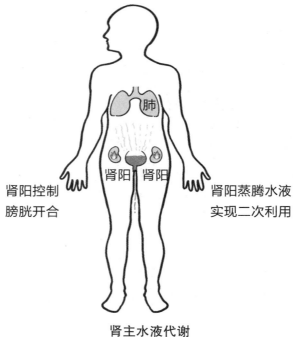

肺

肾阳　肾阳

肾阳控制
膀胱开合

肾阳蒸腾水液
实现二次利用

肾主水液代谢

从上述五行的特性可以看出，五行学说中的木、火、土、金、水，已经不再是这五种具体物质本身，而是五种物质不同属性的概括。

脏腑与五行结合起来之后，中医有时候就将肝称作肝木，将肾称作肾水，将脾称作脾土，将心称作心火，将肺称作肺金。

（二）五行的扩展

其实，五行是一个庞大的系统，不但能容纳五脏，还能容纳五方、五季、五味、五色，甚至气候、情志等，可以说，五行是一个无所不包的大系统。

五行					
人体	自然界				
五脏	五方	五季	五色	五味	五气
肝木	东	春	青	酸	风
心火	南	夏	赤	苦	暑
脾土	中	长夏	黄	甘	湿
肺金	西	秋	白	辛	燥
肾水	北	冬	黑	咸	寒

五行系统

以五方来说，东方是太阳升起的方位，与木的向上升发特性相似，所以东方属木；西方是日落的方位，与金的沉降属性类似，所以西方属金；南方炎热，与火的特性相似，所以南方属火；北方寒冷，与水的特性相似，所以北方属水；中原地带土地肥沃，万物繁茂，能长养万物，与土的特性类似，所以中央属土。

以五季来说，春天蛰虫惊醒，生机盎然，尤其突出表现为树木萌发变绿，所以春天属木；夏季赤日炎炎，与火的特性类似，所以夏季属火；长夏（夏至之后、处暑之前的这段时间）天气多雨而高温，植被繁茂，果实成熟、谷物灌浆，与土主生化万物的特性相似，所以归属于土；秋风一起，万物肃杀，与金的肃杀之性类似，所以秋属金；冬天寒凉，与水的特性相似，所以冬天属水。

以五色来说，青绿色是树木的颜色，所以青色属木；红色是火的颜色，所以红赤属火；黄色是土的颜色，所以黄色属土；白色是金属的颜色，所以白色属金；水深到一定程度，阳光透不进去，会表现出黑色，所以黑色属水。

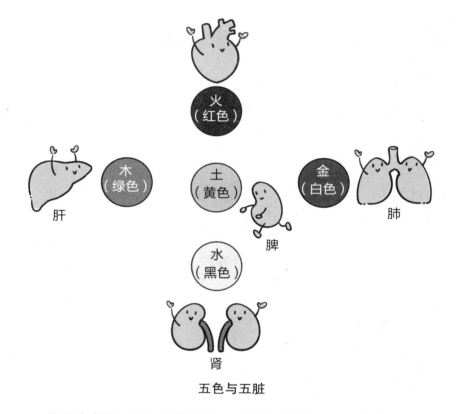

五色与五脏

从五味来说，已知植物属木，而植物所结的果子，味道大多是酸的，所以酸属木；火烧焦的东西，味道大都发苦，所以苦属火；土地生长粮食谷物，粮食味道是甘甜的，所以甘属土；辛是一种给人刺痛感觉的味道，就像金刃伤人所造成的痛感类似，所以辛味属金；咸味是海水的味道（中医五行之水应为海水，因为咸味、黑色是深海特征），所以咸属水。

从五气来说，风虽然一年四季皆有，但是以春天的风最为明显，所以春天的气是风。夏天气候渐渐炎热，所以夏之气是暑。长夏季节，天气不但炎热，而且经常下暴雨，地面潮湿，所以湿为长夏之气。秋天气候渐渐变得干燥，所以燥为秋之气。冬天天气变得寒冷，所以寒是冬之气。

借助五行，古人将人体五脏与自然环境整合在一起，构筑了人与自然的统一体系。

这个体系构建起来有什么用处呢？

1. 它可以帮助人们进行诊断

比如，当一个人脸色出现青色时，就意味着病人肝脏（中医藏象之肝，非西医解剖之肝，下与此同）可能出现病变，因为青色与肝同属木系统。当一个人脸色通红时，就意味着病人心脏可能出现病变，因为红色与心脏同属火系统；当一个人脸色发黑时，就意味着病人肾脏可能发生病变，因为黑色与肾脏同属水系统，常为肾虚之证。

当一个人嘴中出现苦味时，常为火盛之证（胃火、胆火），因为苦为火之味。如果一个人嘴中出现甜味，可能意味着此人脾系统出现病变，因为甜为土之味，脾属土。嘴中出现辛辣味时，则可能意味着肺脏出现病变，因为辛为金之味，而肺属金。当一个人嘴中出现咸味时，则可能意味着肾脏出现病变，因为咸属水之味，而肾属水，很多肾虚病人嘴中发咸。

2. 它可以指导脏腑用药

不同的药物，有不同的颜色与气味。

以颜色分，有青、赤、黄、白、黑五色；以气味辨，则有酸、苦、甘、辛、咸五味。

五味、五色分别对应五脏：

青色、酸味入肝。

赤色、苦味入心。

黄色、甘味入脾。

白色、辛味入肺。

黑色、咸味入肾。

白芍、山茱萸味酸，所以能入肝经以补肝。

丹参味苦色赤，能入心经以活血。

石膏色白味辛，能入肺经以清肺热。

白术色黄味甘，能入脾以补益脾气。

玄参、熟地色黑，能入肾经以滋养肾阴。

（三）五行相生与相克

1. 相生

五行相生，是指木、火、土、金、水之间的互相滋生、互相促进的关系。

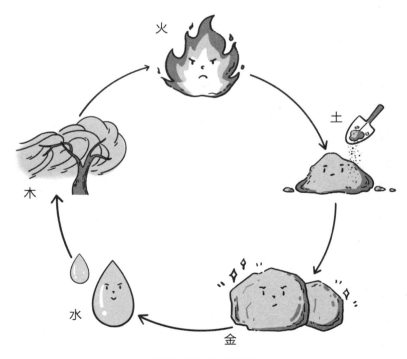

五行相生的示意图

（1）**木生火** 木材点燃可以生火，所以木能生火。临床上肝属木，心属火，肝郁日久会引发心火过旺而失眠，就是木生火所致。

（2）**火生土** 火燃烧后，会产生灰烬，灰烬像土，所以火生土。临床上心和命门属火，脾属土，补心火和命门之火，可以温脾散寒以治腹泻，这叫益火补土，如四神丸。

（3）**土生金** 土壤之中埋藏着金属矿藏，所以土生金。临床上脾属土，肺属金，补脾可治肺气虚弱，这叫培土生金，如四君子汤。

（4）**金生水** 金属融化之后会产生液体，所以金生水。还有一种解释，空气接触冰凉的金属，会凝结形成露水，所以金生水。临床上肺属金，肾属水，常用补肺法以滋肾阴，如都气丸。

（5）**水生木** 浇水能滋养树木，所以水生木。临床上肾属水，肝属木，通过补肾阴可达到滋肝阴、抑肝阳的目的，这叫滋水涵木，如六味地黄丸。

2. 相克

五行相克，是指木、火、土、金、水之间存在着相互克制、制约的关系。

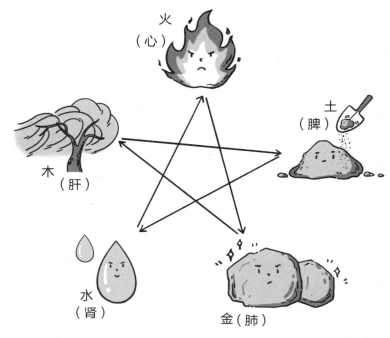

五行相克示意图

（1）**木克土** 种子萌发时会拱破土壤，树木生根也会扎进土壤。临床上肝属木，脾胃属土，肝有病常累及脾胃，这就是木克土所致。

（2）**土克水** 土可以阻挡水流，所以土克水。临床上治疗水肿，常采用健脾法来治，如春泽汤、实脾饮，这就叫培土制水。

（3）**水克火** 水可以把火浇灭，所以水克火。临床上，肾属水，心属火，心火过旺失眠，常滋补肾水来治疗，就是利用水克火的原理，如黄连阿胶汤。另外如果肾水过盛也会克灭心火，如水肿严重会导致心衰，可用真武汤利水。

（4）**火克金** 火可以将金属融化，所以火克金。临床上，肺属金，而肝火常常犯肺，导致咳嗽、吐血，这就是火克金。

（5）**金克木** 金属制造的砍刀能够把树木砍断，所以金克木。临床上肺属金，肝属木，若肝阳上亢，头晕头痛，常采用滋补肺阴的方法来治疗，如镇肝熄风汤中用天冬、玄参以增强肺气肃降的力量以镇肝。

第三节　六腑生理

六腑，是胆、小肠、胃、大肠、膀胱、三焦的总称。它们总的生理机能是"传化物"，生理特点是"泻而不藏"，与五脏相区别。因为其生理功能以受盛和传化水谷为主，所以其气有通降下行的特点。

一、胆

胆，附着于肝脏，《难经·四十四难》说"胆在肝之短叶者，盛精汁三合"，所以《灵枢·本输》称胆为"中精之府"。胆的生理功能如下。

1.胆主贮藏和排泄胆汁

胆汁来源于肝，由肝之余气凝聚而成。

胆汁生成后，进入胆腑，由胆腑浓缩并贮藏。

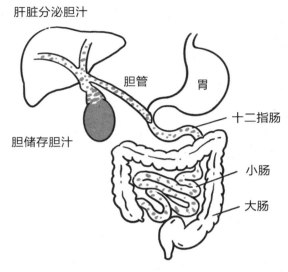

胆主储藏和排泄胆汁

贮藏于胆腑的胆汁，在肝气的疏泄作用下排泄而注入肠中，以促进饮食水谷的消化和吸收。若肝胆的机能失常（如胆囊炎），胆汁的分泌和排泄受阻，就会影响脾胃功能，出现厌食、腹胀、腹泻的症状。

若湿热蕴结肝胆，以致肝失疏泄，胆汁不能下入肠道，反而由肝入血，随血流溢，浸渍肌肤，则发为黄疸，出现目黄、身黄、小便黄等症状，临床常用茵陈蒿汤、四苓散等清热利湿退黄。

茵陈蒿汤：茵陈 18 克，栀子 12 克，大黄 6 克。水煎服。

茵陈清热利湿；栀子苦寒清热，兼能利尿除湿；大黄泻热逐瘀，导瘀热从大便而下。

四苓散：白术 6 克，茯苓 6 克，泽泻 6 克，猪苓 9 克。水煎服。

白术、茯苓健脾利湿；泽泻、猪苓，直达肾与膀胱，利水渗湿；四药合用，排除湿邪。

相对于肝气升发，胆气以下降为顺，若邪气阻碍，导致胆气不降，反而上逆，则可出现口苦等症状，临床治疗，需要清泄胆热，可用大柴胡汤、金铃子散等来治疗。

2. 胆主决断

中医认为肝为将军之官，主谋略筹划，而胆主决断，即胆有判断事物、做出决定的作用。

《素问·奇病论》说："此人者，数谋略不决，故胆虚。"

也就是说，经常筹划却不能做出决断、做事犹豫不决的人，常常由于胆虚之故，而胆虚之缘由，又常与痰热扰乱胆气相关，对此，中医常用温胆汤来治疗。

温胆汤：法半夏9克，竹茹9克，枳实6克，陈皮9克，炙甘草3克，茯苓6克。水煎服。

法半夏燥湿化痰；竹茹清热化痰；枳实、陈皮理气化痰；茯苓健脾渗湿，杜绝生痰之源；甘草调和诸药。

此外，人的勇怯也与胆气的盛衰有关，俗言"胆大""胆小"与此论相关。一个人胆气粗豪，则无所畏惧，敢闯敢干；胆气虚怯，则易畏首畏尾，甚至形成惊恐症，出现易惊善恐、胆小、害怕、失眠等症状。

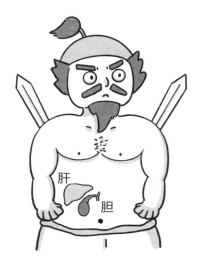

胆主决断、勇猛

对胆怯症，如果存在痰热（舌苔发黄），常用温胆汤（见上）治疗。如果舌苔不黄，脉象虚弱，常用定志小丸治疗。

定志小丸：人参 9 克，茯苓 9 克，石菖蒲 6 克，远志 6 克。上药研末，炼蜜为丸，每服 3 克，日 3 服。

人参大补心胆之气，茯苓宁心安神，远志养心安神，石菖蒲开窍醒神。

3. 胆经

胆作为六腑之一，有自己的经脉，即足少阳胆经。胆经循行于头面两侧，故邪气（主要为风热）侵犯胆经，导致胆经不通，常出现偏头痛、面痛（三叉神经痛）等病，如下图所示：

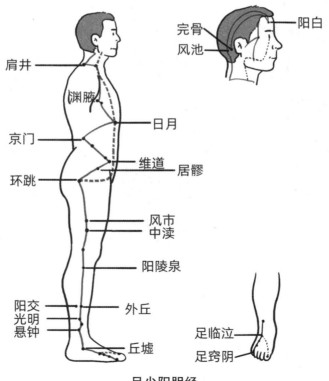

肩井
完骨
风池
阳白
渊腋
日月
京门
维道
居髎
环跳
风市
中渎
阳陵泉
阳交
光明
悬钟
外丘
丘墟
足临泣
足窍阴

足少阳胆经

故临床上治疗此类症状常从胆经入手治疗，常用方剂如散偏汤、天麻止痉散、小柴胡汤等。

散偏汤： 川芎 10 克，白芍 10 克，白芷 20 克，白芥子 15 克，柴胡 10 克，香附 10 克，郁李仁 10 克，生甘草 6 克。水煎服。

川芎行气、活血、散风止痛，是治疗头痛要药；但川芎过于辛散温燥，故用郁李仁温润之品，缓和其温燥之性；偏头痛与少阳胆经相关，故用柴胡、白芍、香附舒达少阳；白芥子走窜散结，白芷散风，增强舒经之效；生甘草调和诸药。

天麻止痉散： 天麻 15 克，全蝎 5 克，蜈蚣 1 条。水煎服。

天麻祛风通络止痛，全蝎、蜈蚣息风止痉，有缓解肌肉抽动、止疼之功效。

小柴胡汤： 柴胡 24 克，黄芩 9 克，法半夏 9 克，生姜 9 克，党参 9 克，炙甘草 9 克，大枣 4 枚。水煎服。

柴胡、白芍舒达少阳经，黄芩清泄胆热，半夏、生姜和胃止呕，党参、甘草、大枣补益正气。

二、胃

胃是机体对饮食物进行消化吸收的重要脏器，主受纳腐熟水谷，有"太仓""水谷之海"之称。

胃位于腹腔上部，剑突下方，上连食道，下通小肠。

胃的上口被称作贲门，下口被称作幽门。

胃的功能，概括起来就是 6 个字：受纳、腐熟、降浊。

1. 主受纳水谷

胃主受纳水谷，是指胃具有接受和容纳饮食水谷的作用。

饮食入口，经过食管（咽）进入胃中，由胃接受和容纳，故胃有

"太仓""水谷之海"之称。机体精气血津液的化生，都依赖于饮食物中的营养物质，故胃又有"水谷气血之海"之称。

胃气受纳水谷功能的强弱，可以通过食欲和饮食多少反映出来。

2. 主腐熟水谷

胃主腐熟水谷，是指胃将饮食物初步消化，形成食糜的过程。

胃的腐熟，离不开胃阳和胃阴，胃阳不足或胃阴亏虚，常常导致胃的腐熟失常，出现食欲低下、胃胀、胃痛等症状。

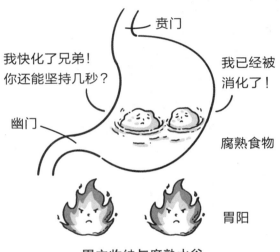

胃主收纳与腐熟水谷

临床上治疗胃阳不足常用温胃饮，治疗胃阴亏虚常用益胃汤。

温胃饮：人参 6 克，白术 6 克，炙甘草 3 克，干姜 6 克，炮附子 6 克，丁香 3 克，沉香 3 克，柿蒂 6 克，吴茱萸 3 克。水煎服。

附子、干姜、丁香、沉香、吴茱萸温胃散寒，人参、白术、炙甘草补益胃气，柿蒂降逆止呕。

益胃汤：沙参 9 克，麦冬 15 克，冰糖 3 克，生地黄 15 克，玉竹 6 克。水煎服。

沙参、麦冬、生地、玉竹滋养胃阴；冰糖甘凉，适应胃喜甘甜之性，增进食欲。

容纳于胃中的饮食物，经过胃的腐熟之后，精微物质被吸收，并由脾气传输到全身以发挥营养作用，未被消化的食糜则下传于小肠作进一步消化。

胃气的受纳、腐熟水谷功能，必须与脾气的运化功能相互配合，纳运协调才能将水谷化为精微，进而化生精气血津液，供养全身。

3. 胃气主通降

胃气通降，是指胃气的向下通降运动以下传水谷及糟粕的生理特性。

胃气通降，主要体现于饮食物的消化和糟粕的排泄过程中：

①饮食物入胃，胃容纳而不拒之。

②经胃气的腐熟作用而形成的食糜，下传小肠作进一步消化。

③食物残渣下移大肠，燥化后形成粪便。

④粪便有节制的排出体外。

胃失通降，则易出现纳呆、胃胀、大便秘结等胃失和降之证，临床上常用《医学心悟》之神术散合《金匮要略》之厚朴三物汤以和降胃气。

神术散：苍术6克，厚朴30克，陈皮10克，炙甘草6克，缩砂仁10克，木香6克。水煎服。

砂仁、木香、陈皮、厚朴行气除满，砂仁行气消胀止呕，苍术、甘草健脾化湿和胃。

厚朴三物汤：厚朴24克，大黄12克，枳实9克。水煎服。

大黄通腑降胃，枳实、厚朴行气消胀。

若胃气不降反而上逆，则出现恶心呕吐、呃逆（打嗝，声音急促）、嗳气（胃中气体缓缓而出）等胃气上逆之证。

临床上治疗呕吐，常用六君子汤（虚证）或黄连温胆汤（实证）。

六君子汤：人参9克，白术9克，茯苓9克，陈皮3克，法半夏5克，生姜3片，炙甘草6克，大枣2枚。水煎服。

人参、白术健脾益气，茯苓健脾除湿，半夏燥湿化痰，陈皮行气化痰，生姜、甘草、大枣调和脾胃。

黄连温胆汤：黄连3克，法半夏9克，竹茹9克，枳实6克，陈皮9克，炙甘草3克，茯苓6克。水煎服。

黄连清热止呕；半夏、竹茹化痰止呕；枳实、陈皮行气化痰；茯苓健脾渗湿，杜绝生痰之源；甘草调和诸药。

治疗呃逆，常用丁香柿蒂汤（胃寒）或橘皮竹茹汤（虚热）。

丁香柿蒂汤：丁香6克，柿蒂9克，人参3克，生姜6克。水煎服。

丁香、生姜温胃降逆；人参补益胃气；柿蒂降逆，专治呃逆。

橘皮竹茹汤：橘皮15克，竹茹15克，大枣5枚，生姜9克，甘草6克，人参3克。水煎服。

竹茹清热化痰，和胃止呃；橘皮和胃，生姜止呕；人参、甘草、大枣益气补虚。

治疗嗳气，常用旋覆代赭汤。

旋覆代赭汤：旋覆花9克，人参6克，生姜15克，代赭石6克，炙甘草9克，法半夏9克，大枣4枚。水煎服。

旋覆花下气消痰，降逆止嗳；代赭石重镇降逆；半夏、生姜功专降胃；人参、炙甘草、大枣益气补虚。

4. 胃的经脉

胃的经脉是足阳明胃经，它起于鼻旁迎香穴，交汇于鼻根部，经过上齿，然后从头走足，如下图：

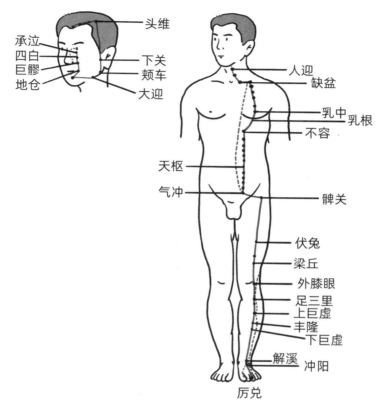

足阳明胃经

临床上，外邪（多为风邪、热邪）侵犯，胃经不通，常表现为眉棱骨部胀痛，可用选奇汤治疗。

选奇汤（加味）： 羌活6克，防风6克，黄芩（酒炒）6克，炙甘草3克，葛根15克，白芷6克。水煎服。

羌活、防风祛风，酒黄芩上行清热。葛根为阳明引经之品，引诸药共入阳明。白芷亦入阳明，可帮助羌活、防风宣散风邪。

如果胃火上炎，导致胃火牙痛，可用清胃散。

清胃散： 生地黄15克，当归6克，牡丹皮9克，黄连6克，升麻9克。水煎服。

黄连清胃热，生地、当归滋阴养血，防止热邪伤阴血。丹皮清血热，兼能活血消肿。升麻升阳散火，遵火郁发之之意。

三、小肠

小肠上接胃，下接大肠，其主要功能有两个：一是负责消化；二是分别清浊。

在讲脾的时候，我们说过脾主运化，包含了小肠的功能，所以在治疗小肠疾病时，常常采用健脾的方法。

除了消化功能外，小肠还可以泌别清浊。

小肠中清的部分（水谷精微）由脾运输到全身；小肠中浊的部分（食物残渣）则由小肠下注大肠形成粪便；无用的水液，则从小肠渗入膀胱，形成小便。小肠的这种功能，被称作"泌别清浊"。

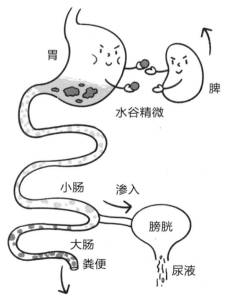

小肠泌别清浊

正因为小肠有分别清浊的作用，所以小肠有病，除了影响消化吸收功能外，还会出现大小便的异常。

比如小肠若有热，热邪随小便进入膀胱，小便就会红赤、淋涩，所以常用清小肠火的方法来治疗小便的疾病，如导赤散。

导赤散：生地黄6克，木通6克，生甘草6克，竹叶6克。水煎服。

生地养阴清热；生甘草清热解毒；木通、竹叶清热利尿，导热下行。

再比如治疗大便稀溏，常采用利尿的方式来治疗，通过利尿来减少小肠中的水液，则大便可以变得干燥，这叫"利小便以实大便"，如五苓散。

五苓散：猪苓9克，泽泻15克，白术9克，茯苓9克，桂枝6克。水煎服。

桂枝入膀胱，能温阳化气，促进排尿；泽泻直达肾与膀胱，利水渗湿；茯苓、猪苓淡渗利湿，辅助泽泻利湿；白术健脾利湿。

四、大肠

大肠，包括结肠和直肠，是对食物残渣中的水液进行吸收，形成粪便并有度排出的脏器。大肠居腹中，其上口在阑门处接小肠，其下端连肛门。大肠是一个管腔性器官，呈回环叠积之状，主要有传化糟粕与主津的生理机能。

（1）**传化糟粕** 大肠接受由小肠下传的食物残渣，吸收其中多余的水液，形成粪便。大肠之气的运动，将粪便传送至大肠末端，并经肛门有节制地排出体外，故大肠有"传导之官"之称。若大肠传导糟粕机能失常，则出现排便异常。如湿热蕴结大肠，导致大肠传导机能失常，就会出现积滞内停、腹痛、里急后重、下痢脓血等症状，治疗可用枳实导滞丸、芍药汤等。

枳实导滞丸：大黄30克，枳实15克，神曲15克，茯苓9克，黄芩9克，黄连9克，白术9克，泽泻6克。共为细末，水泛为丸，每服6~9克，日2次。

大黄攻积泻热；枳实行气，消积除满；黄连、黄芩清热燥湿止泻；茯苓、泽泻淡渗利湿止泻；白术健脾燥湿；神曲消食化积。

芍药汤：赤芍30克，当归15克，黄连15克，槟榔6克，木香6克，炙甘草6克，大黄9克，黄芩15克，肉桂5克。上为细末，每服15克。水煎服。

黄芩、黄连清热燥湿解毒；芍药、当归活血止痛；木香、槟榔行气导滞，消除后重感；大黄苦寒沉降，导湿热积滞从大便而去；少佐肉桂，起反佐作用，防止芩连、大黄苦寒败胃；炙甘草和中。

（2）**大肠主津**　大肠接受由小肠下传的含有大量水液的食物残渣，将其中的水液吸收，使之形成粪便，即所谓燥化作用。大肠吸收水液，参与体内的水液代谢，故说"大肠主津"。

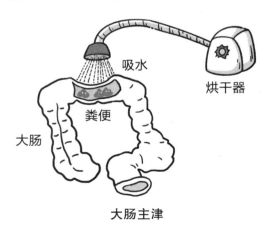

大肠主津

大肠主津机能失常，则大肠中的水液不得吸收，水与糟粕俱下，可出现肠鸣、腹痛、泄泻等症，治疗可用理中汤。若大肠实热，消烁津液，或大肠津亏，肠道失润，又会导致大便秘结不通的症状，治疗可用增液汤、新加黄龙汤等。

增液汤：玄参30克，麦冬24克，生地黄24克。水煎服。

玄参滋阴润燥，壮水制火；生地养阴清热；麦冬滋养肺胃大肠阴津。

新加黄龙汤：大黄9克，芒硝3克，当归9克，人参6克，生地15克，麦冬15克，玄参15克，炙甘草3克，生姜3片。水煎服。

大黄、芒硝攻下热结，荡涤肠胃；人参、当归益气补血，扶助正气；生地、麦冬、玄参养阴增液。

五、膀胱

膀胱位于下腹部，是人体主持水液代谢的器官之一。它的功能主要是贮尿和排尿，所以膀胱的病变，主要是小便的异常，如膀胱有热，常致淋症（尿频、尿急、尿痛），实热（短期）可用八正散，虚热（长期）可用知柏地黄汤。

八正散：木通500克，车前子500克，萹蓄500克，大黄500克，滑石500克，炙甘草500克，瞿麦500克，栀子500克。上为散，每服6~10克，灯心草煎汤送服。

滑石、木通、萹蓄、瞿麦、车前子清热利尿通淋；山栀子清泄三焦，通利水道；大黄荡涤热邪，使之从大便而去；甘草调和诸药，兼能清热缓急止痛。

知柏地黄丸：熟地黄24克，山萸肉12克，山药12克，泽泻9克，牡丹皮9克，茯苓9克，知母6克，黄柏6克。水煎服。

在六味地黄丸基础上增加黄柏、知母。六味地黄丸可以滋阴，黄柏、知母增强清虚热的力量。

另外膀胱的贮尿、排尿，要通过肾的气化作用才能实现，所以《素问·灵兰秘典论》说："膀胱者，州都之官，津液藏焉，气化则能出矣。"正因为膀胱贮尿、排尿要通过肾的气化作用才能实现，所以膀胱排尿的异常，临床多从肾治，如真武汤（详见肾主水）。

膀胱作为六腑之一，有隶属的经脉，即足太阳膀胱经，如下图：

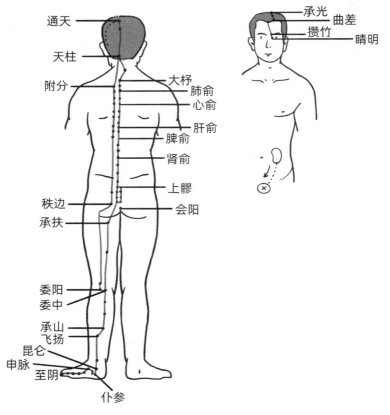

足太阳膀胱经

它始于前额，经过头顶，然后主要行于后头、后背部，故临床上后头痛常与膀胱经相关，多为风邪侵犯、经脉不通，治疗可用防风羌活汤合葛麻止痉散。

防风羌活汤：防风 10 克，羌活 10 克，川芎 10 克，黄芩 10 克，细辛 3 克，法半夏 10 克。水煎服。

防风、羌活、细辛祛风散寒除湿；川芎，祛风行气止痛；黄芩清解郁热，半夏化痰通络。

葛麻止痉散：葛根 30 克，天麻 10 克，全蝎 6 克，僵蚕 20 克，炙甘草 6 克。水煎服。

天麻祛风通络止痛；全蝎、僵蚕搜风通络止痛；葛根引药入膀胱经，升津舒经，专治颈项疼痛。

如果后颈部疼痛，如颈椎病，常用葛根姜黄散。

葛根姜黄散：葛根 30 克，姜黄 15 克，威灵仙 15 克。水煎服。

姜黄行气活血，兼能祛风除湿；威灵仙祛风除湿；葛根升津舒经，专治项背疼痛。

六、三焦

《内经》不同篇章对三焦有不同的认识，约略分为两类：一类是六腑之三焦，认为三焦与胃、小肠、大肠、膀胱等实体脏器相同，有具体的形态结构。二是部位之三焦，将胸腹腔内所有脏器分为上中下三个部位。

（一）六腑之三焦

1. 通行元气

三焦是分布在脏腑之外的一层膜状物，中医认为，三焦是元气运行之通路。肾藏先天之精化生的元气，自下而上运行至胸中，布散于全身，就是通过三焦运行的，故《难经·六十六难》说"三焦者，原气之别使也"。针灸学中，通过针刺原穴（通三焦元气），可以调节各脏元气，进而起到治病的作用。

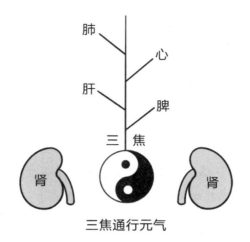

三焦通行元气

2. 运行水液

三焦的第二个功能是行水。根据现代研究，大多认为三焦是腹腔中的肠系膜、大网膜、小网膜等组织。这些组织覆盖在胃肠之上，结构松散，能通透水液，与六腑中空有腔的形态结构相符。胃肠中的水液，可以由三焦逐渐渗透到膀胱，所以又称三焦为"水道"，《灵枢》说："三焦者，中渎之府也，水道出焉，属膀胱。"

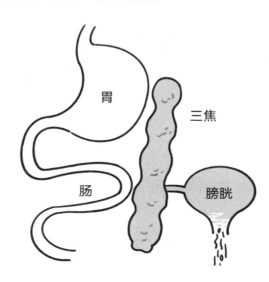

（二）部位之三焦

此外，又有把三焦划分为上中下三个部位的说法。

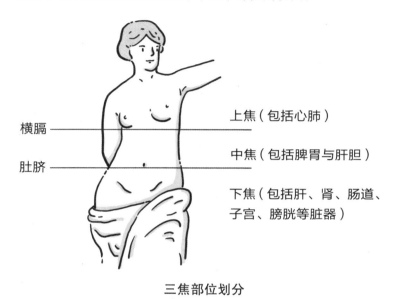

横膈

肚脐

上焦（包括心肺）

中焦（包括脾胃与肝胆）

下焦（包括肝、肾、肠道、子宫、膀胱等脏器）

三焦部位划分

（1）上焦　一般将膈以上的胸部，包括心、肺两脏称作上焦。上焦的生理特点是主气的宣发和升散，即宣发卫气、布散水谷精微和津液以营养滋润全身，正如《灵枢·决气》说："上焦开发，宣五谷味，熏肤、充身、泽毛，若雾露之溉，是谓气。"

（2）中焦　中焦是指膈以下、脐以上的上腹部，包括脾胃和肝胆等脏腑。中焦具有消化、吸收并输布水谷精微和化生血液的作用，如《灵枢·营卫生会》说："中焦……此所受气者，泌糟粕，蒸津液，化其精微，上注于肺脉，乃化而为血，以奉生身，莫贵于此。"并将中焦的生理特点概括为"如沤"，生动地表述了脾胃肝胆等脏腑消化饮食物的生理过程。

肝胆属中焦。《内经》的脉法和晋代的王叔和的《脉经》中，均以肝应左关而属于中焦。但明清温病学以"三焦"作为辨证纲领后，将外感热病后期出现的一系列动风病证，归于"下焦"的范围，因"诸风掉眩，皆属于肝"，故肝又属下焦。

（3）下焦　一般以脐以下的部位为下焦，包括小肠、大肠、肾、膀胱、女子胞、精室等脏腑。下焦主要有排泄糟粕和尿液的作用，《灵枢·营卫生会》将下焦的生理特点概括为"下焦如渎"，喻指肾、膀胱、大肠等脏腑的生成和排泄二便的机能。

第四节　奇恒之腑生理

奇恒之腑包括脑、髓、骨、脉、胆、女子胞。

奇，就是奇异；恒，就是恒常。奇恒之腑就是异于恒常的腑，也就是说，它们和一般的腑不一样。

它们在形态上多属中空器官而与腑相似，在功能上则"藏精气而不泻"而与脏相似，既区别于脏，又不同于腑，故把它们称作奇恒之腑。

髓、骨、脉、胆前已论述，本节仅介绍脑与女子胞。

一、脑

脑由髓汇集而成，故又称"髓海"。

脑深藏于头部，居颅腔之中，其外为头面，内为脑髓，上至颅囟，下至风府，位于人体最上部。是精髓和神明汇集发出之处，又称为元神之府。脑主要有以下两个生理功能。

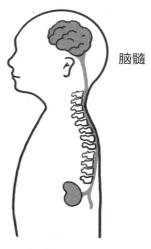

脑髓

肾藏精，精生髓

1. 主宰生命及精神活动

脑为元神之府，是生命的枢机，是产生认识、情感、意志和行为的器官，主宰着人体的生命活动，故《素问·脉要精微论》说："头者，精明之府。"《本草纲目》也强调"脑为元神之府"，王清任还说："灵机记忆在脑。"

人处理各项事情及睡梦现象，都是脑功能活动的结果，可见脑是人体极其重要的器官，是人的生命之本，脑主宰生命及精神活动正常，则表现为精神饱满、意识清楚、思维敏捷、记忆力强、语言清晰、情志正常；反之，则往往出现精神萎靡、反应迟钝、记忆力下降、狂躁易怒，甚或昏愦等症状。

2. 主感觉与运动

指人的视、听、嗅、触等感觉及运动系统生理功能，皆与脑有密切关系。

脑主感觉运动正常，则视物精明、听力聪颖、嗅觉灵敏、感觉正常、运动如常、轻劲有力。

若脑病而感觉运动失常，可出现视物不清、听觉失聪、嗅觉不灵、感觉迟钝、运动乏力、懈怠安卧，甚则偏瘫等表现。

正如《灵枢·海论》说："髓海不足，则脑转耳鸣，胫酸眩冒，目无所见，懈怠安卧。"

《灵枢·口问》也说："上气不足，脑为之不满，耳为之苦鸣，头为之苦倾，目为之眩。"即是其病理概括，这说明视觉、听觉以及精神状态的变化均依赖于脑的功能活动。

二、女子胞（附：冲任）

女子胞，又称胞宫、子宫，位于小腹部，在膀胱之后，直肠之前，下口（即胞门）与阴道相连，呈倒置的梨形，是女子发生月经和孕育胎儿的器官。

其主要生理功能有两方面。

1. 主月经

女子胞是女性生殖功能成熟后主司月经的主要器官。

天癸是肾中精气充盈到一定程度时的产物，具有促进子宫发育而至成熟的生理效应，还能够开通冲任二脉。二脉通畅，五脏六腑之血就能经冲任下注胞宫而成月经。

幼年期，肾精未盛，天癸未至，子宫发育未成熟，任脉未通，冲脉未盛，所以没有月经；到青春期，天癸至，任脉通，太冲脉盛，子宫发育完全，月经按期来潮，并具有生殖能力。

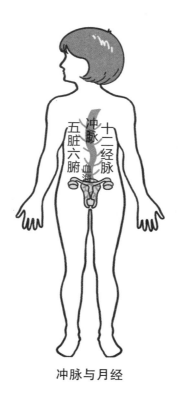

冲脉与月经

进入五十岁后，肾中精气渐衰，天癸渐竭，冲、任二脉气血渐少，进入绝经期，此属正常生理象。

若冲任二脉及女子胞主月经的功能异常，则可出现月经不调，如闭经，月经量过多过少，甚或崩漏。

如冲任虚寒夹瘀，导致痛经、崩漏、不孕，可用温经汤。

温经汤：吴茱萸 9 克，当归 6 克，白芍 6 克，川芎 6 克，人参 6 克，桂枝 6 克，阿胶 6 克，牡丹皮 6 克，生姜 6 克，炙甘草 6 克，法半夏 6 克，麦冬 9 克。水煎服。

吴茱萸、桂枝温经散寒，通利血脉；当归、川芎、丹皮活血祛瘀；阿胶补血止血；白芍敛肝止痛；麦冬养阴清热；人参、甘草益气；半夏、生姜散结祛瘀。

如冲任不固，不能摄血，可致月经过多、崩漏，甚至妊娠期子宫出血，可用胶艾汤。

胶艾汤：川芎6克，阿胶6克，炙甘草6克，艾叶9克，当归9克，白芍12克，生地黄15克。水煎服，阿胶烊化服用。

当归、阿胶补血，阿胶兼有止血作用；白芍、生地养阴；川芎行气，使之补而能行；艾叶加强阿胶止血之力。全方止血兼补血，可治疗冲任虚损，血虚有寒之崩漏。

如冲任瘀阻，气血不通，可致痛经、月经延后甚至闭经，可用桃红四物汤。

桃红四物汤：桃仁9克，红花6克，当归9克，川芎6克，白芍9克，熟地黄12克。水煎服。

桃仁、红花活血化瘀，川芎行气活血，当归补血兼活血，白芍止痛，熟地补血养血。

如痰阻冲任，经脉不通，可引起闭经、不孕，可用苍附导痰汤。

苍附导痰汤：陈皮6克，法半夏6克，茯苓9克，炙甘草3克，枳实6克，天南星6克，苍术6克，香附6克。水煎服。

半夏、南星燥湿化痰；陈皮、枳实行气化痰，气行则痰消；茯苓健脾渗湿，杜绝生痰之源；苍术增强燥湿化痰之力；香附促进行气之功。

除了冲任，月经的形成还与心、肝、脾、肾四脏密切相关。因为心主血、肝藏血、脾统血、肾藏精化血，四脏功能正常，血液才能合理、适度地进入冲任二脉形成月经，所以在治疗月经问题时，除了关注胞宫及冲任二脉外，也要注意心、肝、脾、肾四脏的功能，如傅青主治疗闭经，常用益经汤，就是从心、肝、脾、肾入手。

益经汤：熟地黄30克，白术30克，山药15克，当归15克，白芍9克，酸枣仁9克，牡丹皮6克，沙参9克，柴胡3克，杜仲3克，人参6克。水煎服。

熟地黄补肾填精，杜仲温补肾阳，柴胡疏肝理气，当归、白芍、枣仁、沙参滋补肝血肝阴，人参、白术、山药健脾益气，丹皮活血化瘀。

2. 主孕育

胎儿月经正常来潮后，女子胞就具备了生殖孕育胎儿的能力。

受孕以后，女子胞即聚血养胎，成为保护胎儿和孕育胎儿的主要器官。胎儿在母体子宫中发育，靠母血充养，直至十月期满，然后子宫收缩，娩出胎儿。

此外，女子胞还主生理性带下，分泌阴液，以润泽阴部。所以女子胞是妇女经、带、胎、产极为重要的器官。

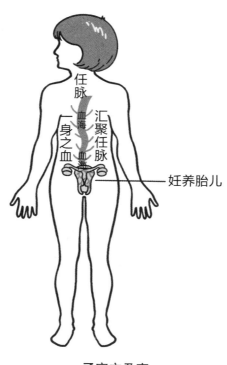

子宫主孕育

第五节　脏腑之间的关系

前面讲了五脏六腑各自的功能，但这些功能在生理上又是相互联系、相互依赖、既分工又合作，在病理上，也相互影响。因而掌握脏腑之间的相互关系，不仅对认识人体，而且对临床辨证论治都有很重要的意义。

一、脏与脏之间的关系

（一）心与肺

心与肺之间，主要是血和气的关系。

心主血，肺主气。

首先，肺气能进入心中，推动心血运行。若肺气不足，可导致心血运行异常而见胸痛、心悸、唇舌青紫等心脉瘀阻的证候，很多老年人的肺心病，就是由于肺虚影响心脏，最后危及生命。（详见肺主气）

其次，心血能注入肺脏，为肺提供滋养。若心气不足或心脉瘀阻，不能给肺脏提供充足的血液，就会影响肺的宣发和肃降，出现咳嗽、喘息等病变，很多心源性哮喘，就是因为心脏功能障碍导致肺失宣肃引发哮喘。

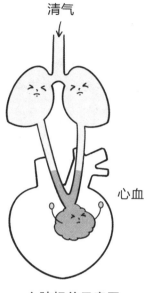

心肺相关示意图

（二）心与脾

心与脾的关系主要反映在血液的生成与运行上。

在血液生成方面：脾主运化，其运化的水谷精微是血液生成的原料。脾气健运，心血自能充盈。如果脾虚不运，化源减少，就会导致心血亏虚，形成心脾两虚之证，可用归脾汤健脾养血。

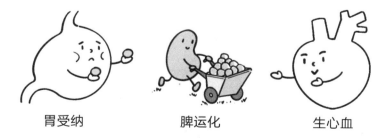

胃受纳　　　　　脾运化　　　　　生心血

归脾汤：白术 3 克，当归 3 克，白茯苓 3 克，黄芪 3 克，远志 3 克，龙眼肉3克，酸枣仁3克，人参6克，木香2克，炙甘草1克，加生姜2片，大枣3枚。水煎服。

白术、黄芪、人参、炙甘草健脾益气，增加化源，脾旺则血生；当归、龙眼肉补血养心；茯苓、远志、枣仁宁心安神；姜枣和胃；木香理气醒脾。

在血液运行方面：血液之所以能正常运行于经脉之中，除了靠心气推动，又需脾气的统摄，如果脾不统摄，就会导致血液外溢血脉，形成出血证。所以，临床治疗出血证，也常常采用健脾益气的方法来治疗，有关这个原理，在关于脾的章节已说过，兹不赘述。

（三）心与肝

心与肝的关系主要表现在血液及情志活动方面。

血液方面：心主血，肝藏血，心血充盈，则肝有所藏。若心血不足，则肝血常因之而虚；肝血不足，心血亦常因之而损。所以在临床上心肝血虚常同时出现，治疗可用四物汤。

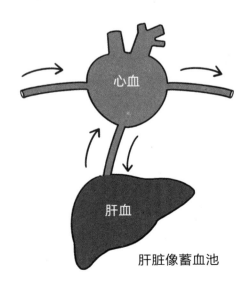

心血

肝血

肝脏像蓄血池

四物汤：当归9克，川芎6克，白芍9克，熟地黄12克。水煎服。

熟地滋养阴血，为补血要药；当归补血，兼有活血作用，为养血调经要药；白芍养血滋阴；川芎活血行气。

在情志方面：心藏神，肝主疏泄而调节情志活动，两者共同维持情绪的平和。

如果肝气郁结，就会影响心神，导致黯然神伤，抑郁不快，叹气郁闷。而思虑过多，心火亢盛，还会连累肝脏，形成肝火，导致急躁易怒等情绪问题。所以，心肝情志症状常同时并见。

（四）心与肾

心与肾的关系主要表现为水火关系。

心在五行属火，位居于上而属阳；肾在五行属水，位居于下而属阴。正常情况下，心火必须下降于肾，肾水必须上济于心，心肾之间的生理功能才能协调，称之为"心肾相交"或"水火既济"。若心火不能下降于肾而独亢于上，或肾水不能上济于心而凝聚于下，心肾关系失调，则心火在上而出现失眠、心悸、怔忡，寒水在下而出现遗精、腰痛、梦交等一系列病理改变，即为心肾不交或水火未济。

临床治疗心肾不交，常用的药对是龙骨、牡蛎和菖蒲、远志，它们有交通心肾之功。如果心火旺明显，可重用黄连，肾水不足明显，可重用阿胶，方剂如"黄连阿胶汤"，常用于治疗心火亢盛、肾水不足之失眠。

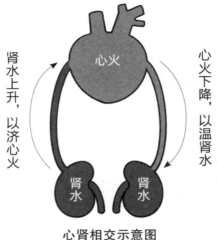

心肾相交示意图

黄连阿胶汤：黄连 6 克，黄芩 3 克，白芍 6 克，阿胶 9 克，生鸡子黄 2 枚；上五味，先煮黄连、黄芩、白芍，去滓，纳阿胶烊化，再放鸡子黄，搅拌均匀。

黄连、黄芩苦寒，能清心火；芍药、阿胶、鸡子黄滋阴养血，能补肾阴。如此则肾水有权，心火得制，有安眠之效。

如肾阳虚衰，水邪泛滥而见水肿，水邪能上凌心火而见心衰等病症，被称为"水气凌心"，临床可用真武汤利水。

真武汤：茯苓 9 克，白芍 9 克，白术 6 克，生姜 9 克，炮附子 9 克。水煎服。

附子温肾助阳，化气行水；茯苓利水渗湿，促进水邪从小便排出；白术健脾燥湿；生姜温散水湿；白芍亦可利小便，促进水液排出，《名医别录》谓其"去水气，利膀胱"。寒水祛除，则心火得安。

（五）肺与脾

肺与脾的关系主要反映在气的生成和水液代谢方面。

气的生成方面：脾五行属土，肺五行属金，土能生金，所以，通过补脾可以治疗肺气虚弱，这叫培土生金。如很多老年人肺气虚弱，咳喘不断，通过六君子汤等健脾益气之方，可以补充肺气，治疗肺虚咳喘。

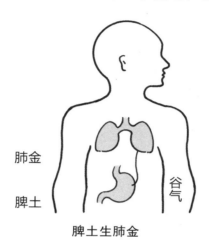

脾土生肺金

六君子汤：人参 9 克，白术 9 克，茯苓 9 克，陈皮 3 克，法半夏 5 克，生姜 3 片，炙甘草 6 克，大枣 2 枚。水煎服。

人参、白术健脾益气，茯苓健脾除湿，半夏燥湿化痰，陈皮行气化痰，生姜、甘草、大枣调和脾胃。

脾与肺的关系，还表现在水液代谢方面。

津液的输布代谢与肺的宣发肃降、通调水道和脾的运化水液有关。

若脾失健运，水湿不行，聚为痰饮，停聚于肺，就会影响肺的宣发肃降，出现喘咳、痰多等症，所以有"脾为生痰之源、肺为贮痰之器"的说法，治疗可用六君子汤。

（六）肺与肝

肺与肝的关系主要表现为金木关系。

肝五行属木，肺五行属金。

若肝气郁结，化火生热，肝火就会克制肺金，影响肺金的肃降而出现咳嗽气喘，甚至灼伤肺络而出现胸痛咳血，临床上称之为"肝火犯肺"，可用黛蛤散治疗。

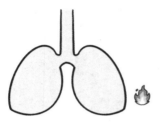

肝火上炎，影响
肺之肃降而咳嗽

肝失疏泄，郁而化火

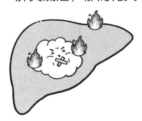

肝火犯肺示意图

黛蛤散：青黛 30 克，蛤粉 30 克。共为细末，每服 6 克，用麻油调服。

青黛清肝泻火，凉血止血；蚌壳可以清热化痰。如果没有蚌壳，可以用海浮石代替。

若肺失肃降，咳喘日久，也可影响及肝，使肝失条达、疏泄不利，进而出现胁肋胀痛，治疗时，可在治咳处方（如止嗽散）的前提下，加用青皮、枳壳、香附等以疏肝。

（七）肺与肾

肺与肾的关系主要体现在主气和主水方面。

在主气方面，肺主呼吸，肾司纳气，两者配合共同完成呼吸运动，故有"肺为气之主、肾为气之根"的说法。（详见肾脏篇肾主纳气）

在主水方面，肺主宣发肃降和调通水道，为"水之上源"，肾为主水之脏，两者协调完成水液代谢。如果肺与肾的功能失职，就会造成水液代谢的障碍。

例如，肾气不足，不能制水，水溢肌肤，不但致水肿，还可上迫肺脏，出现咳嗽、喘息不得平卧等症，临床可用真武汤利水，用葶苈大枣泻肺汤泻肺平喘。

真武汤：茯苓9克，白芍9克，白术6克，生姜9克，炮附子9克。水煎服。

附子温肾助阳，化气行水；茯苓利水渗湿，促进水邪从小便排出；白术健脾燥湿；生姜温散水湿；白芍亦可利小便，促进水液排出，《名医别录》谓其"去水气，利膀胱"。寒水祛除，则心火得安。

葶苈大枣泻肺汤：炒葶苈子9克，大枣4枚。水煎服。

葶苈子泄肺中停痰停水，止咳平喘；大枣护胃，固护正气。

若肺失宣肃，不能通调水道、下输膀胱，就会导致水液停聚，形成水肿，临床称之为"风水"，可用越婢汤治疗。

越婢汤：麻黄18克，生石膏30克，生姜9克，炙甘草6克，大枣5枚。水煎服。

麻黄宣降肺气，生姜辅助麻黄宣肺，生石膏清肺热，甘草、大枣调和脾胃。

（八）肝与脾胃

肝与脾胃的关系，主要表现为木土关系和血液方面。

在木土关系方面，肝属木，脾胃属土。

木以升发为要，升发则疏泄。

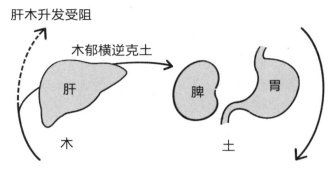

肝木与脾土位置关系示意图

如果受到各种因素影响，导致肝木升发受阻，就会产生木郁。

木气郁结，就会横逆而克脾犯胃，中医把这种情况称作"肝气犯脾""肝气犯胃"。如《类证治裁》说"肝木性升散，不受遏郁，郁则经气逆，为嗳、为胀、为呕吐、为暴怒胁痛、为胸闷不食"，这些都是木郁克土所导致的消化系统疾病。

脾主升清，若肝气犯脾，会导致脾气不升而腹泻；另外，由于肝气克犯脾土，还会导致腹痛。所以，临床上，中医对于比较急迫的腹痛腹泻，如肠易激综合征，常常从调和肝脾角度入手治疗，常用痛泻要方或者小建中汤。

痛泻要方：防风5克，白术9克，白芍6克，陈皮5克。水煎服。

防风辛散，能疏散肝郁；白术健脾燥湿止泻；白芍酸寒，可以入肝，能敛肝止痛；陈皮行气燥湿。

小建中汤：饴糖30克，桂枝9克，白芍18克，生姜9克，大枣6枚，炙甘草6克。水煎服。

饴糖味甘，能缓急止痛；白芍味酸，能敛肝止痛；桂枝、生姜温脾散寒；甘草、大枣健脾益气。

胃主降浊，如果肝气不舒而克胃，就会导致胃气不降，出现胃胀、呕吐、反酸、嗳气。另外，肝气犯胃，还会导致胃痛。临床针对肝气犯胃导致的胃病，需要肝胃同调。

如果以肝郁为主，同时伴随胃胀，可以用柴胡疏肝散、四逆散等疏肝理气合厚朴三物汤行气消胀。

四逆散：柴胡6克，枳实6克，白芍6克，炙甘草6克。水煎服。

柴胡升发阳气，疏肝解郁；白芍补肝体（血为体）而助肝用（疏泄为用）；枳实行气，促进肝气通达；炙甘草调和诸药。

厚朴三物汤：厚朴12克，枳实6克，大黄6克。水煎服。

枳实、厚朴行气消胀；大黄通腑，引胃气下行。

如果肝郁的同时，伴随胃虚、形体消瘦，可以用柴芍六君子，疏肝健胃。

柴芍六君子：柴胡10克，白芍15克，党参15克，白术10克，茯苓15克，炙甘草6克，陈皮10克，法半夏10克。水煎服。

柴胡疏肝解郁，白芍敛肝止痛，六君子健脾益气。

如果肝气郁久化热，肝热影响到胃，出现肝胃郁热、口苦、胃疼的情况，可以使用化肝煎合金铃子散，反酸严重的还可以用左金丸。

化肝煎：青皮10克，陈皮10克，白芍10克，牡丹皮10克，栀子6克，炙甘草6克，浙贝母20克。水煎服。

青皮、陈皮疏肝理气；丹皮、栀子清热开郁；白芍养肝阴，清肝热，敛肝气；贝母降气化痰；泽泻通利下行。

金铃子散：金铃子30克，延胡索30克。研末，每服6克。水煎服。

金铃子，又名川楝子，可以疏肝泄热；延胡索可以行气活血，能止痛。常用于治疗肝火犯胃胃痛证。

左金丸：黄连6克，吴茱萸1克。水煎服。

《素问》说："诸呕吐酸，皆属于热。"黄连清泻肝火，兼能清胃热；吴茱萸疏肝解郁，又能反佐黄连，防止黄连苦寒凉遏之弊。共同达到凉肝制酸的功效。

（九）肝与肾

肝与肾之间体现了精血之间互相滋生的密切关系。

肝藏血，肾藏精，肝之阴血须赖肾精的滋养，肾之阴精也不断得到肝血所化之精的补充，精血相互滋生，所以有"精血同源""肝肾同源"的说法。如肾精亏损，可导致肝血不足；反之肝血不足，也可引起肾精亏损。治疗肝肾精血不足（头昏头痛，耳鸣目眩，腰脚酸软，午后潮热，骨蒸盗汗，吐血），可以用归芍地黄汤。

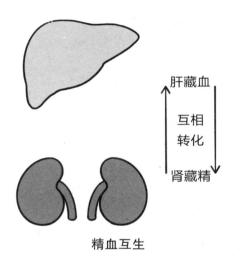

精血互生

归芍地黄汤：当归6克，白芍药6克，熟地黄15克，丹皮6克，茯苓6克，山药6克，山茱萸6克，泽泻3克。水煎服。

六味地黄汤滋肾阴、填肾精。当归、白芍滋补肝血。

肝肾之间，还表现为阴液之间互相滋润上。

肾属水，肝属木，正常情况下水能生木，让木体保持滋润。若肾阴不足，可引起肝阴不足，肝阴不足则肝阳过旺，阳主升主动，升动无制，就会形成肝风，肝风上冲，阻塞头部经脉、官窍，就会导致头晕、头痛、耳鸣、肢体麻木甚至跌扑中风。临床上常用六味地黄丸或镇肝熄风汤来治疗风阳上扰之眩晕、头痛，就是滋水以涵木。

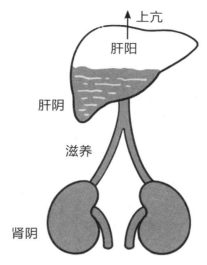

肝肾亏损，肝阳上亢

六味地黄丸：熟地黄 24 克，山萸肉 12 克，山药 12 克，泽泻 9 克，牡丹皮 9 克，茯苓 9 克。上为细末，炼蜜为丸，如梧桐子大，空心温水服 3 丸。

全方滋补肾阴为主。滋水可以涵木，治疗阴虚型高血压。

镇肝熄风汤：生赭石 30 克，生龙骨 15 克，生牡蛎 15 克，生龟板 15 克，生白芍 15 克，玄参 15 克，天冬 15 克，川楝子 6 克，生麦芽 6 克，茵陈蒿 6 克，炙甘草 5 克，怀牛膝 30 克。水煎服。

牛膝引血下行；代赭石、龙骨、牡蛎镇肝息风；过用镇肝之品又恐伤及肝气，又以麦芽、川楝子、茵陈疏肝理气；龟板、白芍滋水涵木。

（十）脾与肾

脾与肾之间主要是先后天相互资助、相互促进的关系。

脾是气血的生化之源，为后天之本；肾藏精，主生长发育和生殖，为先天之本。

先天、后天二者的相互资助、相互促进，是维持人体健康的重要条件。

由于脾之健运须借助于肾中阳气的温煦，若肾阳不足，不能温煦脾阳，可见腹部冷痛、下利清谷、五更泄泻等症，治疗可用四神丸。

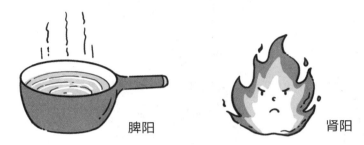

脾阳　　　　　肾阳

脾肾阳虚

四神丸：肉豆蔻 60 克，补骨脂 120 克，五味子 60 克，吴茱萸 30 克，枣肉 50 枚。研末，另取生姜 200 克，捣碎取汁，与上述粉末泛丸，干燥即得，每服 9 克，日 1~2 次。

补骨脂温肾补脾，能治肾泄；肉豆蔻温中涩肠；吴茱萸温暖脾胃，散除阴寒；五味子酸温，能收敛固涩大肠；姜枣调和脾胃。

肾中精气亦有赖于脾之水谷精微的培育，若脾阳久虚，可累及肾阳，形成脾肾阳虚之病症，治疗可用附子理中丸。

附子理中丸：炮附子 90 克，人参 90 克，干姜 90 克，炙甘草 90 克，白术 90 克。上为细末，炼蜜为丸，每服 6 克，温水化开送服。

干姜温脾，人参、白术、甘草健脾益气，炮附子温肾暖脾。

二、脏与腑之间的关系

脏与腑主要是表里相合的关系。脏属阴，腑属阳，脏腑通过经脉相互联络，一脏一腑，一阴一阳，相互配合，构成表里关系。

（一）心与小肠

心与小肠经脉相连，心火下降，可温暖小肠，小肠腑气通畅，也有助于心火下降。

在病理方面，如心有实火，可移热于小肠，小肠又会累及膀胱（小肠主泌别清浊），引起尿少、尿赤、排尿灼热涩痛等小肠实热的病证。

反之，小肠有热，还可循经上扰于心，而见心烦、舌尖红赤、口舌生疮等心火病证。

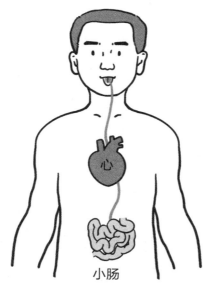

小肠

心与小肠相表里

临床治疗心、小肠热盛，常用导赤散。

导赤散： 生地黄 6 克，木通 6 克，生甘草 6 克，竹叶 6 克。水煎服。

生地养阴清热；生甘草清热解毒；木通、竹叶清热利尿，导热下行；如果心火亢盛明显，可加黄连 3 克。

（二）肺与大肠

肺与大肠互有经脉络属而为表里关系。

生理上，肺与大肠相互协助，肺气肃降，大肠之气亦随之而降，使传导功能保持正常；大肠传导通畅，亦有助于肺气的清肃通利。

病理上，如肺气肃降失职，影响大肠传导，可致大便秘结；大肠壅滞不畅，也会影响肺的肃降功能，而引起咳喘、胸满等症状，临床上治疗咳喘、咳嗽兼便秘时必须通便，方如宣白承气汤。

宣白承气汤：生石膏15克，生大黄9克，杏仁粉6克，瓜蒌皮6克。水煎服。

杏仁肃降肺气，生石膏清宣肺热，瓜蒌皮清热化痰，生大黄通便。

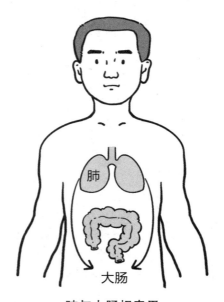

肺与大肠相表里

（三）脾与胃

脾胃同居中焦，以膜相连，互有经脉络属而构成表里关系。

胃主受纳，脾主运化；胃气主降，脾气主升。

二者一纳一化，一降一升，共同完成饮食物的受纳、腐熟、运化任务。

病理上，二者常常相互影响，如脾不健运，清气不升，可影响胃的受纳、和降，出现纳呆、恶心呕吐、脘腹胀痛等症状；反之，若饮食失节，食滞胃脘，浊气不降，也会影响脾的运化功能，而出现腹胀、腹泻、肢体困倦等症状。

治疗湿邪困脾、脾不健运，可用《医学心悟》之神术散（见上），治疗胃气不降可用小承气汤（见上）以降胃。

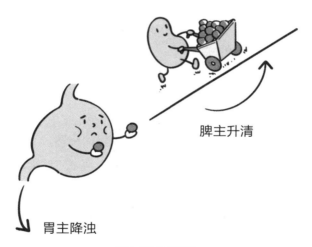

脾主升清

胃主降浊

脾与胃相表里

（四）肝与胆

胆居肝下，二者互有经脉络属而构成为表里关系。

生理上，肝与胆的功能密不可分，互相协调。肝的疏泄功能正常，能保证胆汁的畅通排泄；胆汁排泄无阻，又有助于肝的疏泄。

病理上，肝病常影响及胆，胆病也常影响及肝形成肝胆同病。

临床上，肝与胆的病不能截然分开，如肝火盛常包括胆火在内，出现胁痛、口苦、急躁易怒等症状，这种现象被称为"肝胆火旺"。治疗上，泻肝火的药物同样具有泻胆火的功效，而泻胆火的药物也具有泻肝火的作用，称为肝胆同治，如龙胆泻肝汤（见上）。

（五）肾与膀胱

肾与膀胱互有经脉络属而构成为表里关系。

膀胱的主要功能是贮尿和排尿，这种功能有赖于肾气的作用，两者共同完成小便排泄。（详见肾开窍于耳及二阴）

三、腑与腑之间的关系

六腑的主要功能是传导化物，它们各司其职而又互相协作，共同完成传化水谷的任务。

传化水谷的大体过程是：饮食入胃，经胃的腐熟，下传于小肠，通过小肠的进一步消化，分别清浊，清者吸收，浊者下注大肠，经大肠的燥化作用形成粪便，传导至肛门排出体外。

水液经过小肠和肾到达膀胱，经尿道排出体外。

由于六腑传化水谷需要不断地受纳、消化、吸收、传导和排泄，虚实更替，宜通不宜滞，所以前人有"六腑以通为用""病以通为补"之说。

因六腑之间在生理上密切联系，故在病理上亦常相互影响。

如胃有实热，消灼津液，则可致大肠传导不利，使大便秘结；而大肠燥结，便秘不通，亦可影响胃的和降，使胃气上逆，出现恶心、呕吐等症状。

同时，六腑的通畅与否还会影响到五脏，《素问·通评虚实论》说：

"五脏不平，六腑之所生也。"五脏好比居民小区，六腑好比小区里的下水道，若下水道不通，浊气熏天，必然影响居民生活，故临床治疗五脏疾病也常采用通腑法，如高血压伴随便秘，治疗时必须通便。

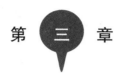

第 三 章

气血津液

气血津液是构成人体和维持人体生命活动的基本物质。它们由脏腑功能活动所化生，又是脏腑功能活动的物质基础。因此，气、血、津液和脏腑之间有着密切的关系。我们上一章讲了脏腑功能，这一章就详细讲解气血津液。

第一节　气

一、气的基本概念

气，是古代对物质世界的一种朴素的认识，认为气是构成世界的最基本物质，宇宙间的一切事物，都是由气构成的。

中医学里所说的气，是构成和维持人体生命活动的精微物质，如人们不断从外界摄入水谷之气，吸取大自然的清阳之气，这些气进入人体，分布于五脏六腑，形成心气、肝气、脾气、肺气、肾气、胃气等，只有气充足，脏腑功能活动才能健旺。

由此可见，气充沛，功能活动就旺盛；气衰，功能活动也就衰减。正因如此，我们就用脏腑之气来形容脏腑功能活动的强弱。比如，胃气强，则胃的功能强大；胃气虚，则胃的功能虚弱。

二、气的分类

人体的气，从总体上说，是由肾中精气、饮食水谷精气和自然界清气三个部分在肾、脾、胃、肺等脏腑的共同作用下生成的。

根据其主要来源、分布部位和功能特点，又可划分为元气、宗气、营气、卫气等。

（一）元气

元气又名"原气""真气"，是人体生命活动的原动力。与其他气相比较，元气是人体最基本、最重要的气。

元气由肾精化生，又赖后天水谷精微的滋养，所以元气来源于先天，滋养于后天。元气生成后，通过三焦而流行于全身。（详见第二章"肾"）

元气能推动人体的生长发育，温煦和激发各个脏腑、经络等组织器官的生理活动，是人体生命活动的原动力，是维持生命活动的最基本物质。因此，元气充沛，脏腑就强盛，身体也就健康。如果元气衰少，就会为疾病的发生形成内在条件，甚至造成死亡。

临床治疗元气大虚，精神失守之危剧病证，可用张景岳的大补元煎。

大补元煎：人参 10 克，山药 6 克，熟地黄 6 克，杜仲 6 克，当归 6 克，山茱萸 3 克，枸杞 6 克，炙甘草 3 克。水煎服。

人参大补元气，拯救将脱之元气；山药、甘草健脾，培补后天；熟地、枸杞、杜仲补肾，培补先天；当归补血；山茱萸收敛固脱。

（二）宗气

宗气是积于胸中之气，宗气在胸中积聚之处，称为"上气海"，又名"膻中"。

宗气由脾胃化生的水谷之气和肺吸入的自然界清气相结合而成，其主要功能表现在两个方面：

一是行呼吸，宗气有促进肺脏呼吸运动的作用，并与声音的强弱有关。

二是贯心脉，助心行血。（详见第二章"肺"）

（三）营气

营气是行于脉中，富有营养作用的气。

营气来源于脾胃运化的水谷精微，水谷精微中比较稠厚、富有营养的部分化为营气，它能注于血脉之内，循脉上下，营运全身，由于营气与血同行脉中，故常"营血"并称。

营气有两个作用：

一是化生血液。营气经心注入脉中成为血液的组成成分之一。

二是营养全身。营气循脉流注全身，为脏腑、经络等生理活动提供营养物质，营运全身上下内外，滋养五脏六腑，灌溉皮毛筋骨。

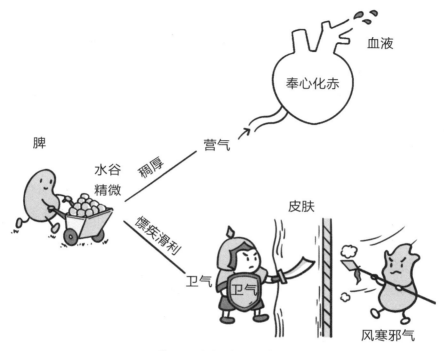

营卫生成与功能示意图

治疗营血不足，可以用四物汤。

四物汤：当归9克，川芎6克，白芍9克，熟地黄12克。水煎服。熟地补血滋阴，当归养血调经，川芎行气活血，白芍养血和营。

（四）卫气

卫气是行于脉外，具有保卫功能的气。卫气与营气相对而言，属于阳，故又称"卫阳"。

与营气相似，卫气也由脾胃运化的水谷精微化生，水谷精微中慓疾滑利的部分被肺脏宣发到体表，成为卫气。另外还有一种说法，认为卫气由肾阳生成，生成后沿足太阳膀胱经分布于体表，起到护卫肌表、抵抗邪气的作用，如《伤寒论》即持此说。

卫气的功能表现在三个方面：

一是护卫肌表，防御外邪入侵，维持人体抵抗力。当卫气不固时，人们就容易患外感病，如儿童习惯性感冒。治疗可用玉屏风散，实卫气，增强抗病能力。

玉屏风散：防风 30 克，黄芪 60 克，白术 60 克。研末，每服 9 克，大枣煎汤送服。

黄芪补肺气，实卫气；白术健脾益气，辅助肺气；防风祛除外邪。

二是温养脏腑、肌肉、皮毛等，令身体维持正常体温。卫气属阳，有温暖作用。若外邪犯表，阻碍了肺气宣发，卫气郁积不散，则可出现先怕冷、后发烧的症状，如感冒。若卫气不足，温养之力减弱，又受风寒侵袭，则易出现皮肤硬肿、寒冷、麻木等疾患，如末梢神经炎，治疗可用黄芪桂枝五物汤。

黄芪桂枝五物汤：黄芪 9 克，白芍 9 克，桂枝 9 克，生姜 18 克，大枣 4 枚。水煎服。

黄芪补气实卫，起固表作用；桂枝温卫阳，散风邪，温通经脉；芍药养血和营；生姜帮助桂枝疏散外邪；大枣补益脾胃，增加化源。

三是调节、控制毛孔的开合以及汗液的排泄。外界寒气侵袭时，卫气关闭毛孔，减少散热。体内有热时，卫气让毛孔开张散热。

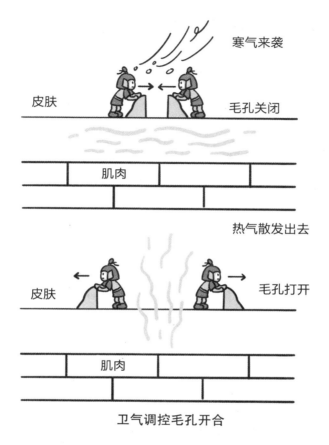

卫气调控毛孔开合

若卫气虚弱，调节功能失常，毛孔常开不闭，可出现自汗、多汗的现象，临床治疗卫虚自汗，常用玉屏风散合三甲散。

玉屏风散：防风30克，黄芪60克，白术60克。研末，每服9克，大枣煎汤送服。

黄芪补肺气，实卫气；白术健脾益气，辅助肺气；防风祛除外邪。

三甲散：煅龙骨20克，煅牡蛎20克，炒龟板10克，玄参10克，炒浮小麦20克，桑叶10克。水煎服。

煅龙骨、煅牡蛎收涩止汗；炒龟板、玄参滋阴清热；汗多伤心，故用浮小麦养心止汗；桑叶专治盗汗。

三、气的生理功能

气的生理功能，主要体现在以下四个方面。

（一）推动作用

推动作用是指气的激发和推动的功能。主要体现在：

①激发和促进人体的生长发育及生殖功能。

②激发和促进各脏腑的生理功能。

③激发和促进血液、津液的生成和运行。

④促进体内糟粕物质的排出。

当气的推动作用减弱时，可影响人体的生长、发育，或出现早衰，如肾气虚。亦可使脏腑、经络等组织器官的生理活动减退，如脾气虚。还可出现血和津液的生成不足以及运行障碍而致瘀血、痰饮、瘿瘤等多种病理产物，如肝气郁滞。

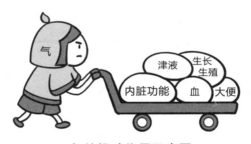

气的推动作用示意图

（二）温煦作用

温煦作用是指气有保持温暖、消除寒冷的作用，气的这一功能，在人体内有着重要生理意义。

人体正常体温的恒定，需要气的温煦作用来维持；各脏腑、经络、形体、官窍等组织器官的生理活动，需要在气的温煦作用下进行；血和津液等液态物质，也需要在气的温煦作用下进行正常的循环，故说"血得温而行，得寒而凝"。

当气的温煦作用失常时，可出现体温低下，四肢不温，脏腑功能衰退，血和津液的运行迟缓等寒性病理变化。

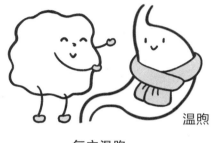

温煦

气主温煦

（三）防御作用

防御作用是指气有卫护肌肤，抗御邪气的作用。气的防御作用一方面可以抵御外邪的入侵，另一方面还可以驱邪外出。

所以，气的防御功能正常时，邪气不易侵入，或虽有邪气侵入，也不易发病，即使发病，也易康复。当气的防御功能减弱时，机体抵御邪气的能力就要降低，一方面机体易罹患疾病，另一方面患病后难愈。所以，气的防御功能与疾病的发生、发展、转归都有着密切的关系。

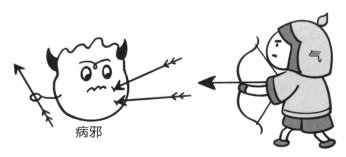

病邪

气的防御作用示意图

（四）固摄作用

固摄作用是指气对体内的精血、津液等液态物质具有防止其无故流失的作用。具体表现为：

①气能固摄血液，使血液循脉而行，防止其溢于脉外。

②气能固摄汗液、尿液、精液、白带、乳汁等，控制其分泌排泄量，以防止无故流失。

气的固摄作用减弱，能导致体内液态物质大量丢失。如气不摄血，可导致各种出血；气不摄津，可导致自汗、多尿等症；气不固精，可出现遗精、滑精、早泄等症；气虚不固，还会造成乳汁自出。

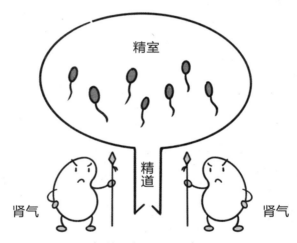

气的固摄作用示意图

治疗气虚出血，可用归脾汤。

归脾汤： 白术3克，当归3克，白茯苓3克，黄芪3克，远志3克，龙眼肉3克，酸枣仁3克，人参6克，木香2克，炙甘草1克，加生姜2片，大枣3枚。水煎服。

白术、黄芪、人参、炙甘草补气，增强固摄能力；当归、龙眼肉补血；茯苓、远志、枣仁宁心安神；姜枣和胃；木香理气醒脾。

治疗肾气不固遗尿，可用缩泉丸。

缩泉丸：天台乌药 30 克，益智仁 30 克，山药 30 克。研细末为丸，每服 6 克。

乌药温肾祛寒，治疗肾与膀胱虚冷；益智仁温补脾肾，固精气，缩小便；山药补肾，兼能收涩。

治疗肾气不固遗精、滑精，可以用金锁固精丸。

金锁固精丸：沙苑子 60 克，芡实 30 克，莲须 60 克，煅龙骨 30 克，煅牡蛎 30 克，莲子粉 60 克。糊丸，每服 9 克。

沙苑子补肾气，固精关，最能固精；芡实、莲子补肾固精；煅龙骨、煅牡蛎、莲须涩精止遗。

治疗气虚乳汁自出，可用十全大补汤。

十全大补汤：人参 6 克，肉桂 3 克，川芎 6 克，熟地黄 12 克，茯苓 9 克，白术 9 克，炙甘草 3 克，黄芪 12 克，当归 9 克，白芍 9 克，上为细末，每服 9 克。水煎服。

人参、白术、茯苓、甘草健脾益气，熟地、当归、白芍、川芎补血，黄芪、肉桂益气温阳。

四、气的运动

（一）气机

气的运动，称为"气机"。

气的运动形式虽然多种多样，但一般可归纳为四种基本运动形式，即升、降、出、入。"升"是气由下向上运动，"降"是气由上向下运动，"出"是气由内（体内）向外（自然界）的运动，"入"是气由外向内的运动。

气的升降出入运动，是人体生命活动的根本，气的运动一旦停止，也就意味着生命活动的终止，所以，《黄帝内经》说："升降出入，无器不有，非出入，则无以生长壮老已；非升降，则无以生长化收藏。"

（二）气机与脏腑的关系

气升降出入运动的场所是脏腑、经络等组织器官。例如肺的宣发，把气、血、津液向上、外输布为升；肺的肃降，把水液向下输于肾为降；肺的呼气，把体内气体排出体外为出；肺的吸气，把体外气体吸入体内为入。

由于某些原因，气的升降出入运动受到阻碍而运行不利，称为"气滞"。如肝气郁滞，可用柴胡疏肝散；心胸气滞心痛，可用颠倒木金散。

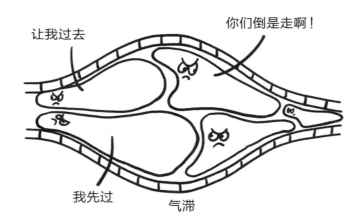

柴胡疏肝散：柴胡 10 克，枳实 10 克，白芍 10 克，炙甘草 6 克，香附 10 克，青皮 10 克，川芎 10 克。水煎服。

柴胡升发阳气，疏肝解郁；枳壳降气，与柴胡一升一降，促进气机循环；香附、青皮、川芎辅助柴胡疏肝；白芍滋补肝阴，养肝体而助肝用。

颠倒木金散：木香9克，郁金9克。水煎服。

木香行气，郁金行气活血。

气的上升太过或应降而反升，称为"气逆"，如肺气上逆咳嗽，胃气上逆呕吐，肝气上升太过而头晕、头痛等。

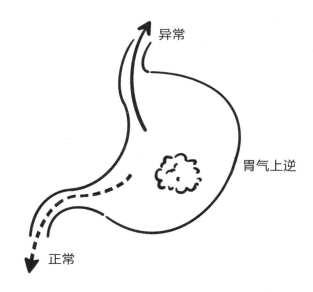

气的上升不及或应升而反降，称为"气陷"，如脾气下陷，内脏下垂，可用补中益气汤。

气不能内守而外越，叫作"气脱"，如病人气息微弱、大汗淋漓、四肢厥冷，可用参附龙牡汤。

参附龙牡汤：人参9克，炮附子9克，生龙骨30克，生牡蛎30克。水煎服。

人参补气救脱，附子回阳救逆，龙骨、牡蛎收敛固涩。

第二节　血

一、血的基本概念

血是运行于脉中的红色液体，是构成和维持人体生命活动的基本物质之一，具有营养和滋润作用。

因为脉管具有容纳血液和阻遏血液溢出的功能，故称"脉为血之府"。

二、血的生成与运行

（一）血的生成

血液主要由营气和津液所组成。

营气和津液均是饮食物经脾胃消化吸收而生成的，所以说脾胃为气血生化之源。饮食物经过脾胃的消化吸收，化生营气和津液等，上输心肺，通过心肺的气化作用转化为血，再注之于脉而运行全身。

另外，肾藏精，精血可以互化，故肾精也是化生血液的一个重要资源，因而有"精血同源"之说。

临床治疗血虚，常用四物汤、归脾汤（见上）、补肝汤（见上）等。

四物汤：当归9克，川芎6克，白芍9克，熟地黄12克。水煎服。

熟地补血滋阴，当归养血调经，川芎行气活血，白芍养血和营。

（二）血的运行

血液的正常运行是多个脏器共同作用的结果。

心主血脉，心气的推动是血液运行的基本动力来源。肺主气，能生成宗气，贯心脉以行血。脾气的统摄、肝对血流量的调节，都是维持血液正常运行的重要因素。若上述脏器中任何一脏功能失调，都可引起血液运行失常的病变。如脾不统血会造成出血；心肺气虚、肝气郁滞会造成瘀血。

另外，血液的运行还受寒热的影响，如血寒则凝，血热则妄行。临床上治疗血寒常用当归四逆汤；治疗血热出血，常用犀角地黄汤。（详见本章第四节瘀血）

三、血的功能

血液内可至五脏六腑，外可达皮肉筋骨，对全身组织器官起着营养和滋润作用。各组织器官必须得到血的濡养，才能发挥其正常的生理功能。如果血液不足，可出现视力减退、眼睛干涩、关节不利、四肢麻木、皮肤干燥瘙痒、血虚便秘等症。（详见肝藏血）

临床治疗肝血不足，视力减退、手足麻木，常用补肝汤。

补肝汤：当归 10 克，熟地黄 20 克，白芍 15 克，川芎 8 克，酸枣仁 15 克，木瓜 15 克，炙甘草 6 克。水煎服。

当归、白芍、熟地滋补肝血；血虚易致瘀，故以川芎行气活血；酸枣仁补血安神；木瓜、甘草酸甘化阴。诸药合用，共奏养血滋阴之效。

临床治疗血虚肤痒，常用当归饮子。

当归饮子：当归 9 克，白芍 9 克，川芎 9 克，生地黄 9 克，白蒺藜 9 克，防风 9 克，荆芥穗 9 克，何首乌 9 克，黄芪 6 克，炙甘草 6 克。水煎服。

当归、白芍、熟地、首乌补血；川芎活血；防风、荆芥穗、蒺藜祛风；黄芪、甘草健脾，促进生血。

治疗血虚便秘，常用润肠丸。

润肠丸：当归 15 克，桃仁 6 克，麻子仁 15 克，大黄 6 克，羌活 6

克。水煎服。

当归补血润肠；桃仁、麻子仁油润，可以润肠通便；大黄攻下通便；大肠之燥，多缘于风，故用羌活祛风。

血还是神志活动的重要物质基础。气血充盈，才能神志清晰，精力充沛。所以，不论何种原因导致血虚、血热、血瘀等，均可出现神志方面的病变。（详见心藏神）

第三节　津液

一、津液的基本概念

津液是机体内一切正常水液的总称，主要指各组织器官内的液体，也包括一些分泌物和代谢产物，如胃液、肠液、关节液和泪、涕等。

津和液有一定的区别。一般说来，性质较清稀，流动性较大，布散于体表皮肤、肌肉和孔窍，起滋润作用的，称为津；性质较稠厚，流动性较小，灌注于骨节、脏腑、脑髓等组织，起濡养作用的，称为液。由于津和液可以互相转化，关系密切，同时贯注于脉中能化生血液，所以常津液并称。

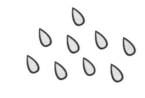

津，比较稀，主要分布
于皮毛、孔窍、肌肉。
主要是水分。

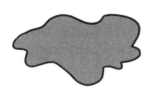

液，比较稠厚，主要分
布在骨髓、脑髓、脊髓。
含有大量精微物质。

津与液的区别

二、津液的生成与输布

津液的生成、输布与排泄，是一个复杂的生理过程。

津液来源于饮食，经过脾胃的消化吸收而生成。

津液的输布和排泄，主要与脾的传输、肺的宣降、肾的蒸腾气化以及三焦水道有关。

其大致过程是：

脾将吸收来的水液上输到肺，通过肺的宣降，其中一部分水液经肺的宣发作用外达皮毛和口鼻，然后将废料通过汗孔和呼气排泄出去；另一部分水液则在肺的肃降作用下，下达于肾，经肾的蒸化作用，清者重新吸收而再度利用，浊者化为尿液，通过膀胱排出体外。

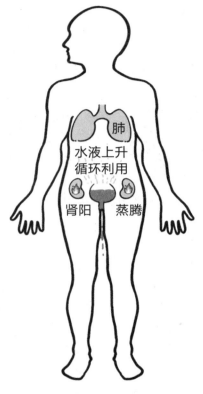

津液的代谢示意图

　　肺、脾、肾等脏密切协作互相调节，不断进行津液的吸收、输布以及剩余水分和废料的排泄，从而维持体内水液代谢的平衡。

三、津液的功能

　　津液的作用主要是滋润和营养。

　　布散于体表的津液能滋润皮毛肌肤；输注于筋骨关节的能滑利关节。

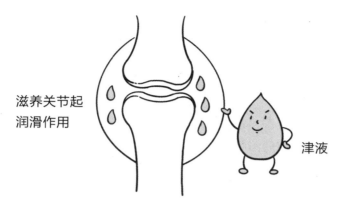

滋养关节起
润滑作用

津液

津液的滋润与营养作用

渗溢于骨髓、脑髓的津液能滋润和充养骨髓、脑髓；流入孔窍的则转化为泪、涕、唾液以滋润眼、鼻、口等孔窍；进入体内的能滋润脏腑；渗入血脉之内的是血液的重要组成部分，能营养全身。

如果津液缺乏，就会出现干燥、口渴的症状。

临床上，火邪和燥邪最容易损伤津液，导致消渴病和内燥证。

消渴症见口干、口渴、饮不解渴，可用二冬汤治疗。

二冬汤：天冬15克，麦冬30克，天花粉15克，黄芩10克，知母10克，炙甘草6克，西洋参10克。水煎服。

黄芩、知母泄肺胃之火，人参、甘草益气生津，麦冬、天冬、花粉养阴生津。

内燥证可见口干、眼干、鼻子干、缺少眼泪、唾液等（如干燥综合征），可用增液汤、大补阴丸来治疗。

增液汤：玄参30克，麦冬24克，生地黄24克。水煎服。

玄参滋阴润燥，壮水制火；生地养阴清热；麦冬滋养肺胃大肠阴津。

大补阴丸：熟地黄24克，龟板24克，黄柏9克，知母9克。水煎服。

熟地、龟板善于滋阴，黄柏、知母善于清热。

第四节　气、血、津液之间的关系

气、血、津液，各有特点，它们是构成人体和维持人体生命活动的基本物质，其生成都离不开饮食以及脾胃的腐熟运化功能，所以不论在生理或病理上，它们都存在着极为密切的关系。

一、气与血的关系

气与血之间存在着气能生血、气能行血、气能摄血和血能载气四个方面的关系。

（一）气能生血

气能生血，是指血的生成过程离不开气。

血液由食物中的精华转化而来，食物精华转变成血液，离不开脾胃的运化。

脾胃之气旺，则化生血的功能亦强；脾胃气虚，则化生血的功能亦弱，甚则可导致血虚。临床上治疗血虚，常用当归补血汤。

当归补血汤：黄芪30克，当归6克。水煎服。

方中重用黄芪，其用量五倍于当归。用黄芪大补脾肺之气，以资化源，使气旺血生。

（二）气能行血

气能行血，是指血液的运行，离不开气的推动。

血液的循环有赖于心气的推动，肺气的宣发布散，肝气的疏泄条达。因此，气虚则推动无力，可形成瘀血，治疗时，常补气以活血，如补阳还五汤。

补阳还五汤：黄芪 120 克，当归尾 6 克，赤芍 6 克，地龙 12 克，川芎 6 克，红花 6 克，桃仁 6 克。水煎服。

黄芪重用补气，气旺则血行；当归尾活血通络；赤芍、川芎、桃仁、红花协同当归尾活血化瘀；地龙通行经络，以行药力。

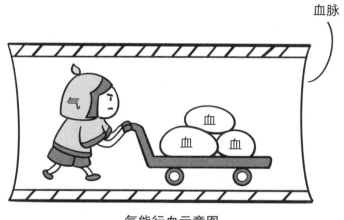

气能行血示意图

若气机逆乱，血亦随气的升降出入异常而逆乱。如血随气升，可见面红、目赤、头痛，甚则吐血，治疗可用镇肝熄风汤。

镇肝熄风汤：生赭石 30 克，生龙骨 15 克，生牡蛎 15 克，生龟板 15 克，生白芍 15 克，玄参 15 克，天冬 15 克，川楝子 6 克，生麦芽 6 克，茵陈蒿 6 克，炙甘草 5 克，怀牛膝 30 克。水煎服。

牛膝引血下行；代赭石、龙骨、牡蛎镇肝息风；过用镇肝之品又恐伤及肝气，又以麦芽、川楝子、茵陈疏肝理气；龟板、白芍滋水涵木。

血随气陷，可见小腹坠胀，甚则下血、崩漏等，治疗可用补中益气汤。

补中益气汤：黄芪 18 克，炙甘草 9 克，人参 6 克，当归 3 克，陈皮 6 克，升麻 6 克，柴胡 6 克，白术 9 克。水煎服。

人参、黄芪、白术、炙甘草可以健脾益气，升麻、柴胡、黄芪有升提脾气的作用。

（三）气能摄血

气能摄血是气固摄功能的具体体现。

血在脉中循行而不逸出脉外，主要依赖于气对血的固摄作用。如果气虚，固摄血液的作用减弱，可导致各种出血病证。如脾气虚弱，不能统血，可致出血，治疗可用归脾汤（见上）或圣愈汤。

圣愈汤：党参 20 克，黄芪 18 克，当归 15 克，川芎 8 克，白芍 15 克，熟地黄 20 克。水煎服。

党参、黄芪补气摄血；当归、白芍、熟地、川芎为四物汤，可以补血行血。

（四）血能载气

由于气的活力很强，易于逸脱，所以气必须依附于血，才能存在于体内。如果大量出血，气失去依附，则浮散无根而发生气脱。所以，血虚者，气亦易衰；血脱者，气亦逸脱。

临床治疗气随血脱，常用独参汤补气固脱。

独参汤：人参 30 克。水煎服。

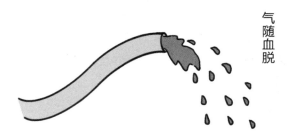

气随血脱

二、气与津液的关系

气与津液的关系，与气和血的关系极其相似。

（一）气能生津

津液的生成，来源于摄入的饮食物，有赖于脾胃的消化吸收功能。

所以，脾胃之气健旺，则化生的津液就充盛；脾胃之气虚衰，则影响津液的生成，而致津液不足。

（二）气能行津

津液的输布及其化为汗、尿等排出体外，全赖于气的升降出入运动。

气的升降出入运动不利时，津液的输布和排泄亦随之而受阻；反之，由于某种原因津液的输布和排泄受阻而发生停聚时，则气的升降出入运动亦随之不利。因此，气虚、气滞可致津液停滞，形成痰饮，称为气不行水；津液停聚而致气机不利，则称为水停气滞。二者互为因果。

如肝气郁结，津停成痰，阻于咽喉，常导致梅核气，治疗常用半夏厚朴汤。

半夏厚朴汤：半夏 150 克，茯苓 120 克，紫苏叶 60 克，厚朴 90 克。上研末，每服 12 克，水煎服。

紫苏叶芳香行气，理肺疏肝，宣通郁结之气，以促进津液运行；厚朴行气燥湿；半夏燥湿化痰散结；茯苓祛湿。

（三）气能摄津、津能载气

津液也有赖于气的固摄，因此，在气虚或气的固摄作用减弱时，势必导致体内津液的异常流失，发生多汗、漏汗、多尿、遗尿等病理现象，治疗可用玉屏风散（见上）、缩泉丸（见上）。

反之，由于津液能载气，故在多汗、多尿和吐泻等大量津液流失的情况下，亦可出现"气随津脱"的病证，如肠胃炎时，人们会出现全身无力。

三、血与津液的关系

血与津液都是液态样的物质，也都有滋润和营养的作用，与气相对而言，二者都属于阴，因此，血和津液之间亦存在着极其密切的关系。

血和津液的生成都来源于水谷精气，由水谷精气所化生，故有"津血同源"之说。

津液贯注于脉中，即成为血液的组成部分。而血液亦可变为津液，外出为汗。因此，对于失血患者，临床上不宜采用汗法，同时，对于多汗夺津或津液大亏的患者，亦不可轻用破血、逐血之峻剂。

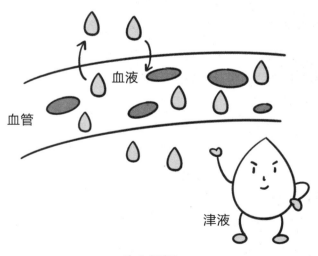

津液、荣润皮肤

血液

血管

津液

津血同源

第 四 章

病因论

人体想要健康，重在阴阳平衡。

而病因，就是破坏人体相对平衡的原因，或者叫它致病因素，或称之为邪气。

中医将致病的病因归结为外感六淫、内生五邪、疠气、七情、饮食、劳逸、水湿痰饮、瘀血、结石、外伤、虫兽、中毒、医过及先天因素等。

研究病因的性质、致病特点以及临床表现的学说，称为病因学说。

第一节　外感六淫

六淫，即风、寒、暑、湿、燥、火六种外感病邪。

需要说明的是，风、寒、暑、湿、燥、火在正常情况下，是自然界六种气候变化，称为"六气"，如春天多风，夏天多热，长夏多雨湿。

六气是万物生长的条件，人类在长期的生活实践中，逐渐认识了它们的变化规律和特点，同时也产生了一定的适应能力，所以正常的六气不易使人致病。

但是，当气候异常，变化急骤，机体不能与之相适应时，就会导致疾病的发生，这种情况下的六气，便称为"六淫"，淫有太过之意。

六淫有季节性，如前所述。

六淫还有相兼性，如风邪常兼寒邪或热邪，形成风寒或风热。湿邪也可与寒邪或热邪相合，形成寒湿或湿热。

一、风邪

（一）风邪的性质及其致病特点

1. 风邪为六淫之首

风，四季皆有，一般的外感疾病，常以风邪为先驱，其他邪气依附于风而侵犯人体，如风寒感冒、风热感冒、风湿感冒、风湿痹证（关节疼痛）等都有风邪存在。《素问·风论》说："风者，百病之长也。"因此，治疗外感病时，常用到祛风药，比如荆芥、防风、羌活等。

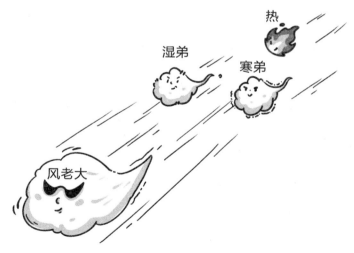

风为百病之长

2. 风为阳邪，易袭阳位，其性开泄

风为春季的主气，春夏为阳，故为阳邪。易袭阳位，是说风邪侵袭，常伤害人体的上部（上为阳），如《素问·太阴阳明论》说："伤于风者，上先受之。"古人还说："高山之上，唯风可到。"所以受风邪侵

袭后，人们容易出现头痛的症状，古人有川芎茶调散、清上蠲痛汤等方剂，专治风邪上攻引起的头痛。

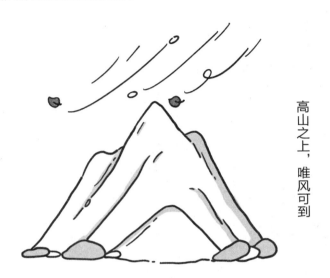

高山之上，唯风可到

川芎茶调散：薄荷叶20克，川芎120克，荆芥120克，细辛30克，防风45克，白芷60克，羌活60克，炙甘草60克。上为细末，每服6克，茶水送服。

川芎祛风活血，止少阳、厥阴头痛（头顶、两侧）；薄荷、荆芥疏风，且薄荷辛凉，能兼顾风为阳邪、易于化燥的特点；羌活疏风，专治太阳头痛（后头）；白芷疏风散寒，专治阳明头痛（眉棱骨及前额头痛）；细辛祛风止痛，专治少阴头痛（头痛连齿）；甘草益气和中；清茶可以清利头目。

清上蠲痛汤：当归3克，川芎3克，白芷3克，细辛3克，羌活3克，防风3克，菊花1.5克，蔓荆子1.5克，苍术3克，麦冬3克，独活3克，生甘草1.5克，黄芩5克。水煎服。

清上蠲痛汤为治"一切头痛之主方，不问左右、偏正、新久皆有效"。

方中白芷、细辛、羌活、独活、防风散风；菊花、蔓荆子平肝祛风止痛；风为阳邪，黄芩清上部之郁热；当归、川芎理头部之血滞，使之通则不痛；苍术祛风除湿，麦门冬引气下行，使上部湿热得清；甘草调和诸药，缓急止痛。诸药合用，共奏祛风清热，通络止痛之效。

阳位除了头部，还包括皮肤。皮肤在外，外为阳，所以，很多皮肤疾病，都与风邪相关，尤其是瘙痒性皮肤病更与风邪紧密相关，素有"风盛则痒"的说法，治疗时也常用到祛风药，常用方剂为消风散。

消风散：当归6克，生地黄6克，防风6克，蝉蜕6克，知母6克，苦参6克，胡麻6克，荆芥6克，苍术6克，牛蒡子6克，生甘草3克，木通3克。水煎服。

荆芥、防风、牛蒡子、蝉蜕疏风散邪；苍术祛风燥湿，苦参清热燥湿，木通渗利湿热；石膏、知母清热泻火；风热易损耗阴血，故以当归、生地、胡麻仁养血活血，血行风自灭；甘草清热解毒，调和诸药。

风邪还有开泄的特性，所以风邪侵袭肌表，容易使人毛窍舒张、腠理开泄。腠理开则汗出，汗出则恶风，故汗出恶风，是风邪致病的特点之一，如《伤寒论》之桂枝汤证。

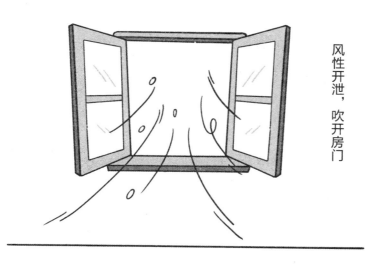

风性开泄，吹开房门

桂枝汤：桂枝9克，白芍9克，生姜9克，炙甘草6克，大枣3枚。水煎服。

桂枝祛风；白芍敛阴；生姜助桂枝散邪；甘草、大枣调和脾胃，以助汗源。

3. 善行数变

"善行"是指风邪致病具有病位游移、行无定处的特性，如行痹，常呈现游走性关节疼痛。"数变"是指风邪致病具有变幻无常和发病迅速的特性，如风疹（荨麻疹）皮肤瘙痒发无定处，此起彼伏。

4. 风性主动

大自然中的风有运动的特点，比如风吹枝条，则枝条摆动，严重的还会将树木摧折。

中医取象比类，认为肢体震颤、肌肉跳动以及口眼歪斜、身体倾倒的疾病（如中风）都与风邪相关。

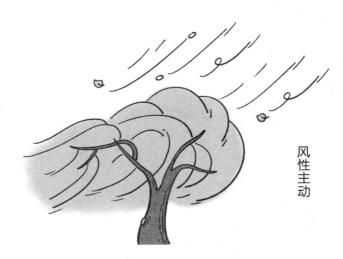

风性主动

（二）外风及其常见病证

外风常见的证候有七种。

1. 风寒感冒

风邪与寒邪合并致病。寒邪会引起毛孔收缩，所以风寒外袭，会恶寒、无汗，治风寒感冒，常用荆防败毒散。

荆防败毒散：荆芥 6 克，防风 6 克，羌活 6 克，独活 6 克，柴胡 6 克，前胡 6 克，枳壳 6 克，茯苓 6 克，桔梗 6 克，川芎 6 克，炙甘草 3 克。水煎服。

荆芥、防风、羌活、独活、川芎辛温解表，散除在表风寒；柴胡解肌散热，帮助退烧；桔梗宣肺透邪，以助肺降；枳壳、前胡降肺止咳；茯苓化痰。

2. 风热感冒

为风邪与热邪合并致病。热邪容易令人出汗，还容易损耗津液，所以风热外袭，会引起发热、口渴、汗出、咽痛，治疗常用银翘散。

银翘散：连翘 30 克，银花 30 克，桔梗 18 克，薄荷 18 克，竹叶 12 克，生甘草 15 克，荆芥穗 12 克，淡豆豉 15 克，牛蒡子 18 克。研末，每次服用 18 克。水煎服。

薄荷、牛蒡子发散风热；荆芥、淡豆豉辅佐发散；银花、连翘清热解毒；桔梗、甘草解毒利咽。

3. 风湿外感

为风湿合邪，侵袭肌表，湿性重浊，所以风湿外感，会有身重、疼痛、苔白的表现，治疗常用羌活胜湿汤或三仁汤。

羌活胜湿汤：羌活 6 克，独活 6 克，藁本 3 克，防风 3 克，炙甘草 3 克，蔓荆子 2 克，川芎 1.5 克。水煎服。

羌活、独活祛风除湿，解除在表之邪以治疼痛；防风、藁本祛风散湿，且止头痛；川芎活血行气止痛，兼能祛风；蔓荆子祛风止痛。共奏祛风胜湿止痛之效。

三仁汤：杏仁 15 克，滑石 18 克，白通草 6 克，白蔻仁 6 克，竹叶

6 克，厚朴 6 克，生薏苡仁 18 克，法半夏 15 克。水煎服。

白蔻仁芳香化湿；薏苡仁、滑石、通草、竹叶淡渗利湿而且清热；半夏、厚朴苦温燥湿；杏仁宣肺利水。

4. 风痹

风寒湿之气入侵经络关节，以风气胜为主，主证是关节疼痛，游走不定，故又称"行痹"，治疗常用防风汤。

防风汤：防风 30 克，秦艽 9 克，麻黄 15 克，桂枝 30 克，葛根 15 克，当归 30 克，黄芩 9 克，赤茯苓 30 克，杏仁 30 克，炙甘草 30 克，上为细末，每用 15 克，加大枣 3 枚，生姜 5 片。水煎服。

防风、秦艽祛风除痹；麻黄、桂枝、葛根发散风寒；当归活血利痹，有助于祛风除湿；茯苓祛湿；更佐以黄芩，使无伤阴之弊。临床应用以关节痹痛、游走无定，或有恶寒发热为辨证要点。

5. 风疹

风邪入侵血脉，外不得发，内不得透，发为风疹。主证是周身发红疹，皮肤瘙痒难忍，此起彼伏，治疗可用消风散。

消风散：当归 6 克，生地黄 6 克，防风 6 克，蝉蜕 6 克，知母 6 克，苦参 6 克，胡麻 6 克，荆芥 6 克，苍术 6 克，牛蒡子 6 克，生甘草 3 克，木通 3 克。水煎服。

荆芥、防风、牛蒡子、蝉蜕疏风散邪；苍术祛风燥湿，苦参清热燥湿，木通渗利湿热；石膏、知母清热泻火；风热易损耗阴血，故以当归、生地、胡麻仁养血活血，血行风自灭；甘草清热解毒，调和诸药。

6. 中风

正气不足，风邪入侵经络，气血痹阻，经络不畅，故口眼歪斜，手足不能运动，舌强不能言语，治疗常用大秦艽汤。

大秦艽汤：秦艽 90 克，炙甘草 60 克，川芎 60 克，当归 60 克，白芍 60 克，细辛 15 克，羌活 30 克，防风 30 克，黄芩 30 克，生石膏 60 克，白芷 30 克，白术 30 克，生地黄 30 克，熟地黄 30 克，白茯苓 30 克，独活 60 克。上为细末，每服 30 克。水煎服。

秦艽祛风通络；羌活、独活、防风、白芷、细辛祛风散邪；当归、熟地、白芍、川芎养血活血，寓"治风先治血，血行风自灭"之意；白术、茯苓、甘草健脾益气，化生气血；生地、石膏、黄芩清热，为风邪郁而化热而设；甘草调和诸药。

7. 面瘫

风邪中于头面经络，以致筋肉失养，弛缓不用，进而发生口眼㖞斜，面肌抽动，治疗可用牵正散合止痉散。

牵正散：白附子 30 克，白僵蚕 30 克，全蝎 30 克。共为细末，每服 3 克，温水送服，日 2~3 次。

白附子专走阳明，祛风化痰，散头面之风；全蝎祛风通络止痉；僵蚕祛风化痰通络止痉。

止痉散：全蝎 20 克，蜈蚣 20 克。上为细末，每服 1.5 克，温水送服，每日 2~4 次。

全蝎、蜈蚣祛风通络止痉。

二、寒邪

（一）寒邪的性质及其致病特点

寒为冬季主气，但其他季节也常见，如盛夏贪凉，寒邪即可侵入人体发病，即前人所谓"阴暑"。

寒邪特点如下。

1. 寒为阴邪，易伤阳气

寒为冬主气，寒本属阴，故为阴邪。

寒为阴邪，最易伤人阳气，阳气受伤，失去了正常的温煦气化作用，就会见到恶寒的症状，因此，恶寒是寒邪在表的特征，如风寒感冒怕冷。

若寒邪中于里，伤脾胃之阳，则运化功能失常，出现脘腹冷痛、呕吐、腹泻等症状。

2. 寒性凝滞、主痛

凝滞，即凝结、阻滞不通的意思。人体气血津液的运行，赖阳和之气的温煦，如果受到寒邪侵袭，血液就会凝滞，甚至产生瘀血，所以古人说"血得温则行，得寒则凝"，还说"寒则涩而不流，温则消而去之"。

气血因寒而凝滞，就会引起经络不通，不通则痛，《素问·痹论》说"痛者，寒气多也，有寒故痛也"，《素问·举痛论》也说"寒气入经而稽迟，泣而不行，客于脉外则血少，客于脉中则气不通，故卒然而痛"，如寒凝痛经，临床常用温经汤治疗。

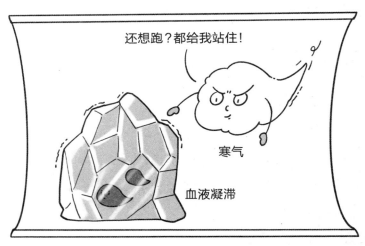

寒性凝滞示意图

温经汤：吴茱萸9克，当归6克，白芍6克，川芎6克，人参6克，桂枝6克，阿胶6克，牡丹皮6克，生姜6克，炙甘草6克，法半夏6

克，麦冬 9 克。水煎服。

吴茱萸、桂枝温经散寒，通利血脉；当归、川芎、丹皮活血祛瘀；阿胶补血止血；白芍敛肝止痛；麦冬养阴清热；人参、甘草益气；半夏、生姜散结祛瘀。

另外，如果寒邪、瘀血、津液相合，凝聚日久，还会形成腹部肿块，如子宫肌瘤等，治疗常用桂枝茯苓丸。

桂枝茯苓丸：桂枝 100 克，茯苓 100 克，牡丹皮 100 克，桃仁 100 克，赤芍 100 克。研为细末，炼蜜为丸，每次服用 6 克，日 3 服。

桂枝辛温，温通血脉；桃仁活血祛瘀；丹皮、芍药活血化瘀，芍药兼有止痛之功；茯苓淡渗祛湿。

3. 寒性收引

收引，即收缩牵引的意思。寒性收引，是寒邪凝滞的另一种表现。《素问·举痛论》说："寒则气收。"寒客皮毛腠理，可使毛窍收缩，卫阳闭塞，毛窍收缩则恶寒无汗，如感冒怕冷。寒客经络关节，可使经脉拘急，出现肢体屈伸不利，或冷厥不仁，如痹证之痛痹。

（二）外寒及其常见病证

外寒常见的证候有三种。

1. 风寒感冒证

风寒合邪致病，但以寒邪为主。寒伤阳气，所以恶寒。毛孔闭塞，阳气不得外散，久则郁而化热，所以会高烧。寒邪稽于经脉，阻碍气血流通，不通则痛，所以会造成头痛、身痛、骨节疼痛，脉浮紧，治疗常用麻黄汤。

麻黄汤：麻黄 9 克，桂枝 6 克，杏仁 6 克，炙甘草 3 克。水煎服。

麻黄解表散寒，桂枝助麻黄解表，杏仁降肺止咳，甘草调和诸药。

2. 寒痹证

风、寒、湿三气入侵经络关节，寒邪偏胜，气血闭阻不通，不通则痛，所以关节疼痛剧烈，严重的可见关节拘急，屈伸不利。因其疼痛剧烈，故又名"痛痹"，治疗可用蠲痹汤。

蠲痹汤： 当归45克，羌活45克，姜黄45克，黄芪45克，白芷45克，防风45克，炙甘草15克。上为细末，每服15克，水两碗，加生姜5片，煎至1碗，去渣温服。

羌活、防风祛风散寒胜湿；黄芪、甘草、当归、白芍益气养血，有补虚扶正之功；姜黄祛风除湿，行气止痛。

3. 寒伤脾胃

由于感受风寒，或饮食寒凉，以致寒邪入侵脾胃。寒为阴邪，能损伤脾胃之阳，故脾胃升降失常，出现腹痛、呕吐、泄泻，治疗可用理中汤。

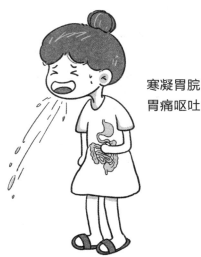

寒凝胃脘
胃痛呕吐

理中汤： 人参9克，干姜9克，炙甘草6克，白术9克。水煎服。

干姜性热，可以温暖脾阳，散除寒气；人参、白术、甘草健脾益气。

三、暑邪

暑为夏季的主气，即夏令炎热之气。暑有明显的季节性，只有夏季才称为暑，所以《素问·热论》说："先夏至日为病温，后夏至日为病暑。"也就是说，只有过了夏至日这天才有暑病，过了立秋节，暑邪就会渐渐消失。

因为暑邪有明显的季节性，纯属外邪，无内暑之说。

（一）暑邪的性质及其致病特点

1. 暑为阳邪，其性炎热

暑为夏令炎热之气，故为阳邪。阳主升主散，阳盛则腠理开泄，故《灵枢·岁露》说："暑则皮肤缓而腠理开。"腠理开则汗出，因而暑邪中人，则高热，多汗，脉洪大。

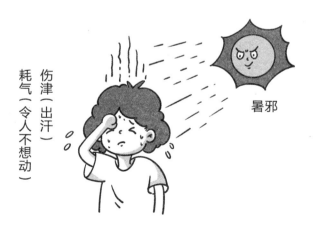

2. 暑性升散，耗气伤津

暑为阳邪，阳性升散，中人则身热、多汗，汗多则耗伤津液，津能载气，津泄则气耗，故《素问·举痛论》说："炅则腠理开，荣卫通，汗大泄，故气泄。"津伤则见口渴喜饮、心烦闷乱、小便短赤等症状；气耗则见气短倦怠。所以，暑月人多汗而虚疲。

3.暑多挟湿

夏令气候炎热，且多雨水，热蒸湿动，气候湿热，故暑邪为病，最易挟湿。因为湿性黏滞重着，感受暑湿，除见上述暑邪的症状外，常并见身重、胸闷、恶心、呕吐、四肢困倦、大便溏泄、脉濡、苔垢腻等湿邪困脾的表现。

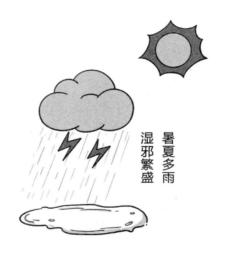

暑夏多雨
湿邪繁盛

治疗暑湿，清暑为主要矛盾，化湿为次要矛盾，常用方剂如白虎加苍术汤、三石汤等。

白虎加苍术汤：生石膏30克，知母9克，炙甘草6克，粳米30克，苍术9克。水煎服。

三石汤：滑石9克，生石膏15克，寒水石9克，杏仁9克，通草6克，竹茹6克，金银花9克。水煎服。

杏仁开宣肺气，气化则湿化；石膏、竹茹清中焦之热；滑石、寒水石、通草清利下焦湿热；银花清热解暑。

如果暑湿内盛，阻碍膀胱气化，导致小便不利，还可以用六一散。

六一散：滑石6克，生甘草3克。加蜜少许，温水调服。

滑石清热解暑，调通水道，使湿热从小便而泄；生甘草清热生津。

（二）暑邪所致常见病证

1. 伤暑

伤暑又叫暑热。证见身热多汗，心烦，口渴喜饮，气短倦怠，小便短赤，脉多洪数无力，治疗常用王氏清暑益气汤。

王氏清暑益气汤：西洋参 5 克，石斛 15 克，麦冬 9 克，黄连 3 克，竹叶 6 克，荷梗 15 克，知母 6 克，炙甘草 3 克，粳米 15 克，西瓜翠衣 30 克。水煎服。

西瓜翠衣、荷叶梗清热解暑；西洋参益气生津、养阴清热；石斛、麦冬养阴生津；黄连、知母、竹叶清热除烦；甘草、粳米益气和中。

2. 冒暑

冒暑就是夏季感冒，本证多因夏月暑湿之邪先蕴阻于内，复因起居不慎，贪凉过度，导致寒邪外侵，以致暑湿内蕴，寒邪外束，证见发热恶寒、头痛无汗、脘痞心烦、舌苔薄腻，治疗常用新加香薷饮。

新加香薷饮：香薷 6 克，金银花 9 克，扁豆 9 克，厚朴 6 克，连翘 6 克。水煎服。

香薷芳香化湿兼能解表散寒，扁豆健脾利湿，厚朴苦温燥湿，银花、连翘清透热邪。

四、湿邪

（一）湿邪的性质及其致病特点

湿邪为长夏的主气，即夏至—处暑 5 个节气，时值夏秋之交，阳热尚盛，雨水又多，潮湿充斥，为一年中湿气最盛的季节。

湿邪特点如下。

1. 湿性重浊

重，即沉重的意思，主要是指湿邪所表现的症状而言。

如湿邪在上，阻滞气机升降，则清阳不升，头重而昏，有似以巾缠头之感，《素问·生气通天论》的"因于湿，首如裹"即指此而言，治疗可用羌活胜湿汤。

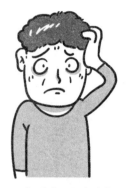

**湿邪在头部导致头部
像被裹着一层东西**

羌活胜湿汤：羌活 6 克，独活 6 克，藁本 3 克，防风 3 克，炙甘草 3 克，蔓荆子 2 克，川芎 1.5 克。水煎服。

羌活、独活祛风除湿，解除在表之邪以治疼痛、身重；防风、藁本祛风散湿；川芎活血行气止痛，兼能祛风；蔓荆子祛风止痛。共奏祛风胜湿止痛之效。

若湿困肌表，营卫不畅，则周身肌肉困重酸痛，四肢酸懒发沉，兼见身热不退，汗少而黏，治疗可用麻黄加术汤（寒多）或三仁汤（热多）。

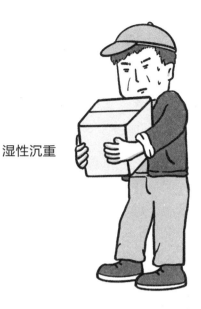

湿性沉重

麻黄加术汤：麻黄 9 克，桂枝 6 克，杏仁 6 克，炙甘草 3 克，白术 12 克。水煎服。

麻黄解表散寒，桂枝辅助麻黄散风寒，杏仁降肺止咳，甘草调和诸药，白术化在表之湿。

三仁汤：杏仁 15 克，滑石 18 克，白通草 6 克，白蔻仁 6 克，竹叶 6 克，厚朴 6 克，生薏苡仁 18 克，法半夏 15 克。水煎服。

白蔻仁芳香化湿，薏苡仁、滑石、通草、竹叶淡渗利湿而且清热，半夏、厚朴苦温燥湿，杏仁宣肺利水。

浊，即秽浊，指分泌物、排泄物等秽浊不清而言。

如湿热在大肠，则见大便溏泄、下痢脓血，治疗可用芍药汤（见前）、葛根芩连汤。

葛根芩连汤：葛根 15 克，炙甘草 6 克，黄芩 9 克，黄连 9 克。水煎服。

黄芩、黄连清热燥湿；甘草甘缓和中；葛根升脾胃清阳，治疗泄泻。

如湿热下注膀胱，则见小便浑浊如米泔水，治疗可用程氏萆薢分清饮。

萆薢分清饮：川萆薢6克，黄柏2克，车前子5克，石菖蒲2克，茯苓3克，白术3克，莲子芯2克，丹参5克。水煎服。

萆薢利湿，分清化浊；石菖蒲芳香化湿；黄柏、车前子，清热利湿；茯苓、白术健脾化湿；莲子芯、丹参清心火，防止心火下移膀胱。

如湿热下注胞宫、阴道，可见腥臭黄带，治疗可用易黄汤。

易黄汤：山药30克，芡实30克，黄柏6克，车前子3克，白果12克（碎）。水煎服。

黄柏专入下焦，能清热燥湿；车前子清热利湿；山药、芡实补脾益肾，固涩止带；白果收敛止带，兼除湿热。

如湿邪浸淫肌表，可见湿疹、脚气、丹毒等，出现局部瘙痒、流黄水，可用萆薢渗湿汤。

萆薢渗湿汤：萆薢30克，薏苡仁30克，赤茯苓15克，黄柏15克，丹皮15克，泽泻15克，滑石30克，通草6克，茯苓6克，白蒺藜15克。水煎服。

萆薢利水祛湿；黄柏清热利湿；泽泻渗湿泄热；薏苡仁利水渗湿；赤茯苓分利湿热；滑石利水通泄；牡丹皮清热凉血，活血化瘀；通草清热滑窍，通利小便，使湿热随小便而出。诸药合用，共奏导湿下行，利水清热之功。

2. 湿性黏滞

"黏"即黏腻，"滞"即阻滞，湿性黏滞主要表现在两个方面：

一是表现在症状方面，如痢疾的大便黏腻不爽，淋证的小便滞涩不利，舌苔黏腻等。

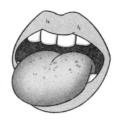

湿性黏腻，病性缠绵，
在口舌表现为黏腻

二是表现在病程较长，缠绵难愈，因湿邪黏腻阻滞，不易消除的缘故，如湿痹、湿疹、湿温等。

3. 湿邪容易阻滞气机导致疼痛

湿邪滞留经络关节，则阳气不布，气血闭阻，不通则痛，症见踝关节酸痛，或腿膝关节漫肿、屈伸不利，或腰脊疼痛，或痛风，治疗可用二妙丸、宣痹汤、身痛逐瘀汤等。

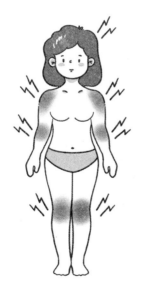

湿痹关节，关节疼痛
屈伸不利

二妙丸：黄柏 15 克，苍术 15 克。上为细末，糊丸，每服 5 克。
黄柏清下焦湿热；苍术苦温，健脾燥湿。

宣痹汤：防己 15 克，杏仁 15 克，滑石 15 克，连翘 9 克，栀子 9 克，薏苡仁 15 克，法半夏 9 克，晚蚕砂 9 克，赤小豆 9 克，姜黄 9 克，海桐皮 9 克。水煎服。

防己祛经络之湿，通痹止痛；杏仁开宣肺气、通调水道，助水湿下行；滑石、赤小豆、薏苡淡渗利湿，引湿热从小便而解；半夏、蚕砂和胃化浊，制湿于中，蚕沙尚能祛风除湿、行痹止痛；片姜黄、海桐皮宣络止痛，助主药除痹之功；山栀、连翘泻火、清热解毒，助解骨节热炽烦痛。

身痛逐瘀汤：秦艽 6 克，川芎 6 克，羌活 3 克，桃仁 9 克，红花 9 克，当归 6 克，没药 6 克，五灵脂 6 克，香附 3 克，牛膝 9 克，地龙 6 克，炙甘草 6 克。水煎服。

秦艽、羌活祛风除湿，通行经络；地龙通络；桃仁、红花、川芎、当归、五灵脂、牛膝活血化瘀；香附行气。

（二）外湿及其常见病证

1. 湿温

湿温是感受湿热病邪引起的急性外感热病，初起以发热、身重、肢体倦怠、胸闷脘痞、苔腻、脉缓为主要特征，治疗常用三仁汤。

三仁汤：杏仁 15 克，滑石 18 克，白通草 6 克，白蔻仁 6 克，竹叶 6 克，厚朴 6 克，生薏苡仁 18 克，法半夏 15 克。水煎服。

白蔻仁芳香化湿；薏苡仁、滑石、通草、竹叶淡渗利湿而且清热；半夏、厚朴苦温燥湿；杏仁宣肺利水。

2. 湿痹

是由湿邪侵袭经络关节所致，常常与热邪相兼。证见关节酸痛重着，固定不移，甚则屈伸不利，治疗常用二妙丸（见上）。

五、燥邪

（一）燥邪的性质及其致病特点

燥为秋季的主气，秋天气候干燥，燥气太过，伤人致病则为燥邪，其特点如下。

1.燥性干涩，伤人津液

燥性干涩，故致病最易伤人津液，其临床表现是：口鼻干燥、咽干、口渴、皲裂（脱屑或甲错）、毛发不荣、大便干结、小便短少、苔干无津等。《素问·阴阳应象大论》说："燥胜则干。"刘完素《素问玄机原病式》也说："诸涩枯涸，干劲皴揭，皆属于燥。"

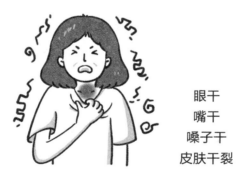

眼干
嘴干
嗓子干
皮肤干裂

2.燥易伤肺

肺为娇脏，既不耐于湿，更不耐于燥。湿则停痰，燥则伤津。同时肺气通于天，外合皮毛，外燥又多从口鼻而入，故最易伤肺。

燥邪伤肺，则肺津不足，故其表现为干咳少痰，或胶痰难咯，或痰中带血，由于肺燥则宣发与肃降功能失职，故可见喘息、胸痛等症，治疗常用清燥救肺汤。

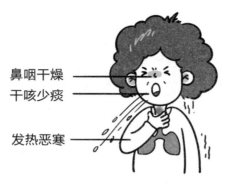

鼻咽干燥

干咳少痰

发热恶寒

燥邪犯肺证

清燥救肺汤：霜桑叶 9 克，生石膏 8 克，炙甘草 3 克，人参 2 克，胡麻仁 3 克，阿胶 6 克，麦门冬 4 克，杏仁 2 克，枇杷叶 3 克。水煎服。

桑叶轻宣外燥，透邪外出；石膏清解肺热；麦冬、阿胶、胡麻仁滋润肺阴；杏仁、枇杷叶肃降肺气止咳；人参、甘草健脾益气。

（二）外燥及其常见证候

外燥有属阴属阳的不同，有温燥、凉燥之分。

俞根初说："秋深初凉，西风肃杀，感之者多凉燥；久晴无雨，天时风热过盛，感之者多病温燥。"也就是说燥邪有偏热偏凉的不同，故其证分温燥、凉燥两个证候。

1. 温燥

秋令气候偏热，感之者为温燥。证见发热多于恶寒，头痛少汗，口渴心烦，鼻干咽燥，干咳少痰，或痰中带血，咳而不爽，舌边尖红，苔薄白而干。其与表热证的区别，在于鼻干咽燥，干咳少痰，舌边尖红，苔干，治疗可用桑杏汤。

桑杏汤：桑叶 3 克，杏仁 6 克，沙参 6 克，浙贝母 3 克，香豆豉 3 克，栀子 3 克，梨皮 3 克。水煎服。

桑叶清宣燥热，透邪外出；杏仁降气止咳，兼能润燥；豆豉辛凉透散；贝母清热化痰；沙参养阴生津；栀子清泻肺热；梨皮润燥化痰止咳。

2. 凉燥

秋令气候偏凉，感之则为凉燥。证见恶寒重、发热轻，头痛无汗，口鼻干燥，干咳少痰，舌苔薄白而干。其与外寒的区别，只在于口鼻干燥，干咳少痰，舌苔薄白而干的干燥症状，治疗可用杏苏散。

杏苏散：苏叶 9 克，法半夏 9 克，茯苓 9 克，前胡 9 克，桔梗 6 克，枳壳 6 克，炙甘草 3 克，生姜 3 片，大枣 3 枚，杏仁 9 克，陈皮 6 克。水煎服。

苏叶发表散寒，宣发肺气，使凉燥从外而散；杏仁降肺止咳，兼能润肺；前胡疏风散邪，降气化痰；桔梗、枳实一升一降，理肺化痰；半夏、陈皮燥湿化痰；茯苓淡渗利湿；生姜、大枣调和营卫。

六、火热之邪

（一）火热邪气的性质及其致病特点

火有生理和病理两个不同的概念。

生理之火，即指藏于脏腑之内，且有温煦和生化作用的阳气，《内经》称之为"少火"。

病理之火，即指阳盛太过，耗散人体津血的病邪，《内经》称之为"壮火"，《素问·阴阳应象大论》说："壮火食气……少火生气。"

这里病因中所讲的火，即壮火，亦即亢烈之火，太过之火。

火热主要旺于夏季，但并不像暑邪那样具有明显的季节性，一年四季皆可发生。另外，风、寒、暑、湿、燥邪入里皆可化火，中医称之为"五气化火"，如寒邪郁闭皮毛，阳气不得外宣，久则化热，出现高烧。

火热邪气的特点如下。

1. 火为阳邪，其性炎上，易扰心神

火属阳盛，其性燔灼，升腾上炎，故属阳邪。证见高热、恶热、烦渴、汗出、面红目赤、尿赤，舌红苔黄，脉数，如《伤寒论》白虎汤证。

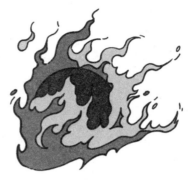

火为阳邪

白虎汤：生石膏30克，知母18克，炙甘草6克，粳米9克。水煎服。

生石膏辛寒，清肺胃大热；知母清热，兼能生津；甘草、粳米培补中气，防止寒凉伤胃。

火邪容易入心扰心，若火热扰乱神明，轻可见心烦失眠，重则狂躁妄动，神昏谵语，故《素问·至真要大论》说："诸躁狂越，皆属于火。"如黄连解毒汤证中就有"错语不眠"一症。

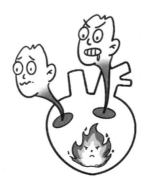

热扰心神
心神浮越
甚则亡失
失神狂躁
甚则昏迷

黄连解毒汤：黄连9克，黄芩6克，黄柏6克，栀子9克。水煎服。

黄连清热解毒；黄芩、黄柏辅助黄连清热；栀子清热，兼能通利三焦水道，引导热邪从小便而去。

又因火性炎上，故其病又多表现在人体上部，如：心火上炎多见心烦不眠，口舌生疮；胃火上炎多见口臭、喜冷饮、牙龈肿痛；肝火上炎多见易怒、头痛、目赤肿痛等。

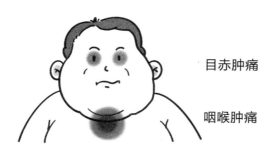

目赤肿痛

咽喉肿痛

火性炎上

2. 火邪易伤津耗气

火热之邪，最易迫津外泄、消灼阴液，故其临床表现，除有热象外，常伴见口渴喜饮、咽干舌燥、大便秘结、小便短赤等津液耗伤的症状。津伤则气耗，临床可兼见体倦乏力、少气懒言等气虚症状，重则可致全身津气脱失的气脱症，如《伤寒论》之竹叶石膏汤证。

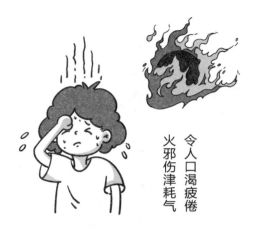

令人口渴疲倦
火邪伤津耗气

竹叶石膏汤：竹叶6克，生石膏30克，法半夏9克，麦门冬20克，人参6克，炙甘草6克，粳米10克。水煎服。

竹叶、石膏清热，人参、麦冬补气生津，半夏降逆止呕，甘草、粳米和脾养胃。

3. 火热易生风、动血

火热之邪，常易燔灼肝经，耗劫阴液，致使筋膜失养，而致肝风内动，热极生风，症见高热、神昏谵语、四肢抽搐、目睛上视、颈项强直、角弓反张等，故《素问·至真要大论》说："诸热瞀瘛，皆属于火。"治疗常用羚角钩藤汤。

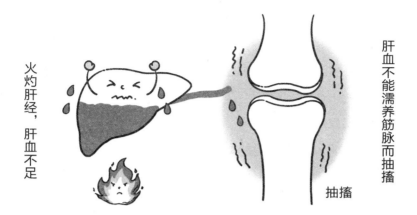

火灼肝经，肝血不足

肝血不能濡养筋脉而抽搐

抽搐

羚角钩藤汤：羚羊角 4.5 克，霜桑叶 6 克，川贝 12 克，生地黄 15 克，钩藤 9 克，菊花 9 克，茯神 9 克，白芍 9 克，生甘草 3 克，竹茹 15 克。水煎服。

羚羊角、钩藤凉肝息风；霜桑叶、菊花清热平肝，加强凉肝之效；热多易耗伤阴津，故以生地、白芍养阴清热；热多还容易炼液成痰，故以川贝、竹茹清热化痰；茯神宁心安神。

人体的血液遇寒则凝，遇热则妄行，因此，如果火邪迫血妄行，损伤络脉，则可见各种出血证，如吐血、衄血、便血、尿血、发斑（紫癜）、妇女月经先期、过多、崩漏等，临床可用犀角地黄汤治疗。

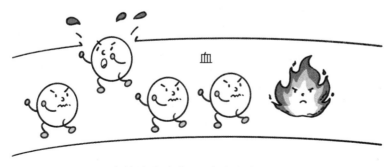

血

火热迫血妄行，造成出血

犀角地黄汤：水牛角30克，生地黄24克，赤芍12克，牡丹皮9克。水煎服。

水牛角清热凉血，防止出血；生地清热凉血，兼能养阴；赤芍、丹皮凉血，兼能化瘀。

4.火邪易致疮痈

火邪入于血分，还可壅聚于局部，腐蚀血肉而发为痈肿。如《灵枢·痈疽》："大热不止，热甚则肉腐，肉腐则为脓，故名曰痈。"《素问玄机原病式》也说："诸痛痒疮，皆属于心火。"所以临床治疗一些阳性疮疡乃至热毒肿瘤，常用清热泻火的方法来治疗，如仙方活命饮（治阳性痈疽）、犀黄丸（治热性肿瘤）、四妙勇安汤（治热毒脱疽）、瓜蒌牛蒡汤（治乳腺炎）等。

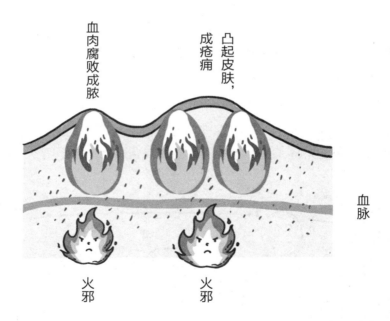

仙方活命饮：金银花9克，防风6克，白芷3克，当归尾6克，陈皮9克，赤芍6克，生甘草6克，浙贝母6克，天花粉9克，乳香6克，

没药6克，穿山甲6克，皂角刺6克。水煎服。

金银花清热解毒，最善疗疮；归尾、赤芍、乳香、没药、陈皮活血行气。疮痛初起，邪气在表，故用白芷、防风从表散邪；热蒸津液，容易化脓，故用贝母、花粉清热排脓；穿山甲、皂角刺通行经络；甘草清热解毒。

犀黄丸：牛黄15克，麝香5克，乳香30克，没药30克。水泛为丸，晒干，每服9克。

牛黄苦凉，清热解毒；麝香辛窜，通行经络；乳香、没药活血化瘀消肿。

四妙勇安汤：金银花90克，玄参90克，当归60克，生甘草30克。水煎服，连服10剂，药量不可减少。

金银花清热解毒，玄参清热滋阴，当归活血化瘀，生甘草清热解毒。

瓜蒌牛蒡汤：瓜蒌仁12克，牛蒡子9克，天花粉9克，黄芩9克，栀子9克，金银花9克，连翘9克，皂角刺9克，青皮6克，陈皮6克，柴胡6克，生甘草3克。水煎服。

柴胡、青皮、陈皮疏肝解郁，防止肝火；银花、连翘、栀子、黄芩、甘草清热解毒；皂角刺清热排脓；瓜蒌清热化痰排脓；牛蒡子疏散风热。

第二节 内生五邪

内生五邪，是指在疾病发展过程中，由于脏腑经络及精气血津液的功能失常而产生内风、内寒、内湿、内燥、内火的病理变化，因邪自内生，非外邪入侵，所以称之为内生五邪。

需要注意的是，外感六淫与内生五邪在一定程度上容易互相招引，内外合邪。比如内湿盛，容易招致外湿；内热盛，容易招致外火，最后内外邪气交攻，加剧病情。

一、内风

内风，多指病变过程中出现的动摇不定的病证，如小儿抽动症、老年人手颤（帕金森病）、眼睑跳动、头不自主动摇等。内风多与肝相关，《素问·至真要大论》说："诸风掉眩，皆属于肝。""掉"就是摇动、震颤，如尾大不掉；"眩"就是头晕、眼黑。肝为风木之脏，藏血主筋，病则风从内生，称之为肝风内动。

内风临床常见的类型有三种。

1.肝阳化风

此证多由肝肾阴虚，阴不制阳，肝阳上亢，阳亢生风。主证为：轻者头晕目眩、视物旋转、头痛、急躁易怒、肢体麻木，重者突然昏倒、中风偏瘫（详见第二章肝与肾的关系），治疗可用天麻钩藤饮。

天麻钩藤饮：天麻9克，钩藤12克，石决明18克，栀子9克，黄芩9克，牛膝12克，杜仲9克，益母草9克，桑寄生9克，夜交藤9克，茯神9克。水煎服。

天麻、钩藤平肝息风，石决明平肝潜阳，川牛膝引血下行，栀子、黄芩清热泻火，益母草活血利水降压，杜仲、桑寄生补益肝肾，夜交藤、朱茯神安神定志。

2.热极生风

此证多见于热性病，尤以小儿为多见。由于高热不解，耗伤阴血，筋膜失却濡养所致。主证为：高热、神昏、惊厥、抽搐（详见六淫火邪），治疗可用羚角钩藤汤。

羚角钩藤汤：羚羊角 4.5 克，霜桑叶 6 克，川贝 12 克，生地黄 15 克，钩藤 9 克，菊花 9 克，茯神 9 克，白芍 9 克，生甘草 3 克，竹茹 15 克。水煎服。

羚羊角、钩藤凉肝息风；霜桑叶、菊花清热平肝，加强凉肝之效；热多易耗伤阴津，故以生地、白芍养阴清热；热多还容易炼液成痰，故以川贝、竹茹清热化痰；茯神宁心安神。

3. 血虚生风

多由于慢性病，或年高之人，肝血亏耗，不能荣筋所致。主证为：头晕目眩，视物不清，四肢麻木，或手足颤动，治疗可用定振丸。

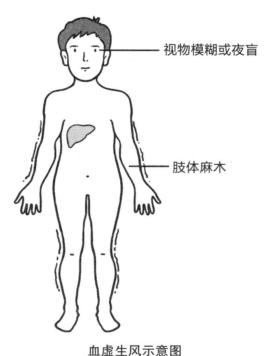

视物模糊或夜盲

肢体麻木

血虚生风示意图

定振丸：熟地黄 15 克，生地黄 15 克，当归 15 克，白芍 15 克，川芎 6 克，钩藤 15 克，制首乌 15 克，枸杞子 15 克，黄芪 24 克，白术 10 克，天麻 20 克，防风 10 克，威灵仙 10 克，全蝎 6 克，蜈蚣 1 条，炙甘草 8 克。水煎服。

当归、白芍、生地、熟地、川芎、首乌、枸杞子大补肝血，钩藤、天麻、全蝎、蜈蚣、防风息风止痉，威灵仙祛风除湿，黄芪、白术、甘草健脾益气。

如果血虚生风，风邪扰动皮肤，造成皮肤瘙痒（老年人冬季多见），可用消风四物汤。

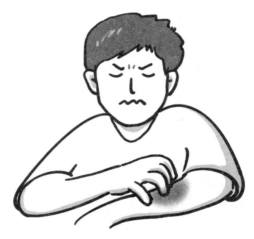

血虚生风致皮肤瘙痒

消风四物汤：当归 10 克，白芍 10 克，生地黄 15 克，荆芥 6 克，防风 10 克，炙甘草 6 克，刺蒺藜 15 克，白鲜皮 10 克，黄芩 3 克。水煎服。

当归、白芍、生地养血，荆芥、防风、刺蒺藜祛风，黄芩清热，白鲜皮清热祛风止痒。

二、内寒

内寒，是机体阳气虚衰，寒从内生，功能衰退的证候，又称"虚寒证"。

主证为面色㿠白，肢冷，倦怠嗜卧，畏寒喜暖，舌淡胖，脉沉迟。

如心阳不足，寒凝心脉，还伴有心胸憋闷，甚则绞痛、面青唇紫等症状。

如脾胃阳气不足，则伴有脘腹冷痛、呕吐清水、腹胀食少、大便溏泄等症状。

如肾阳不足，则伴有腰膝冷痛，下利清谷，小便清长，以及男子阳痿、女子带下清稀等症状。

因为肾为阳气之根，故阳虚内寒多与肾有关，《素问·至真要大论》说："诸寒收引，皆属于肾。"治疗肾阳不足，可选用右归丸。

右归丸：熟地黄240克，山药120克，山茱萸90克，枸杞子90克，菟丝子120克，鹿角胶120克，杜仲120克，肉桂60克，当归90克，炮附子60克。炼蜜为丸，如梧桐子大，每服6~9克。

附子、肉桂、鹿角胶，温补肾阳；但单纯温阳，则阳无所附，故又以熟地黄、山萸肉、枸杞子、山药滋补肾阴，取"阴中求阳"之义；菟丝子、杜仲补肝肾、强腰膝；当归补血养血。

三、内湿

内湿是指内生之湿，与脾有密切关系，故有脾虚生湿之说。

内湿多由饮食不节，或过食肥甘，损伤脾气，以致脾运化水液功能障碍，聚而成湿。《素问·至真要大论》说："诸湿肿满，皆属于脾。"

若湿郁化热，常在体内形成湿热证候。

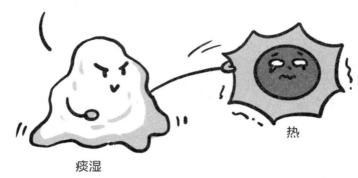

湿热相结合

如湿热郁结肝胆，令胆汁泛溢肌肤，可发为黄疸，治疗可用茵陈蒿汤和四苓散（见前）；如湿热下注宗筋，常导致阳痿、白浊，治疗常用龙胆泻肝汤、萆薢分清饮（见前）；如湿热下注胞宫，会形成黄带，治疗常用易黄汤（见前）；如湿热下注关节，可导致趾、踝、膝、髋、腰、腿出现疼痛，严重的还会红肿，治疗常用二妙丸（见前）；若湿与寒结合，可形成寒湿，寒湿中阻，困遏脾运，可导致恶心呕吐、胃胀、不思饮食，治疗可用《医学心悟》之神术散。

神术散：苍术 6 克，厚朴 30 克，陈皮 10 克，炙甘草 6 克，缩砂仁 10 克，木香 6 克。水煎服。

砂仁、木香、陈皮、厚朴行气除满，砂仁行气消胀止呕，苍术、甘草健脾化湿和胃。

四、内燥

内燥，是脏腑津液耗伤所表现的证候，主要涉及脏腑是肺胃。

内燥的产生，一般有三种情况：

①温热病，热邪伤津。

②慢性消耗性疾病耗伤精血。

③过用发汗、泻下、温燥药。

内燥的临床表现，在外可见形体消瘦、皮肤干燥、毛发干枯无泽、鼻咽干燥等症状；在内可见干咳无痰、口渴喜饮，大便干结，小便短少，舌红少津，脉细数。因为内燥是津液缺乏，精血耗伤所表现的病证，所以又称"津亡"或"血燥"。

治疗内燥证，常用沙参麦冬汤。

沙参麦冬汤：沙参9克，玉竹6克，生甘草3克，冬桑叶6克，麦门冬9克，生扁豆6克，天花粉6克。水煎服。

沙参、麦冬清养肺胃。玉竹、天花粉生津解热，生扁豆、生甘草益气培中，桑叶清宣燥热。共奏养肺止咳之功。

五、内火

内生的火热证，多由情志抑郁、劳欲过度、嗜食辛辣或阴津不足，导致脏腑阴阳失调引起，多属内伤病，有实热和虚热之分。

实火证：即"阳盛则热"，常与情志、饮食相关，可见于心、肝、肺、胃等火热的病变。如肝火上炎的目赤，口苦，急躁易怒；心火上炎的心烦失眠，口舌糜烂；胃火上冲的口渴喜冷饮，齿龈肿痛，大便干结；肺火的咽喉疼痛，咯吐黄痰，或脓血等。治疗常用泻青丸（治肝火）、导赤散（治心火）、清胃散（治胃火）、泻白散（治肺火）等。

泻青丸：当归3克，龙胆草3克，川芎3克，栀子3克，大黄3克，羌活3克，防风3克。炼蜜为丸，如芡实大，每次服用一丸。

龙胆草清泄肝胆实火；栀子辅助龙胆草清火；川芎行肝气；大黄釜底抽薪，导热下行；羌活、防风疏散伏热，遵"热郁发之"之意。

导赤散：生地黄6克，木通6克，生甘草6克，竹叶6克。水煎服。

生地养阴清热；生甘草清热解毒；木通、竹叶清热利尿，导热下行；如果心火亢盛明显，可加黄连 3 克。

清胃散：生地黄 15 克，当归 6 克，牡丹皮 9 克，黄连 6 克，升麻 9 克。水煎服。

黄连清胃热，生地、当归滋阴养血，防止热邪伤阴血；丹皮清血热，兼能活血消肿；升麻升阳散火，遵火郁发之之意。

泻白散：地骨皮 9 克，桑白皮 9 克，炙甘草 3 克，粳米 15 克。水煎服。

桑白皮清泻肺热；地骨皮甘寒入肺，清降肺中伏火；甘草、粳米养胃和中。

虚火证：即"阴虚则热"，也叫"阴虚火旺"，多属肺、肾、心、肝的病变。其见证如下：五心烦热，虚烦不眠，潮热盗汗，咽干目涩，头晕，耳鸣等，治疗常用知柏地黄丸、大补阴丸。

知柏地黄丸：熟地黄 24 克，山萸肉 12 克，山药 12 克，泽泻 9 克，牡丹皮 9 克，茯苓 9 克，知母 6 克，黄柏 6 克。水煎服。

在六味地黄丸基础上增加黄柏、知母。六味地黄丸可以滋阴，黄柏、知母增强清虚热的力量。

大补阴丸：熟地黄 24 克，龟板 24 克，黄柏 9 克，知母 9 克。水煎服。

熟地、龟板善于滋阴，黄柏、知母善于清热。

第三节　疫疬

疫疬，是指一类具有强烈传染性的致病邪气，这种邪气也是从体外侵入的，因此，它也属于外感病的致病因素，它引发的疾病，属于外感病的范畴。

它与六淫的不同，就在于它有强烈的传染性，中国历代文献对它有不同的名称，如"异气""戾气"等，这些不同的名称，主要是说这种致病因素的特殊性和它致病的严重性。

疫疠致病具有发病急、变化快、病情重，传染性强，症状相似的特点。如《素问·刺法论》说："五疫之至，皆相染易，无问大小，病状相似。"说明了疫疠致病的传染性强和症状相似。《诸病源候论》说："人感乖戾之气而生病，则病气转相染易，乃至灭门。"这不仅指出疫疠致病的传染性强，而且还说明了病的严重性。

关于疫疠致病与六淫病邪的不同，前人也有论述，如吴又可《瘟疫论》中说："夫温疫之为病，非风非寒，非暑非湿，乃天地间别有一种异气所感。"并指出"戾气"的传染途径是空气与接触，邪气从口鼻而入，进而伏于膜原，治疗可用达原饮。

达原饮： 槟榔6克，厚朴3克，草果仁1.5克，知母3克，芍药3克，黄芩3克，生甘草1.5克。水煎服。

槟榔化湿祛痰使邪速溃，厚朴理气祛湿，草果辟秽止呕，三药直达膜原，祛邪外出；温热疫毒，最易伤阴，故用白芍、知母清热养阴；黄芩苦寒，清热燥湿；生甘草清热解毒，调和诸药。

常见的疫病有大头瘟（头面丹毒）、蛤蟆瘟（痄腮）、疫痢（细菌痢）、白喉、烂喉丹痧（猩红热）、天花、霍乱等。这些病中，有些可以散在发生，但往往形成疫病，广泛流行。其发生和流行，与自然界气候反常相关，如久旱、久雨、酷热、湿、雾、瘴气等；此外与环境和饮食不卫生等也有密切关系。

第四节　七情

情，即情志活动。中医学把人体的情志活动归纳为七种，即喜、怒、忧、思、悲、恐、惊，简称"七情"。

其中，愿望实现则喜，愿望受阻则怒，问题不解则思，面临困难则忧，愿望破灭、丧失所爱之人则悲，遭遇危险而无力应对则恐，意料之外则惊。正常范围内，七情不会致病，但过度的情志刺激会引发疾病。

一、七情与五脏的关系

中医认为，七情与五脏相关。

《素问·阴阳应象大论》说："肝在志为怒，心在志为喜，脾在志为思，肺在志为忧，肾在志为恐。"这就是七情分属五脏，所形成的五脏之志。（详细解释，参考五脏篇）

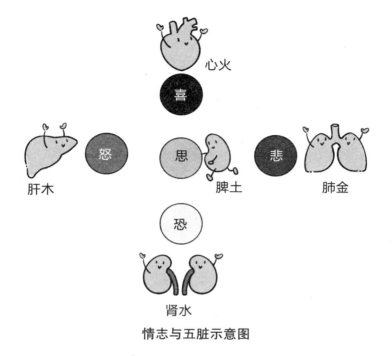

情志与五脏示意图

二、七情致病的特点

情志的异常变化，会伤及内脏，使脏腑气机升降失常，气血功能紊乱，如《素问·举痛论》说："百病生于气也，怒则气上，喜则气缓，悲则气消，恐则气下，惊则气乱，思则气结。"

①怒则气上：气上，是指气机上逆。大怒则肝气疏泄功能太过，肝气上冲，甚至血随气逆，气血并走于上，甚至引起昏厥。正如《素问·生气通天论》所说："大怒则形气绝而血菀于上，使人薄厥。"很多老年人生气后忽然中风就是怒则气上所致。

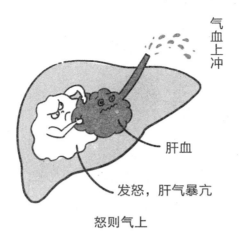

怒则气上

②喜则气缓：心藏神，过度欢喜，易致心气涣散，神失所养，从而出现精神失常，如范进中举。

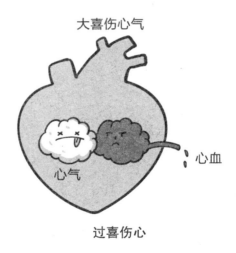

过喜伤心

③悲则气消：过度悲哀，意志消沉，容易使肺气耗伤。出现胸闷、气短、乏力、懒言、不想运动等症状，如抑郁症患者就不想运动。

④恐则气下：过于恐怖会伤肾，以致肾气不固，气陷于下，不能统摄。如人在遭遇危险时会吓得小便失禁。

⑤惊则气乱：突然受惊伤心，以致心神无所依附，慌乱失措，出现

心慌心悸。

⑥思则气结：思虑过度伤脾，以致脾气郁滞，运化无力，出现不思饮食、茶饭不思，如《三国演义》中诸葛亮伐魏时经常茶饭不思。

情志为病，虽然对人体内脏有不同的影响，但人体是一个有机整体，心是五脏六腑之大主，总管人体的精神思维活动（精神之所舍）。故情志的异常变化，首先影响心，然后分别影响其他脏腑，故《灵枢·口问》说："心者，五脏六腑之主也……故悲哀愁忧则心动，心动则五脏六腑皆摇。"

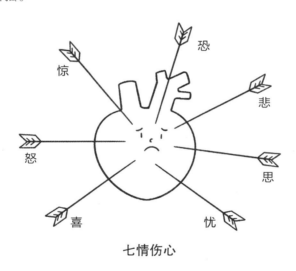

七情伤心

第五节　饮食失宜

饮食是后天之精的来源，是维持人体生命活动必不可少的物质，本不是病因，但是饮食不当，也能成为致病因素。因为脾主运化水谷精微，胃为水谷之海，所以饮食不当所致的疾病，首先是影响脾胃，病变在于脾胃。

在什么情况下，饮食会成为致病因素呢？

一、饥饱失常

饮食以适量为宜，经常饥饿，则气血的化源不足，久之则气血衰少而为病。同时，由于气血衰少，抵抗力降低，易于继发其他病证。例如减肥过度，可引起贫血、头晕、闭经。另外，经常不吃早饭，胆汁不能释放，浓缩过度，还会形成胆结石。

过饱、暴饮暴食，超过了机体的消化能力，可以损伤脾胃，使脾胃不运，升降失常，出现饮食停滞的证候。证见脘腹胀满拒按，恶闻食气，嗳腐吞酸，泻下臭秽等。故《素问·痹论》说："饮食自倍，肠胃乃伤。"临床治疗可用保和丸，严重的还可以用枳实导滞丸（见前）。

保和丸：山楂180克，神曲60克，法半夏90克，茯苓90克，陈皮30克，连翘30克，莱菔子30克。上为末，水泛为丸，每服6~9克，温水送服。

山楂，消肉食，祛油腻之积；神曲，化酒食陈腐之积；莱菔子，消米谷面之积；食积容易于阻气生湿化热，故以半夏、茯苓燥湿，以陈皮行气，以连翘清热。

如果食滞过久，郁而化热生痰，脾胃功能减弱，日久形成疳积，证见手足心热，脘腹痞满，面黄肌瘦，舌苔厚腻，此证多见于小儿。临床治疗可以用健脾丸。

健脾丸：白术75克，木香22克，黄连22克，炙甘草22克，白茯苓60克，人参45克，神曲30克，陈皮30克，砂仁30克，麦芽30克，山楂 30 克，山药 30 克，肉豆蔻 30 克。上为细末，水泛为丸，每服 6~9 克，温水送服。

人参、山药、白术、茯苓健脾；山楂、神曲、麦芽消食和胃；食积容易导致气阻、积热，故用木香、砂仁、陈皮行气，用黄连清热；积食伤脾，容易导致腹泻，故用肉豆蔻涩肠止泻。

现代人高发的 2 型糖尿病（消渴）也与饮食过度、食积内热、消耗津液有关，津液耗伤后，会形成口渴的症状，所以命名为消渴。仝小林院士治疗糖尿病，常用含有黄连的处方来治疗，如干姜黄芩黄连汤。

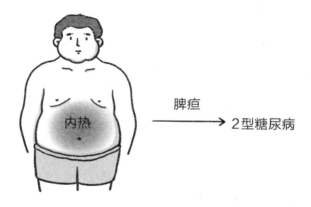

干姜黄芩黄连人参汤：干姜 9 克，黄芩 6 克，黄连 6 克。水煎服。

黄连清热，善治消渴；黄芩辅助黄连；干姜反佐黄连，防止苦寒伤胃。

二、饮食不洁

饮食不清洁，可引起肠胃疾病，如痢疾等，甚至食物中毒，也可引起寄生虫病。

三、饮食偏嗜

饮食物的品种，要进行适当的调节，才能起到全面营养人体的作用。若偏嗜某一种或某一类食品，易引起部分营养物质的缺乏，或机体的阴阳偏胜偏衰，从而发生疾病。如佝偻病、夜盲症就是缺少某些营养物质所引起的疾病。

饮食偏嗜还应包括嗜冷、嗜热、嗜肥甘厚味、嗜酒等。

如饮冷过度，易伤脾胃之阳，水湿不化，寒湿内生，发生腹痛泄泻等证。若饮食嗜热，则易烫伤食管形成食管癌，很多老人食管癌就与此相关。

而过食肥甘厚味，或嗜酒无度，易生湿热，痰浊，发生痔疮下血以及痈疡等病。《素问·生气通天论》说："膏粱（粱）之变，足生大疔。"这里的膏粱之变、足生大疔，就是糖尿病引起的脱疽。

治疗痔血可用槐角丸，治疗糖尿病感染，常用仙方活命饮、四妙勇安汤等。

槐角丸：槐角 500 克，地榆、当归（酒浸）、防风、黄芩、枳壳（麸炒）各 250 克。上为末，酒糊为丸，如梧桐子大。每服三十丸，米饮送下，不拘时候，久服。

槐角入大肠，为凉血止血要品；地榆苦寒收敛，有收敛止血的作用；黄芩清热凉血止血；下血虽因血为热迫，气机陷而不举亦难辞其责，故佐升浮的防风升发清阳。枳壳疏通气机。当归活血润肠，可促进排便，减少对痔疮的物理刺激，减少出血。

仙方活命饮：金银花 9 克，防风 6 克，白芷 3 克，当归尾 6 克，陈皮 9 克，赤芍 6 克，生甘草 6 克，浙贝母 6 克，天花粉 9 克，乳香 6 克，没药 6 克，穿山甲 6 克，皂角刺 6 克。水煎服。

金银花清热解毒，最善疗疮；归尾、赤芍、乳香、没药、陈皮活血行气；疮痈初起，邪气在表，故用白芷、防风从表散邪；热蒸津液，容易化脓，故用贝母、花粉清热排脓；穿山甲、皂角刺通行经络；甘草清热解毒。

四妙勇安汤：金银花90克，玄参90克，当归60克，生甘草30克。水煎服，连服10剂，药量不可减少。

金银花清热解毒，玄参清热滋阴，当归活血化瘀，生甘草清热解毒。

而现在高发的冠心病、心绞痛，更是与嗜好脂质、肉类相关。长期进食肥甘肉类，会导致血脂升高，进而堵塞血管，诱发心梗、脑梗等大病、重病。所以，饮食清淡对于预防以上疾病有重要意义，平时可以用红曲、山楂、大黄降脂。

酒味辛甘大热，其性酷烈，火热有毒，不能久饮，久则造成湿热蕴结，长期以往还会致癌。治疗酒毒，常用葛花解醒汤。

葛花解醒汤：葛根9克，葛花9克，砂仁6克，木香6克，陈皮6克，白茯苓6克，猪苓6克，泽泻6克，人参6克，神曲6克，白术6克，豆蔻6克，青皮6克，黄连3克。水煎服。

葛花解酒醒神，令酒毒从表而解；神曲消食和胃；白蔻仁、砂仁理气醒脾，除满闷；猪苓、茯苓、泽泻渗湿止泻，引酒毒从小便而去；人参、白术、干姜补中健脾，防止酒毒伤胃；陈皮、木香、青皮理气。

第六节　劳逸失度

劳，包括三方面内容。

一、劳累过度

《素问·举痛论》说"劳则气耗"，劳累过度会耗气，导致气少力衰，四肢困倦，懒于言语，精神倦怠，动则气喘等症。李东垣也说："形体劳役则脾病，脾病则倦怠嗜卧，四肢不收，大便泄泻。"治疗可用补中益气汤（见前）。

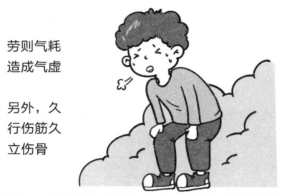

劳则气耗
造成气虚

另外，久行伤筋久立伤骨

劳累过度还会损伤筋骨关节，如体力劳动者常见腰肌劳损，《素问·宣明五气》也说："久立伤骨，久行伤筋。"

二、劳心太过

思虑过度，会暗耗心血，出现心血不足，心神失养的症状，如心悸健忘、失眠多梦等，可用归脾汤（见前）治疗。

三、房劳过度

房劳过度主要指性生活不节，手淫过度，早婚等。这样会损伤肾精，出现以肾虚为主的症状，如腰膝酸软、眩晕耳鸣、神疲乏力，男子可见遗精、滑泄、阳痿，女子可见月经不调、带下过多等证。

《褚氏遗书》说："合男子多则沥枯虚人。"《景岳全书》说："妇人因情欲房事，以致经脉不调者，其病皆在肾精亏虚。"

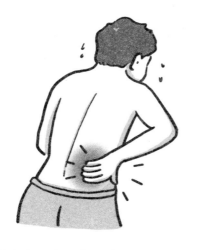

房劳过度
导致腰疼、腿软
头晕目眩
精神萎靡

治疗肾虚之腰痛，常用《三因方》之安肾丸。

安肾丸：补骨脂 20 克，续断 20 克，桃仁 10 克，小茴香 8 克，葫芦巴 10 克，怀山药 15 克，茯苓 10 克，杜仲 20 克，杏仁 6 克，菟丝子 20克。水煎服。

补骨脂、菟丝子、葫芦巴、小茴香温肾阳，散寒气；山药滋补肾阴；续断、杜仲补肾壮腰，治疗肾虚腰痛及各类腰痛；桃仁消除瘀血，治疗瘀血腰痛；茯苓除湿，治疗湿邪腰痛。

逸，指安逸，不劳动，不参与体育锻炼。

长期安逸，不活动四肢肌肉，可导致脾胃功能呆滞，引起脘腹胀满、形体肥胖等，进而引起各种病变。如《素问·宣明五气》说："久坐伤肉，久卧伤气。"

第七节　外伤及虫兽所伤

外伤包括跌打损伤、创伤、烧伤等，以外伤皮肤、肌肉、筋骨而致瘀血肿痛、出血脱液、筋伤骨折或脱臼等病证为多见。

如果复有外邪从创口侵入，还会使病情更加复杂或恶化，如伤口感染、破伤风等。若外伤损及内脏、大血脉或头部可导致大出血，神志昏迷，甚至引起死亡。

临床治疗跌打损伤，皮肉青瘀疼痛，常用复原活血汤。

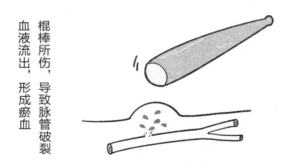

棍棒所伤，导致脉管破裂血液流出，形成瘀血

复元活血汤：柴胡 15 克，瓜蒌根 9 克，当归 9 克，红花 6 克，炙甘草 6 克，穿山甲 6 克，大黄 30 克，桃仁 15 克，共为粗末，每服 30 克，加黄酒 30 毫升。水煎服。

大黄活血化瘀，导瘀下行；柴胡疏肝行气，气行则血行；桃仁、红花活血化瘀；穿山甲破瘀通络；当归补血活血；瓜蒌根消瘀血；甘草缓急止痛；黄酒活血通络。

虫兽所伤，一般多见肌肤损害，但如属毒蛇、疯狗咬伤的，不仅体表受到伤害，甚至引起不同程度的全身中毒症状。

第八节　寄生虫

中医学对多种寄生虫病均有一定认识，特别是对蛔虫、蛲虫、绦虫等肠道寄生虫的认识更为明确。肠道寄生虫病多由饮食不洁所致，各种寄生虫均吸吮人体营养，日久则致气血虚损证候。《景岳全书》说："其久而为害则为腹痛、食减，渐至羸瘠。"临床上常见的虫证，除见腹痛、食欲异常、面黄肌瘦等症状之外，蛔虫还常可引起蛔厥（即胆道蛔虫）等病证。虫积过多，也是造成臌胀的原因之一。

治疗蛔虫，古代常用乌梅丸。

乌梅丸：乌梅480克，细辛180克，干姜300克，黄连480克，当归120克，炮附子180克，蜀椒120克，桂枝180克，人参180克，黄柏180克。乌梅用醋浸泡一宿，去核，捣烂。和入余药捣烂，烘干。研末，加蜜制丸，每服9克，日2次。

酸能安蛔，故用乌梅，蛔静则痛止；蛔虫运动因肠寒，故用蜀椒、细辛祛寒；苦能下蛔，故用黄连、黄柏；附子、桂枝、干姜温脏驱寒；当归、人参益气补血。

第九节　痰饮

痰和饮，是脏腑病理变化过程中，由于津液不能及时布散，凝聚变化而成，前人有"积水成饮，饮凝成痰"的说法。

津液之所以凝聚，又与气相关，戴思恭说："因气成积，积气为痰，故善治痰者，不治痰而治气，气顺则一身之津液亦随之而顺矣。"

痰和饮的区别是：清稀的为饮，稠浊的为痰。因为痰和饮只是清稀和稠浊之分，因而一般常痰饮并称。

痰饮又有两种不同的概念：一是指视之可见，触之可及或听之有声的，如咳吐的痰饮，此为"有形之痰"。二是指视之不见，触之无物，但表现有头目眩晕、恶心呕吐、气短、心悸，或癫狂、昏不识人等症状的，此为"无形之痰"，古人常说"怪病多痰"，即指无形之痰。

一、痰饮的形成

痰和饮的生成，主要关系到肺、脾、肾、三焦，因为这几个脏腑都和人体津液的输布、水液的代谢相关。在病理的情况下，气化功能失调，影响津液的输布与排泄，以致水湿停聚而成痰饮。

如肺有通调水道、布散津液的功能，如肺气不能宣降，水津不能通调输布，便可停聚而成痰饮。临床常见的如风寒袭肺，肺失宣降，津液不布，聚而为痰为饮。又如肺气虚弱，宣降无力，津液聚而为痰为饮。

脾主运化水湿，如果脾运化水湿功能失调，水湿不运，则停聚而为痰为饮，所谓"脾为生痰之源"。

肾主气化水液，若肾阳不足，则气化无力，水不能化气排出，停而为痰为饮。

三焦是气和水通行的道路，若三焦不能通调，则水气互结，停而为痰为饮。如人体内而五脏，外而筋骨皮肉，所形成的各种痰饮病变，大多与三焦有关，这是因为三焦遍历上中下焦、五脏六腑、筋骨皮肉的缘故。

二、痰饮的部位及证候特点

由于痰饮形成的病证相当广泛，故有"百病多由痰作祟"和"怪病多从痰治疗"的说法。朱丹溪还说："痰之为物，随气升降，无处不到。"根据痰所在的部位不同，其临床表现也不一样：

如果痰浊阻肺，宣降失职，可见咳喘痰多，喉中痰鸣、哮喘、胸闷等病症。

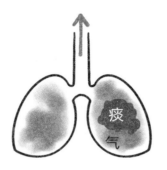

痰停肺中
阻碍呼吸
导致呼吸困难

痰气相激
导致痰声辘辘

若为寒痰，可用三子养亲汤或苓甘五味姜辛汤。

三子养亲汤：紫苏子9克，白芥子9克，莱菔子9克。三物微炒，捣碎布包，微煮，频服。

白芥子温肺化痰，利肺散结；苏子降气化痰，止咳平喘；莱菔子消食导滞，下气祛痰。水煎服。

苓甘五味姜辛汤：茯苓12克，甘草9克，干姜9克，细辛5克，五味子5克。

干姜、细辛温肺化饮；茯苓健脾渗湿，杜绝生痰之源；为防止干姜、细辛耗伤肺气，故用五味子敛肺止咳；甘草调和诸药。

若为热痰，常用小陷胸汤或千金苇茎汤。

小陷胸汤：黄连6克，法半夏12克，瓜蒌实20克。水煎服。

瓜蒌清热涤痰，宽胸散结；黄连苦寒清热除痞；半夏化痰散结。

千金苇茎汤：苇茎 30 克，薏苡仁 30 克，冬瓜仁 24 克，桃仁 9 克。水煎服。

苇茎善清肺热，冬瓜子清热化痰，薏苡仁化湿，桃仁活血化瘀。

如果痰浊在心，蒙蔽心窍，可见失眠、神昏、癫狂、精神错乱、癫痫、中风等病症。

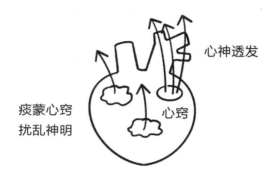

治疗痰浊蒙心之中风、失语，常用涤痰汤、解语丹。

涤痰汤：天南星 8 克，法半夏 8 克，枳实 6 克，茯苓 6 克，陈皮 5 克，石菖蒲 3 克，人参 3 克，竹茹 2 克，炙甘草 2 克，生姜 5 片。水煎服。

半夏、南星燥湿化痰；竹茹清热化痰；茯苓利湿，杜绝生痰之源；枳实、陈皮行气，气行则痰消；石菖蒲化痰开窍，促进神苏；人参、甘草辅助正气。

解语丹：白附子 6 克，石菖蒲 6 克，远志 6 克，天麻 6 克，全蝎 6 克，羌活 6 克，胆南星 6 克，木香 3 克，法半夏 15 克。水煎服。

半夏、南星化痰；石菖蒲豁痰开窍，远志辅助石菖蒲开窍，且能安心宁神；中风缘于风，故以天麻、羌活祛风，全蝎祛风通络，白附子祛风化痰，木香行气通络。

治疗风痰上扰之癫痫，常用定痫丸。

定痫丸：天麻 80 克，川贝 100 克，法半夏 50 克，茯神 60 克，胆南星 30 克，石菖蒲 60 克，全蝎 20 克，僵蚕 40 克，琥珀 30 克，陈皮 40 克，炙远志 40 克，丹参 60 克，麦冬 50 克，牛黄 10 克。合碾细末，蜜丸，如黄豆大，每日 60 粒，早晚分服。

贝母、竹沥、胆南星清热化痰，半夏、茯苓、陈皮燥湿行气化痰，全蝎、僵蚕、天麻平肝息风止痉，石菖蒲化痰开窍，远志、茯神宁心安神，朱砂、琥珀重镇安神，丹参、麦冬凉心清热。

治疗痰火扰神之狂躁、失眠，常用黄连温胆汤，严重的可用礞石滚痰丸。

黄连温胆汤：黄连 9 克，陈皮 9 克，法半夏 9 克，茯苓 5 克，炙甘草 3 克，枳实 6 克，竹茹 6 克。水煎服。

法半夏燥湿化痰；竹茹清热化痰；茯苓利湿，杜绝生痰之源；皮、枳实行气，气行则痰消；黄连苦寒，清火安神。

礞石滚痰丸：大黄 240 克，黄芩 240 克，礞石 30 克，沉香 15 克。上为细末，水泛小丸，如梧桐子大，每服 8~10 克，日 1~2 次，温开水送下。

礞石下气坠痰；黄芩苦寒清火；沉香降气，气降则痰降；痰火胶结，无下行之路，故以通便之大黄荡涤痰热。

痰浊在胃，胃气不降而上逆，可见恶心、呕吐、背部寒冷如掌大等症状。治疗痰浊呕吐，常用温胆汤或小半夏加茯苓汤。

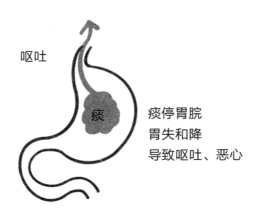

呕吐

痰

痰停胃脘
胃失和降
导致呕吐、恶心

小半夏加茯苓汤：法半夏20克，生姜10克，茯苓20克。水煎服。

半夏燥湿化痰涤饮，降逆和中止呕。生姜止呕圣药；茯苓淡渗利湿。

温胆汤：黄连9克，陈皮9克，法半夏9克，茯苓5克，炙甘草3克，枳实6克，竹茹6克。水煎服。

法半夏燥湿化痰；竹茹清热化痰；茯苓利湿，杜绝生痰之源；陈皮、枳实行气，气行则痰消。

如果痰浊上逆，阻塞头部脉络，清阳失畅，头脑失养，可见眩晕昏蒙，临床治疗痰眩，常用温胆汤（见上）、导痰汤或半夏白术天麻汤。

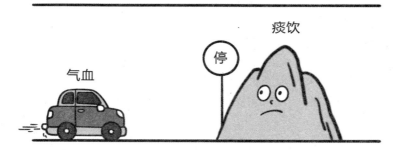

痰饮阻滞气血运行

导痰汤：法半夏120克，天南星30克，枳实30克，陈皮30克，赤茯苓30克。上为粗末，每服9克，水二碗，加生姜五片，煎至一碗。

半夏、南星燥湿化痰，陈皮、枳壳理气化痰；茯苓淡渗利湿，杜绝生痰之源。

半夏白术天麻汤：法半夏6克，天麻6克，茯苓6克，陈皮3克，白术9克，炙甘草3克。水煎服。

半夏燥湿化痰；天麻平肝息风，专治头晕；白术、茯苓健脾利湿，杜绝生痰之源；橘红理气化痰，气顺则痰消；甘草调和诸药。

痰阻心脉，气机闭塞，可见剧烈心痛，心痛彻背、背痛彻心。

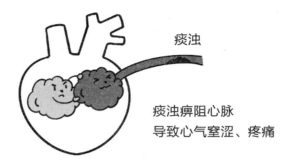

痰浊

痰浊痹阻心脉
导致心气窒涩、疼痛

临床治疗痰浊胸痛，常用十味温胆汤或枳实薤白桂枝汤。

十味温胆汤：法半夏9克，枳实9克，陈皮9克，白茯苓15克，酸枣仁9克，远志6克，北五味子9克，熟地黄30克，人参6克，炙甘草6克，加姜枣。水煎服。

半夏燥湿化痰；枳实、陈皮理气化痰，气行则痰化；茯苓淡渗利湿，杜绝生痰之源；姜枣调和脾胃；人参益气；熟地养血；五味子、酸枣仁、远志宁心安神。

枳实薤白桂枝汤：枳实12克，厚朴12克，薤白9克，桂枝6克，瓜蒌12克。水煎服。

瓜蒌涤痰散结宽胸止痛；薤白通阳散结，化痰散寒；枳实、厚朴降逆除满；桂枝通阳散寒，平冲降逆。

痰浊流窜四肢，气血不通，可见四肢麻木，或疼痛，治疗可用指迷茯苓丸。

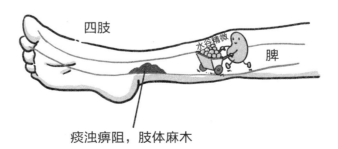

四肢

水谷精微

脾

痰浊痹阻，肢体麻木

指迷茯苓丸：茯苓 30 克，枳壳 15 克，法半夏 60 克，芒硝 3 克。上为末，生姜汁糊丸，每服 6 克。

半夏燥湿化痰，茯苓祛湿，二药合用，即祛已生之痰，又杜生痰之源；枳壳理气宽中；朴硝消痰破结；姜汤送服，开胃化痰。

痰气裹结，还可形成痰核、瘰疬、包块等，治疗常用黄连温胆汤、消瘰丸化痰。

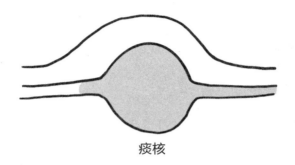

痰核

黄连温胆汤：黄连 9 克，陈皮 9 克，法半夏 9 克，茯苓 5 克，炙甘草 3 克，枳实 6 克，竹茹 6 克。水煎服。

法半夏燥湿化痰；竹茹清热化痰；茯苓利湿，杜绝生痰之源；陈皮、枳实行气，气行则痰消；黄连清热。

消瘰丸：玄参 15 克，生牡蛎 20 克，浙贝母 20 克。水煎服。

玄参滋阴降火，苦咸消瘰；贝母化痰消肿，解郁散结；牡蛎咸寒，软坚散结。

三、痰饮的其他分类

痰又有风痰、热痰、寒痰、湿痰之分。

①风痰：既有动风的症状，又有痰的症状，如痫证，表现为突然跌倒，昏迷抽搐，口吐痰涎。其中，抽搐为动风的特点，口吐白沫为痰的

特点，治疗可以用定痫丸（见前）。

②热痰：指痰热互结，或痰郁生热。如热痰在肺，则表现为痰稠而黄，治疗可用小陷胸汤（见前）；痰火扰心，则不寐，治疗可用黄连温胆汤（见前）。

③寒痰：寒痰在肺，咳吐稀白痰，四肢厥冷，治疗可用苓甘五味姜辛汤（见前）；寒痰流窜经络，则可以出现阴疽、漫肿无头的包块，治疗可用阳和汤。

阳和汤：熟地黄 30 克，麻黄 2 克，鹿角胶 9 克，白芥子 6 克，肉桂 3 克，生甘草 3 克，炮姜 2 克。水煎服。

熟地温补营血；鹿角胶温肾阳、益精血；肉桂、炮姜炭入血分，温通血脉；白芥子辛温，可达皮里膜外，通络散结；麻黄宣通毛窍，开腠理，解寒凝。

④湿痰：湿痰以痰多、色白、易于咳出为表现，治疗可用二陈汤。

二陈汤：陈皮 15 克，法半夏 15 克，茯苓 9 克，炙甘草 5 克。水煎服。

半夏燥湿化痰；茯苓淡渗利湿，杜绝生痰之源；陈皮理气化痰；炙甘草调和诸药。

第十节　瘀血

瘀血是体内血液停聚而形成的病理产物。包括体内瘀积的离经之血，以及因为血液运行不畅，停滞于经脉或脏腑组织内的血液。

一、瘀血的形成

瘀血的形成原因，常见的有五种。

①气滞：气为血帅，气行则血行，气滞则血瘀，所以气滞可以导致血瘀。如肝气郁结导致的胸胁刺痛。（详见肝主疏泄）

②气虚：血的运行，有赖于气的推动，如气虚损不足，推动无力，致使血行无力而不畅，发生瘀血。如清代王清任说："血管无气必停留而瘀。"

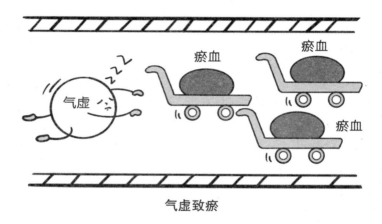

气虚致瘀

③血寒：血得寒则凝，得温则行，故寒入于经，血液滞而不通畅，可以形成瘀血。正如王清任所说："血寒则凝结成块。"

④热入营血：热邪进入血分，可以煎熬血液，导致血液浓缩、流动性变差。如温病的血分证可以见到皮肤瘀斑、瘀点，就是热邪造成的瘀血。正如王清任所说："蕴毒在内，炼烧其血，血受烧炼，其血必凝。"

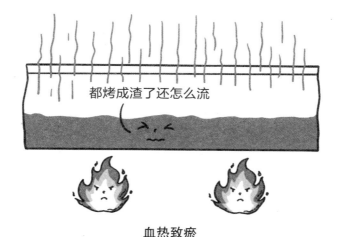

血热致瘀

⑤外伤及其他原因，经脉破裂出血，积而成瘀血，如跌仆所形成的血肿。

二、瘀血的病证特点

①疼痛：瘀血阻塞经脉，气血不通，不通则痛。其痛处固定不移，痛如针刺且拒按。如头部瘀血可致头痛，可用通窍活血汤；若瘀血腰痛，可用身痛逐瘀汤（见前）。

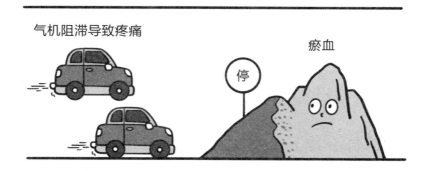

气机阻滞导致疼痛

停

瘀血

通窍活血汤：桃仁 9 克，红花 9 克，赤芍 10 克，川芎 3 克，葱须 10 根，生姜 2 片，红枣 6 克，麝香 0.2 克（冲服）。水煎服。

桃仁、红花、赤芍、川芎活血化瘀，麝香、葱须行气通窍，生姜、红枣护胃。

②肿块：瘀血积于皮下或体内可见肿块。肿块部位多固定不移。若在体表，可以见到青紫色的血肿。若在体腔内，则出现扪之坚硬的癥瘕，如肝脾肿大、子宫肌瘤等，其特点是聚而不散，按之有形。

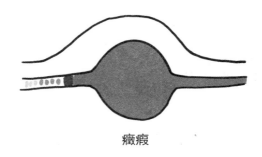

癥瘕

治疗子宫肌瘤，可用桂枝茯苓丸加三棱、莪术各 9 克。

桂枝茯苓丸：桂枝 100 克，茯苓 100 克，牡丹皮 100 克，桃仁 100 克，赤芍 100 克。研为细末，炼蜜为丸，每次服用 6 克，日 3 服。

桂枝辛温，温通血脉；桃仁活血祛瘀；丹皮、芍药活血化瘀，芍药兼有止痛之功；茯苓淡渗祛湿。

③出血：离经之血，排出体外，多呈紫黯，常伴血块。如妇女月经不调或产后恶露不尽，其特点是血色紫黑，常伴有血块。治疗产后恶露不尽、血块，可以用生化汤。

生化汤：当归 24 克，川芎 9 克，桃仁 6 克，干姜 2 克，炙甘草 2 克。水煎服。

当归补血活血，化瘀生新；川芎行气活血；桃仁活血祛瘀；炮姜温经止痛；黄酒温通血脉。

④紫绀：瘀阻经脉，血行障碍，故见紫绀。如心脉瘀阻的口唇指甲青紫。

瘀血的临床症状，除上述外，还有一些全身性的表现，如面色黧黑，肌肤甲错，皮下瘀斑，舌色紫黯或有瘀点，脉细涩。

第十一节　结石

脏腑内形成并停留的砂石样病理产物，称为结石。常见的结石有胆结石、肾结石、膀胱结石等。

一、结石的形成

结石主要是由于脏腑本虚，湿热浊邪乘虚而入，积聚不散，煎熬日久而成。

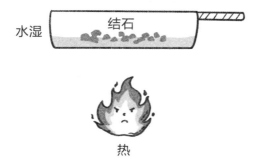

胆结石则常因外感或内生之湿热内阻，交蒸于肝胆；或情志失调，肝胆气郁而化热，致肝失条达，胆汁疏泄不利，湿热与胆汁互结，日久

煎熬而成，治疗可以用大柴胡汤。

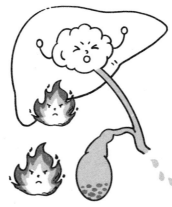

肝：我这里又湿又热，我受不了了。

胆：我这里也是又湿又热，太难受了。

胆结石的形成

大柴胡汤：柴胡15克，黄芩9克，白芍9克，法半夏9克，生姜15克，枳实9克，大枣4枚，大黄6克。水煎服。

柴胡疏肝，黄芩清热解毒，白芍止痛，半夏、生姜止呕，枳壳、大黄通腑除胀。

肾与膀胱结石，常因饮食肥甘厚味，内生湿热，或长期饮用含有易形成结石之水，湿热浊邪流注下焦，羁留肾与膀胱，日久则湿热水浊郁结而为肾与膀胱结石。治疗可用石韦散合三金汤。

石韦散：石韦6克，瞿麦3克，滑石15克，车前子9克，冬葵子6克。上为散，每服3克，一日三次。

石韦、滑石化石通淋，瞿麦、车前子、冬葵子清热利湿通淋。

三金汤：鸡内金15克，海金沙9克，金钱草9克。水煎服。

鸡内金化石，海金沙利水通淋，金钱草利水通淋，善消结石。

二、结石的致病特点

结石形成之后，由于停留的部位不同，临床表现也就不一致，但其致病特点主要有以下两个方面。

①阻滞气机，易致疼痛：结石为有形病理产物，停留脏腑之内，多易阻滞气机，影响气血运行，甚至阻闭不通，不通则痛，故结石所致病证，一般可见局部疼痛。

如结石阻于肾与膀胱，可致腰痛；结石阻于胆腑，可致胁痛等。

一旦结石导致通道阻塞不通，则可发生剧烈的绞痛，如胆结石发生梗阻时可见右胁腹绞痛牵及右肩部；肾结石发生梗阻时可见腰及少腹剧烈绞痛并向下放射至两股内侧。

②病程较长，症状不一：结石是湿热气血郁阻，日久煎熬而成，故一般形成过程较长。临床上由于结石的大小和停留的部位不同，可产生不同的症状。一般来说，结石小，病情较轻，有的甚至可无任何症状。反之，结石大，则病情较重，症状也更为明显和复杂。

第五章

中药入门

前面几章，我们讲了脏腑生理、气血津液，还讲了病因。这一章开始，我们正式进入中药部分。所谓中药，就是在中医理论指导下，用于预防、治疗疾病以及康复保健的部分天然药物。

第一节　中药功能的分类

常见的中药有几百种，如何给数量庞杂的中药进行分类呢？还是依靠中医理论。

比如，中医理论中讲到与阴阳相对应的，就有滋阴药（如沙参、麦冬）、补阳药（如鹿茸、淫羊藿）。

比如，中医理论讲到气、血、津、液，就有补气药（人参、黄芪）、行气药（陈皮、香附）、降气药（紫苏子、枇杷叶）、补血药（熟地黄、当归）、止血药（三七、蒲黄）、凉血药（生地、牡丹皮）、生津药（天冬、石斛）等。

比如，中医理论讲到外感六淫（风寒暑湿燥火），相应的，就有散风寒药（麻黄、羌活）、散风热药（桑叶、牛蒡子）、祛风湿药（独活、秦艽）、温里药（附子、干姜）、祛暑药（绿豆、滑石）、祛湿药（茯苓、薏苡仁、藿香）、润燥药（阿胶、玉竹）、清热药（银花、连翘、黄连）等。

除了外感的风邪，还有内生的风邪，所以有平肝熄风药（石决明、羚羊角、钩藤等）。

再如，致病的病理产物有痰饮、瘀血、宿食，所以有祛痰药（半夏、贝母）、化饮药（甘遂、牵牛子）、活血祛瘀药（川芎、丹参、桃仁）、消食药（鸡内金、山楂）、泻下药（大黄、火麻仁）等。

可见，中药的分类是与中医理论是紧密相关的，在学习中药时，必须和中医理论紧密结合而不能割裂。

第二节　中药四气与功能的关系

所谓四气，即寒热温凉。寒凉属阴，温热属阳。所以，当某种中药属于寒凉之品时，就具有了清热泻火的作用，比如黄连苦寒，能够清热；反之，如果某种中药属于温热之品时，就具有了温里、散寒、助阳的作用，比如附子大热，能够回阳救逆、温中散寒。

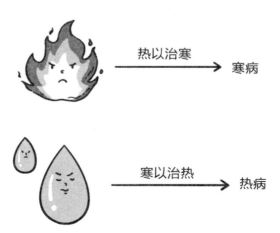

第三节　中药五味与功能的关系

药物具有不同的味道，酸、甜、苦、辣、咸各不相同，根据《黄帝内经》五味入五脏的理论，不同的味道分别进入不同的脏腑，而且，不同的味道，具有各不相同的功用。

一、辛味"能散能行"

辛散，即往外发散，主要用于外感六淫所致的表证。如生姜、薄荷发散表邪。

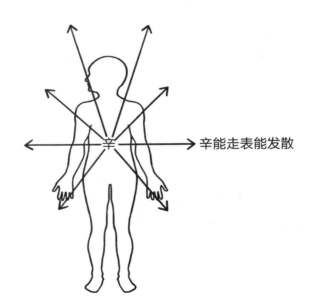

行的含义有二。

一是行气，主要用于气滞证，如木香、陈皮行气；二是行血，主要用于瘀血证，如川芎、红花行血。

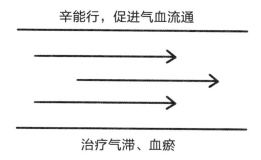

辛能行，促进气血流通

治疗气滞、血瘀

一般而言，解表药、行气药和活血化瘀药多具有辛味。

二、甘味"能补、能和、能缓"

补即补虚，是说甘（甜）味药物能补身体的各种亏虚之证，如黄芪能补气，当归能补血。

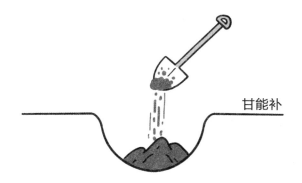

甘能补

和的含义有二。

一是和中，调和药性，主要用于缓和某些药的毒性或峻烈之性，并顾护中焦。如大枣"调和百药，能缓猛药健悍之性，使不伤脾胃"，《伤寒论》十枣汤中的大枣，就是缓和甘遂的峻烈之性。

二是调和药味，主要用于调整或矫正方中药物的滋味，便于服用。《神农本草经百种录》指出，"百药气味不齐，而甘能调之"，如甘草，

《伤寒论》诸方中甘草的应用比例高达 60% 以上。

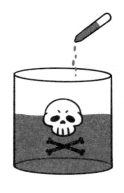

甘能缓和某些
药物毒性

　　缓即缓急止痛，主要用于脘腹、四肢挛急疼痛。常用药物如甘草、蜂蜜等。急性胃痛，可以用蜂蜜来缓解。另外，治疗腿抽筋，常用芍药配甘草。

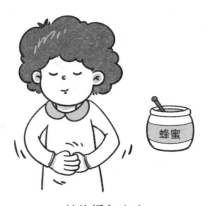

甘能缓急止痛

三、酸（涩）味"能收、能涩"

　　收即收敛、涩即固涩，收敛固涩法主要用于体虚多汗，肺虚久咳，肠虚久泻，肾虚尿频、崩带不止等正气不足、体虚滑脱证。

如五味子味酸能敛汗，乌梅味酸能敛肺止咳，肉豆蔻味涩能涩肠止泻，山茱萸味酸能涩精止遗，赤石脂性涩能固崩止带，等等。一般而言，收涩药多具有酸味或涩味。

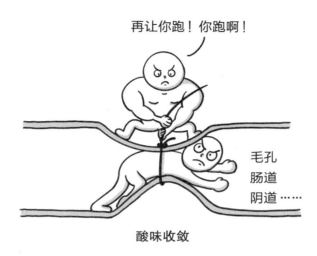

酸味收敛

四、苦味"能泄、能燥、能坚"

苦能泄，泄的含义有三。

一是清泄，即清热泻火，主要用于火热病证。如栀子、知母、黄连等苦药能清热泻火，方剂有黄连解毒汤。

苦味能清火

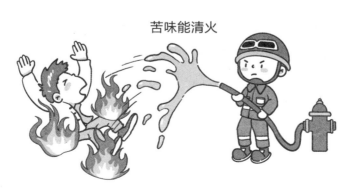

二是降泄，即降逆。主要用于肺、胃气上逆之证。如苦味的杏仁能降肺气治疗咳嗽，苦味的半夏能降胃气治疗呕吐。

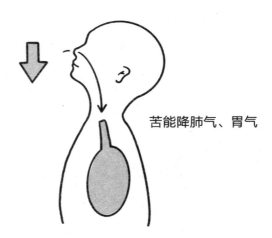

苦能降肺气、胃气

三是通泄，即泻下通便。主要用于便秘，如苦寒的大黄能泻下通便，方剂如《伤寒论》之大承气汤。

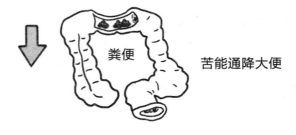

粪便

苦能通降大便

苦还能燥，燥即燥湿。根据其药性寒温之不同，又有苦温燥湿和清热燥湿之分。前者多用于寒湿证，如苍术苦温燥湿；后者多用于湿热证，如黄柏清热燥湿，方剂有二妙散。

苦能燥湿

　　苦还能坚，即坚阴，又称泻火存阴，多指苦寒药物通过清热泻火作用，以利于阴液保存，治疗阴虚火旺证。如"黄柏能制膀胱命门阴中之火，去火可以保阴"（《本草正》），方剂有知柏地黄丸。

　　一般而言，清热药、泻下药、止咳平喘药、降逆止呕药、燥湿药多具有苦味。

五、咸味"能下、能软"

　　咸能下即泻下，主要用于便秘。如芒硝泻下通便。

　　咸还能软，即软坚散结，主要用于痰核、瘰疬、癥瘕痞块等坚硬的病理产物。如海藻生于海中，味咸，"专能消坚硬之病，盖咸能软坚也"（《本草新编》）。一般而言，具有软坚散结作用的药物多属于咸味。

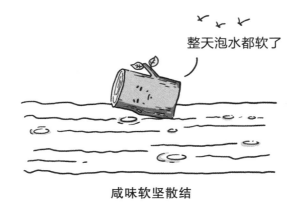

整天泡水都软了

咸味软坚散结

六、淡味"能渗、能利"

渗，即渗湿利水，主要用于水肿、小便不利等，如"猪苓、茯苓、泽泻，三者皆淡渗之物，其用全在利水"(《本草思辨录》)，方剂有五苓散。

一般而言，利水渗湿药多具有淡味。

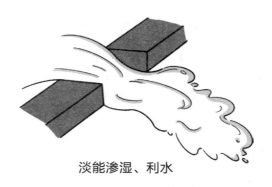

淡能渗湿、利水

由于《神农本草经》未提淡味，后世医家主张"淡附于甘"，故只言五味，不称六味。

第四节　中药气味与功能的关系

药物具有不同的气味，这里的气味，就是用鼻子闻到的气味。

有的药是臊味，有的是焦味，有的是香味，有的是腥味，有的是腐臭味，气味不同，作用的五脏也不相同，其中又以香味和腥味较多。

闻起来香味的药物可以入脾醒脾，如檀香、陈皮、甘松。

闻起来具有腥味的药物可以入肺，比如鱼腥草。

闻起来有香味的药除了醒脾之外，还有以下几点，共同组成了芳香药的药性理论：芳香避秽、芳香化湿、芳香行气、芳香开窍、芳香醒神。

第五节　中药颜色与功能的联系

药物具有不同的颜色，根据《黄帝内经》五色入五脏的规律，青色（蓝绿）的药物大多入肝，赤色（红紫）的药物大多入心（血），黄色的药物大多入脾胃，白色的药物大多入肺，黑色的药物大多入肾。正如《素问·五脏生成》所说："色味当①五脏，白辛当肺，赤当心苦，青当肝酸，黄当脾甘，黑当肾咸。故白当皮，赤当脉，青当筋，黄当肉，黑当骨。"

青色属木，肝胆也属木，所以青绿色的药物可以入肝胆，如青皮、青黛。

红色属火，心也属火，所以红色的药物入心，如丹参、红花能入心活血。

黄色属土，脾胃也属土，所以黄色的药物大都入脾，如党参、黄芪，皆能补脾气。

白色属金，肺也属金，所以白色的药物大多入肺，如川贝母、百合，皆能滋肺阴治咳嗽。

黑色属水，肾也属水，所以黑色的药物也大多可以作用于肾，如熟地黄、玄参，皆能补肾。

当然，有的药物，不光有一种颜色，而是几种颜色的混合体，所以它不光可以进入一脏，而是根据其颜色进入多脏发挥作用。

---

① 当，相称，相配

第六节　中药升降浮沉与功能的关系

一、升降浮沉

升降浮沉是表示药物作用趋向的一种性能，是药物作用的定向理论。

升，即上升提举，表示药物作用趋向于上。

降，即下达降逆，表示药物作用趋向于下。

浮，即向外发散，表示药物作用趋向于外。

沉，即向内敛藏，表示药物作用趋向于内。

升降浮沉分别表示药物向上、向下、向外、向内四种不同的作用趋向，是与疾病所表现的趋向性相对而言的。

大凡病势下陷者，宜升浮。如气虚下陷之久泻脱肛、内脏下垂、崩漏下血，宜选用升麻、柴胡等升浮性质的药物以升阳举陷。

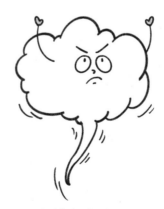

轻清者升浮

大凡病势上逆者，宜沉降。如肝阳上亢之眩晕头痛，宜选用石决明、代赭石等沉降性质的药物以平降肝阳，目的在于遏制病势，有利于疾病的康复。

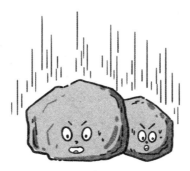

重浊者沉降

大凡病变部位在上在表者，宜升浮才能到达。如风寒表证，宜选用麻黄、紫苏叶等升浮性质的药物以发散风寒。

病变部位在下在里者，宜沉降才能到达。如胃肠积滞，大便秘结者，宜选用大黄、芒硝等沉降性质的药物以泄热通便，目的在于因势利导，祛邪外出。

药物升降浮沉的因素与气味、质地、炮制和配伍相关。

二、气味

大凡味属辛、甘，气属温、热的药物，大多主升浮，如麻黄、升麻、黄芪等；凡味属苦、酸、咸，性属寒、凉的药物，大多主沉降，如大黄、芒硝、山楂等。

三、质地

凡药轻虚者浮而升，重实者沉而降。花、叶、皮、枝质轻的药物大多主升浮，走上走表，如紫苏叶、菊花、蝉蜕等；种子、果实、矿物、贝壳及质重者大多沉降，走下降逆，如紫苏子、枳实、牡蛎、代赭石等。所以，古人说"凡花皆升""凡子皆降""重镇降逆"。

升降浮沉药性不是一成不变的，在实际运用中可以人为加以干预，改变药物作用的趋间，满足临床用药的需要，诚如《本草纲目》所说："升降在物，亦在人也。"

四、炮制

一般而言，酒炒则升，姜汁炒则散，醋炒则收敛，盐炒则下行。如大黄苦寒沉降，泻下通便，通过酒炙，则性偏上行，长于清上焦火热。

五、配伍

某些药可引导其他药上行或下行，改变其作用趋向。如桔梗"为肺部引经，与甘草同为舟楫之剂，诸药有此一味，不能下沉"（《本草经疏》），故治疗胸膈以上的病证，多用桔梗载药上行。

牛膝"能引诸药下行"（《本草衍义补遗》），故治疗腰膝以下的病证，多用牛膝引药下行。

第七节　药物质地与功能的关系

药物的质地，即它自身的一种物理属性，比如轻重、润燥，与药效也有一定关系，轻重在升降浮沉中说过，这里重点谈谈润燥。

一、干燥的药物多有燥湿之能

有些药物看上去质地比较干燥，这样的药物大多能燥湿，比如苍术、藁本等。

二、湿润、黏腻的药物有生津、养液的功能

有些药物比较油润或者湿润，比如当归，麦冬等，因为质地湿润，所以能生津、养液、补血，质地黏腻的药物不但能生津，还能养液，比如熟地。

第八节　药物形态与功能的关系

药物的形态各不相同，有的细长，有的中空，这些形态与药物功能也有一定关系。

一、藤类、枝条善于通经活络

中医中有"枝条达四肢"的说法。从法象药理来看，植物的主干相当于人体的主干，而植物的枝条，相当于人体的四肢。所以取树枝用药者，主要作用于人体的四肢，如治疗肢体疼痛，常用桑枝、桂枝等。

藤条类更加细长，类似人体的筋脉，所以藤类药物有舒筋活络、治疗风湿疼痛的作用，如鸡血藤、青风藤、海风藤、络石藤等。

二、有孔能通

药材中有孔、有小眼的药物，能通窍，能通利水湿，比如木通、灯芯草、通草等中间有空，有利水利尿的效果。

第九节 药物习性与功能的关系

习性，是长期在某种自然条件或者社会环境下学习所养成的模式特性。这里主要是自然环境下养成的行为模式，这里重点讲解虫类药。

虫类是动物的一种，相比较而言，中医所说的虫类药体积较小，大多是昆虫。

一般来说，自然界中的动物可以自由地活动，多动而少静，所以属于阳。尤其是昆虫类药物，因为它们动作迅速、形体较小、善于钻穴打洞，所以在中医药的药理作用中，它们能够攻坚破积，打通经络，治疗各类痹症、肿块，使凝结的瘀血流通起来。

如叶天士就说过"久病入络"，一般的药物很难到达细小的脉络之中发挥疗效，而虫类药善于钻洞，擅长走窜，可以入络搜邪治病，"藉虫蚁血中搜逐，以攻通邪结"。叶天士的《临证指南医案》中还说："考仲景于劳伤血痹诸法，其通络方法，每取虫蚁迅速走飞诸灵，俾飞者升，走者降，血无凝着，气可宣通。"

唐容川在《本草问答》中也说："动物之攻利，尤甚于植物，以其动物之本性能行，而又具攻性，则较之植物本不能行者，其攻更有力也。鳖甲攻破肝气，去癥痕。穿山甲性能穿山，从地中出，故能攻疮脓使之破，又能攻坚积使之散。水蛭锐而善入，又能吮血，故主攻血积。虻飞而食血，故主行上下之血。"

国医大师熊继柏治疗经络不通导致的肢体麻木，常用虫藤饮，就是用虫类药通络。

虫藤饮：僵蚕 20 克，全蝎 8 克，地龙 10 克，鸡血藤 10 克，海风藤 10 克，钩藤 10 克。水煎服。

虫类药搜风剔络，善深入经隧驱邪外出，方中全蝎、地龙、僵蚕、蜈蚣等，善走窜通达，均可搜风通络止痛，其中地龙通络、清热，适于痹证肢节不利之兼热者；全蝎尤善通络，治顽痹疼痛颇佳；蜈蚣力猛，善走窜通痹，其通络止痛之力佳；僵蚕味辛行散，能祛风化痰，可兼治痰瘀交阻于络。藤类药轻灵，易通利关节而达四肢，方中鸡血藤行血养血，舒筋活络，去瘀血，生新血，流利经脉；海风藤行经络，和血脉，有祛风、除湿、通络之功；络石藤苦寒燥湿，祛风通络，专于舒筋活络。甘草调和诸药，且能解药中之毒。诸药配伍，共成益气、活血、通络之剂。

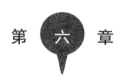

第 六 章

脏腑辨证及用药、用方

第一节　辨证总论

一、辨证的概念

什么叫辨证？辨，是辨认、辨别；证，是证候。

什么叫"证候"？

证候和我们一般所说的症状概念是不同的。如恶寒、发热、头疼、身痛、鼻塞、咳嗽，都是一个个的症状，把这些症状综合起来，就是外感表寒证。

表寒证就是一个证候，它反映出病因是寒邪，病位在表，疾病的性质属寒，并提示出了治疗方法——辛温解表法。

由此可见，症状和证候的概念是不同的。症状，仅是疾病反映出来的个别的、表面的现象，而证候是病因、病位、病性以及正邪斗争等方面的病理概括。前者是现象，后者已接近于病变的本质了。

证候与症状虽然概念不同，但两者之间是密切联系着的。症状是证候组成的依据，而证候也就是一组内在联系着的症状和体征。

二、脏腑辨证

所谓脏腑辨证，即将辨证方法落实到脏腑上。它要求辨别出是哪个脏腑出现病变，病因是什么，病性是什么，怎么治疗。简言之，即以脏腑为纲，对疾病进行辨证。脏腑辨证是中医辨证体系中非常重要的组成部分，尤其是对内伤杂病而言，这是最重要的一种辨证方法。

以痰迷心窍一证来说，因为病人有意识模糊、昏不知人的表现，所以病位在心，因为心主神明，当神明失常时，就可以将病位定到心脏。

因为病人有舌苔白腻、脉滑，甚至口吐白沫的表现，所以可以确定病因是痰。

因为正邪斗争剧烈，病人出现以痰盛为主的证候，没有明显的虚衰证候，所以属于实证。

对于痰迷心窍证，当明确病位、病因、病性之后，治法也就应运而出，那就是化痰开窍。

三、辨证及用药的关系

当我们确定证型后，需要用药及用方。

还是以痰迷心窍为例，病因是痰，所以肯定需要祛痰药。另外，因为出现窍闭神昏的症状，所以我们还需要开窍醒神药。这样，化痰药和开窍药就成了我们选择使用的药物。

另外，《方剂学》中有专门的祛痰剂，我们可以酌情选用里面的温胆汤或者导痰汤。

以上就是辨证论治的过程。

在以后的每个证型中，都要说明病位、病因、病性以及治疗四个方面。

第二节　脾病的辨证、用药及方剂

脾主运化，其气主升，为气血生化之源，能统血。所以脾脏病变，主要表现为消化系统的功能失常，以及出血、内脏下垂等症状。

一、脾不健运（脾气虚）证

脾不健运证，是由脾气虚所导致的在消化和水液代谢方面出现衰退的病理表现。因为脾主运化食物和水液，当脾气虚的时候，消化功能和水液的运化功能就会受影响。

具体来说，脾气虚有如下表现：

（1）食少　脾主消化，脾虚不消，食欲就会减退，表现为不想吃饭，中医称之为纳呆、不欲食。

（2）腹胀　脾虚不消，食物会堆积在胃肠中，导致胃脘、腹部胀满。

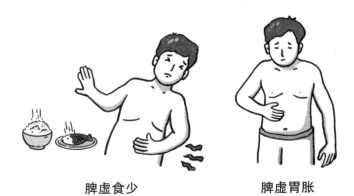

脾虚食少　　　　　　　脾虚胃胀

（3）便溏　脾主运化水液，喝到胃里的水需要脾运化到全身，如果脾气虚衰，水分就会停留在胃肠中，导致肠中水分过多，由此引发大便稀溏，或者先干后溏。

（4）隐痛　气有荣养脏腑的功能，如果气虚，脏腑失荣，就会导致不荣而痛。所以脾气虚的病人，会出现胃痛、腹痛。

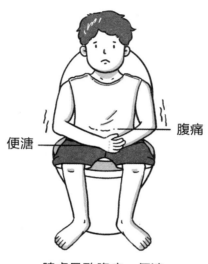

脾虚导致腹痛、便溏

（5）乏力　脾主四肢，脾运化生成的气血可以供应四肢的运动，如果脾气虚衰，气血不足，四肢就会失养，导致倦怠乏力，四肢沉重。古书往往说"四肢不收"，其实就是四肢运动不灵便。

脾虚乏力

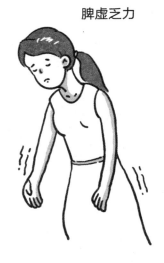

（6）**声音低微** 脾气亏虚，水谷精微运化不足，宗气亦虚，宗气上走息道，负责呼吸、发声，宗气不足，则少气懒言，语声低微。

以上就是脾气虚证常见的症状。

本证可见于慢性消化不良、溃疡病、慢性肠炎、慢性肝炎，以及肝病水肿和营养不良性水肿等病。

此证的病因，多由体质虚弱、年老体衰，饥饱劳倦，内伤脾气或者肝病乘脾引起。

如何治疗脾气虚证呢？在这里，先介绍一些能够补益脾气的药物，也就是我们常说的健脾药。健脾药，是能够补益脾气，增强脾运化水谷和运化水湿功能，治疗脾不健运证的药物。

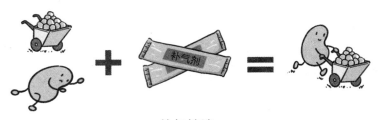

补气健脾

1. 人参

人参，为五加科植物人参的根。味甘、微苦，性温，色黄白，状似人形。

甘温能够益气，所以人参善长补气。形似人形，得天地之气全，能补人体五脏。

具体来说，它能补心气，治疗心气不足引起的心悸怔忡、胸闷气短，还能安神益智，治疗健忘。

它能补脾气，治疗脾气不足之倦怠乏力、食少便溏。

它能补肺气，治疗肺气亏虚之气短懒言、喘促。

它能补肾气，治疗肾不纳气的虚喘以及肾虚阳痿。

还能补元气，在元气即将灭绝的时候，能迅速复脉固脱。所以人参能补全身之气，凡脏器之气虚，不论缓急轻重均可。

气能生津，所以人参也适用于气津两伤的情况，比如白虎加人参汤用以治疗大热伤津口渴。

气能生血，所以人参还常用来治疗气血两虚证，如八珍汤。

正因人参能补气，还能生津，所以称人参为"七阳三阴"。

2. 党参

党参，为桔梗科植物党参的根。味甘，性平，色黄白。

甘能补脾，所以党参能够补脾气，治疗脾气虚弱，食少腹胀便溏。

白色入肺，能够补益肺气，治疗气短咳嗽虚喘。

气能生血，所以党参可以补养气血，治疗气血两虚。

气能生津，所以党参还可以治疗气津两伤之口渴。

党参与人参有很多相同点，比如都可以补脾、补肺、养血、生津。

但是，人参补力强，能大补元气，拯救危亡，兼能补心，安神益智，这是党参所不具备的。

所以，党参功似人参而力缓，一般只用于慢性病、轻症，且不具备补肾、益智之效。

3. 黄芪

黄芪，为豆科植物蒙古黄芪的根。色黄，味甘，性温。

黄色入脾，甘温益气，所以黄芪善补脾气。

脾主运化水湿，黄芪能健脾，所以能够利水消肿，治疗水肿病。

脾主运化食物，黄芪能健脾，够治疗食少便溏的脾虚证。而且其性温能升，所以能够升提脾气，治疗脱肛、内脏下垂等中气下陷证。

气能生血，所以黄芪能够治疗气血两虚之面色萎黄、神倦脉虚，如气血双补的当归补血汤。

气能生津，所以黄芪还能治疗气津两虚之消渴，如玉液汤。

气有固摄作用，黄芪通过补气，可以增强气的固摄能力，治疗肺气虚多汗。

最后，黄芪补脾，脾主肉，所以黄芪能治疗痈疽久溃、不能收口。

黄芪与党参皆能补脾气，皆能益气生血、生津。但黄芪性温，能升提，而且黄芪能实卫固表、托疮生肌，为党参所不及。

4. 白术

白术，为菊科植物白术的根茎。气香，味甘，性温。

甘温能益气，香气能入脾，所以黄宫绣的《本草求真》中说："白术为补气健脾第一要药。"另外，白术质地干燥，又经土炒，所以燥性大，能燥湿。

脾主运化食物，白术补脾，所以食少便溏、脘腹胀满的脾气虚证，可以用白术健脾益气，如四君子汤。

脾主运化水液，白术补脾燥湿，所以脾虚水停，形成痰饮甚至水肿者，可以用白术健脾燥湿化痰、利水消肿，如苓桂术甘汤。

气能固摄，所以白术能够治疗气虚自汗，常与黄芪同用，如玉屏风散。

孕育胎儿也需要脾气固摄、升提，所以对于脾虚导致的胎动不安，也可以用白术安胎，历来称白术为"安胎圣药"。

5. 山药

山药，为薯蓣科植物薯蓣的根茎。味甘，性平，液浓，颜色外黄内白。

古人种植薯蓣的时候，首先在地上打一个深孔，然后把山药块放进去，薯蓣就会顺着这个空穴的形状生长，如同预先为其置办的署所一样，所以称之为薯蓣。

色黄入脾，气味香甜也可入脾，所以山药可以补脾。又因为山药内多柔滑的黏液，所以山药可以补脾阴，是气阴双补之品。山药又有涩性，涩则能敛，所以山药可以健脾止泻。

山药的里面呈现白色，白色入肺，所以山药又能补肺气、滋肺阴，治疗肺虚咳喘。

山药黏滑多液，似肾所藏之精，又有收涩之性，所以山药还可以补肾，适用于肾精不足、肾气不固引起的腰膝酸软、遗精滑精。

6. 甘草

甘草为豆科植物甘草的根和根茎。临床有生甘草和炙甘草的区别。

炙甘草甘温，味道十分甘甜。陈修园说，物之味甘者，至甘草为极。甘入脾，温益气，所以炙甘草能补脾气，常用来治疗脾虚导致的食少、腹胀、便溏，如四君子汤。

另外，炙甘草外皮呈现红棕色，红色入心，所以炙甘草除了补脾气外还可以补心气，治疗心气不足、血脉不能接续之脉结代证，如炙甘草汤。

甘不仅能补（补脾、补心），还能缓，故甘味可以缓急，治疗急性疼痛，如芍药甘草汤治疗脘腹、肌肉疼痛。

甘还能和，所以甘草常用来调和诸药。令有毒者减弱其毒性，令热药缓和其热，寒药缓和其寒，寒热相杂者可使其调和而不争，俗称

"国老"。

生甘草能够泻火解毒，常用来治疗热毒疮疡、咽喉肿痛，如玄麦甘桔汤。

7.大枣

大枣，为鼠李科植物枣的成熟果实。枣肉是黄色的，可以入脾，味道是甘甜的，性又温，甘温能够益气，所以大枣具有补益脾气的功效，常用来治疗食少、腹胀、便溏的脾气虚证，如四君子汤。

大枣的外果皮是红褐色的，红褐色入心，所以大枣还可以补心、养心，治疗心中烦乱、精神恍惚等的心神不宁，如甘麦大枣汤。

治疗脾气虚证，可以用四君子汤。

四君子汤：人参9克，白术9克，茯苓9克，炙甘草6克。水煎服。

方中人参甘温，益气健脾，为君药。

脾虚则易生湿，故以白术健脾燥湿，为臣药。茯苓健脾渗湿，为佐药。苓术合用则加强健脾祛湿之力。

甘草益气和中，调和诸药，为使药。

上面四味药都是甘温缓和之品，而呈君子中和之气，故以"君子"为名。

此方常用于治疗慢性胃炎、胃肠神经官能症、胃肠功能减弱、胃及十二指肠溃疡、慢性肝炎等病。

后世在四君子汤的基础上，通过加味，创制了异功散、香砂六君子汤等方剂，这些方子里添加了半夏等化痰药以及陈皮、木香、砂仁等行气药。之所以用化痰、行气药，是因为脾虚容易生湿、生痰，而痰湿会阻滞气机，导致气滞作胀、作痛。

用行气药，可以消除胀痛感，这些药物大都有辛味，因为辛能行气，可以促进气血运行。

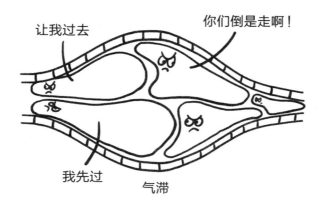

常见的行脾气药有以下几种。

1. 陈皮

陈皮，是芸香科植物橘的成熟果皮。外黄内白，味苦辛，性温。

黄色可以入脾，辛能行气，所以陈皮能行脾胃之气，治疗脾胃气滞所导致的脘腹胀痛、呕吐、呃逆、泄泻、食积等，如平胃散、保和丸等。

白色可以入肺，而且性质干燥，味苦，苦能燥湿，所以陈皮能入肺燥湿化痰，治疗咳嗽痰多，如二陈汤。

2. 木香

木香为菊科植物木香的根，辛、苦，温，气香。

木香散发着一种蜜香之气，香入脾，能醒脾，所以木香能够入脾胃经。辛能行气，所以木香能够行脾胃气滞，治疗痰湿或饮食阻滞脾胃气机导致的腹部胀痛、胃痛，如香砂六君子。

除了入脾胃，还能入大肠，推动气的运行而通便，治疗痢疾大便不畅，如香连丸。

木香也可以用于肝气郁滞，治疗胁痛、疝气，如暖肝煎。《本草乘雅半偈》说："木香，香草也。名木者，当入肝，入肝则达木郁。"

3. 砂仁

砂仁，为姜科植物绿壳砂、阳春砂或者海南砂的成熟果实。

砂仁，又叫缩砂，辛温，气香。因为其表皮皱缩，皮上像贴敷着一层砂粒，所以它的壳被称之为缩砂，而其中的仁称之为缩砂仁。

砂仁气味芳香，可做香料使用。香入脾，芳香可以化湿，辛又能行气，所以砂仁具有健脾化湿、行气消胀的功效，可以治疗湿阻中焦，脘腹胀满，食欲不振。

此物辛温，可以暖脾胃，治疗胃寒呕吐。

妊娠时由于胎儿压迫，会导致胃气不利，上逆而呕。砂仁能理气健胃，达到止呕的效果，还能理胎气，起到安胎效果。

4. 枳实

枳实为芸香科植物酸橙或甜橙的未成熟果实。味辛、苦、酸。

辛能行气，枳实能入胃肠道行气除满，治疗脘腹痞满，如枳实导滞丸。

当胸部心肺气滞的时候，枳实也能入胸中行气止痛，如治疗胸痹的枳实薤白桂枝汤。

观察枳实的外形，圆滚滚的，像人体的胸腔、腹腔，所以它作用的地方也主要是胸腔、腹腔的气滞胀痛，又被称作"破胸锤"。

5. 厚朴

厚朴，为木兰科植物厚朴的干燥干皮。味辛、苦，温。

辛能行气，可以加速气的运行，苦能降，具有降气的作用，辛苦合用，可以把胃肠道的积滞降下去，起到消除胀满的作用，如大承气汤、厚朴三物汤中皆有厚朴。

厚朴苦味，不仅能降气，还能燥湿。治疗痰湿内阻、肺气上逆引发的咳喘，如厚朴麻黄汤、桂枝加厚朴杏子汤。

6. 紫苏梗

本品为紫苏的茎，味辛，温，茎直立而中空。

辛能行能散，可以行气，直立中空之象也有利于气的流通。作为一种食品，它可以入脾胃，所以紫苏梗能够入脾胃经，行气宽中，治疗心下痞满、胃脘疼痛、嗳气呕吐、胎动不安等脾胃气滞的症状。

二、脾虚气陷证

脾虚气陷证是指脾气亏虚，脾主升清的功能不足，导致清气上升无力而致气机下陷所表现的证候。

脾主升清，脾通过升清作用，可以将食物中的精华物质上输心肺，形成气血，以营养全身。

如果脾升清作用减弱，精华不能上输，就会导致气血不足，进而导致头晕目眩、精神疲惫。精华不能上输，就会下流，进而导致长期腹泻。《素问·阴阳应象大论》说："清气在下，则生飧泄。"

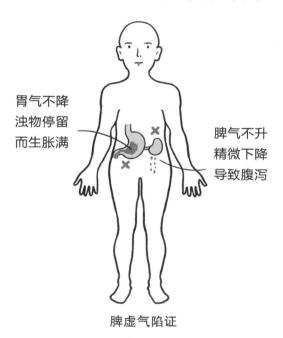

胃气不降
浊物停留
而生胀满

脾气不升
精微下降
导致腹泻

脾虚气陷证

脾主升清还有一层意思，就是脾气上升，能够起到维持内脏位置相对稳定，防止其下垂的作用。如果脾气亏虚，无力升举，反而下陷，可导致某些内脏下垂，如胃下垂、肾下垂、子宫下垂、脱肛等。

所以，脾虚气陷证常常有以下三种。

（1）**久泻、内脏下垂**　脾不升清，精微下流，就会导致久泻。不能升举内脏，就会导致内脏下垂。如果是胃下垂，可以有一种脘腹坠胀感，吃了东西后，这种感觉更加明显。如果是肛门下坠，则会出现脱肛。

（2）**小便浑浊如米汤**　正常的小便是淡黄色的，而脾虚气陷后，小便可能变成米白色。这是因为由于脾不升清，这些精华物质不但不能上输形成气血，反而下流进入膀胱，导致小便色白如米汤。

（3）**肢体倦怠，少气懒言、头晕眼花**　由于脾不升清，气血乏源，所以身体机能减退，导致出现头晕目眩，四肢乏力，消瘦、萎黄、声低气短等气虚症状。

（4）**气虚下陷发热**　脾胃气弱，不能运化水谷，饮食不化精微，反生湿浊，因气虚下陷，湿流下焦，肾被其湿，下焦之气不化，郁而生热，便成阴火。火性炎上，脾胃又首当其冲，这就是所谓"阴火乘其土位"。中焦之湿与上冲之火合而为邪，东垣称之为"湿热"。这就形成内伤发热的根源。这种发热是内伤元气，阴火上乘，为不足之病。

怎么治疗脾虚气陷呢？一般就是在补气的基础上，加用几味专门的升提药。补气药已经讲过，在这里，我们重点介绍这几味升提药。

1.升麻

升麻为毛茛科植物大三叶升麻的根茎。

李时珍在解释升麻时说，其性上升，其叶似麻，所以命名为升麻。通过这个名字我们可以得知，升麻善于上升。这种说法从金元时期开始产生，如张元素说"升阳气于至阴之下"，李东垣说"升胃中清气"。

因为升麻能升，有升举之力，所以能升举脾气，升发脾之清阳，治疗脱肛、子宫脱垂、大气下陷等病证，如补中益气汤、升陷汤中皆有升麻。

2. 柴胡

柴胡是伞形科植物柴胡、狭叶柴胡的根。鲜品色青，味薄气升，能入肝胆。

柴胡禀少阳春升之令，属"风升生"药，就是说，它像春天的风一样能令万物升举、生长。所以柴胡能升举脾胃清阳之气，适用于中气不足、气虚下陷所致的久泻脱肛、子宫脱垂等内脏下垂症，如补中益气汤。李东垣说，脾胃不足，"须以升麻、柴胡苦平，味之薄者，阴中之阳，引脾胃中清气行于阳道及诸经，生发阴阳之气，以滋春之升也"。

另外，本品辛味能散，气薄升浮走表，其性微寒，能疏散在表之风热，尤其是治疗外感发烧，为"退热必用之药"（《本草纲目》）。

本品味辛气薄，能行能散，还有疏肝解郁的作用，如柴胡疏肝散。

3. 葛根

葛根是豆科植物野葛的根。

野葛作为一种藤类植物，它的藤蔓可攀援而上，升到十几米处的地方，高处的叶子的营养，全赖葛根供给，葛根若不能升发，则无法把营养输送到高处。所以古代本草学家认为葛根性能升发，通过升发脾气，可以治疗中气下陷的证候，如久泻、久痢。七味白术散、葛根芩连汤中皆有葛根。

治疗脾虚气陷，可以用补中益气汤。

补中益气汤：黄芪 18 克，炙甘草 9 克，人参 9 克，当归 3 克，陈皮 6 克，升麻 6 克，柴胡 6 克，白术 9 克。水煎服。

方中重用黄芪补中益气升阳为君。

人参、白术、炙甘草益气健脾为臣，与黄芪合用，共收补中益气之功。

陈皮理气，使诸药补而不滞，当归补血，可使所补之气有所依附，共为佐药。

升麻、柴胡升阳举陷，助君药升提下陷之中气，为使药。

此方可以治疗中气虚弱，或者中气下陷，或慢性发热。

三、脾阳虚证

脾阳虚，是由脾气虚进一步发展，导致阳气不足、阴寒内生的一种虚寒证候。

气属阳，有温煦、温暖的功能，随着脾气的逐步亏虚，脾的阳气也越来越少，脾脏逐渐出现虚寒的表现。所以，脾阳虚有脾气虚的见证，与脾气虚不同的是，脾阳虚更显露出一派寒象，比如肚子发凉、疼痛、手脚发凉。

所以脾阳虚的症状有以下三点。

（1）食少、腹胀、便溏　这个与脾气虚基本相似。

（2）肠鸣、腹痛，喜温喜按　随着阳气不足，阴寒就会内生。寒性凝滞，会阻碍气血流通，气血不通，就会不通则痛，所以脾阳虚会经常发生腹痛。这种疼痛喜温喜按，用热水袋捂着会减轻疼痛感。《灵枢·五邪》说："阳气不足，阴气有余，则寒中肠鸣、腹痛。"

（3）四肢发凉　脾主四肢，脾脏的阳气会温暖四肢，让四肢末端保持温暖。如果脾阳不足，就会导致手脚冰凉，畏寒肢冷。

以上就是脾阳虚证的常见表现。从脉象来说，因为阳气不足，脉的鼓动就乏力，所以脉象会沉迟。

那么，如何治疗脾阳虚呢？在这里，先介绍几味可以温补脾阳的药物。所谓温脾药，就是温助脾阳，驱散脾脏寒邪的药物，又称温里药。

1. 肉桂

肉桂为樟科植物肉桂的树皮。味辛、甘，性大热，辛甘合化为阳，所以肉桂能补阳。入肾经、脾经、胃经、肝经。

入肾能温补肾阳，治疗肾阳虚衰、腰膝冷痛、阳痿宫冷、夜尿频多、遗精滑精，如肾气丸。

入脾胃，能够温中散寒，治疗脘腹冷痛。

入肝经，能温散肝经寒凝，治疗寒疝腹痛，如暖肝煎。

2. 干姜

为姜科植物姜的干燥根茎。味辛辣，性热，颜色黄白。

色黄入脾，性热，所以干姜能够温脾散寒，治疗腹痛、呕吐、泄泻，为温暖中焦之主药，如理中汤。

色白入肺，能够温肺散寒，温化寒饮，治疗寒饮咳喘，痰多清稀、形寒背冷，如小青龙汤。

3. 吴茱萸

为芸香科植物吴茱萸的成熟果实。色黄黑，味辛辣，性热，可以入脾经、肾经，能够温暖脾肾，适用于脾肾虚寒、五更泄泻。常与补骨脂、肉豆蔻、五味子同用，如四神丸。

4. 补骨脂

补骨脂，又名破故纸，是一个音译名。唐朝元和十二年（817年）开始传入我国。因为它的形状、颜色跟韭菜籽非常相似，所以又名"胡韭子"。

补骨脂颜色漆黑，色黑入肾，同时又是种子类药，种子主生殖，肾也主生殖，所以补骨脂入肾。又因为其味辛辣，性热，所以补骨脂能够温补肾阳，治疗肾阳虚衰、肾气不固所导致的尿频、遗精、阳痿及肾虚作喘。

肾阳属火，火可以暖脾土，所以，它又可以治疗中焦虚寒导致的泄泻，如四神丸。

治疗脾阳虚，可以用理中汤。

理中汤：人参9克，干姜9克，炙甘草9克，白术9克。水煎服。

方中干姜辛热，温中祛寒，扶阳抑阴，为君药。

脾阳虚是由脾气虚发展而来的，所以除了用干姜扶阳外，还要用补气药，人参补中益气为臣药。

脾虚易生湿，所以用白术健脾燥湿为佐药。

炙甘草补脾益气，调和诸药为使药。

纵观本方，四药相配，一温一补一燥，温中阳，补脾虚，燥湿浊，合而用之，调理中焦，强健脾胃，故为"理中"。

四、脾不统血证

脾不统血证是指脾气虚弱，不能统摄血液，导致血溢脉外，以慢性出血为主要表现的证候。

比如胃肠出血会形成便血；膀胱出血会形成尿血；血溢肌肤，会形成肌衄，所谓肌衄，就是紫癜、紫斑；溢于齿、鼻，则见牙龈出血、鼻子出血。脾失统摄，冲任失固，就会导致妇女月经过多甚至崩漏。

如何治疗脾不统血证呢？当然是益气摄血。

补益脾气的药前面已经介绍过，如人参、黄芪、党参、白术等皆能补益脾气。如果脾阳虚，还可以加用一些专门的温阳止血药，如炒艾叶、炮姜、灶心土等。

1. 艾叶

艾叶首载于《名医别录》，为菊科植物艾的叶。主产于湖北蕲春，味辛、苦，性热。

艾叶，又叫五月艾，采摘于农历的五月初五。这个时候，正是天气最热的时候，天地之间阳气旺盛，艾草禀受的阳热之气也最多，人们此时采摘，功效最大。其性阳热，可以温经散寒、温暖胞宫，治疗妇女下焦虚寒、宫寒痛经、不孕，如艾附暖宫丸。

阳气有固摄作用，阳气不足，会导致阴血妄行而出血，艾叶可以补充阳气，起到止血的作用，如胶艾汤。

2. 炮姜

本品是干姜的炮制品，取干姜砂烫至鼓起，表面呈棕褐色入药。味辛，性热。

本品性热，长于走中焦，能够温经止血。凡脾阳虚失于统摄之吐血、便血、崩漏等，皆可以此止血，如《证治准绳》中的如圣散。

治疗脾不统血，可以选用归脾汤。

归脾汤：白术 18 克，茯神 18 克，黄芪 18 克，龙眼肉 18 克，酸枣仁 18 克，人参 9 克，木香 9 克，炙甘草 6 克，当归 3 克，远志 3 克，生姜 5 片，大枣 1 枚。水煎服。

归脾汤出自《重订严氏济生方》，一开始是治疗心脾两虚，血不养心，健忘、心悸的。到了元代，危亦林将其扩展到治疗脾不统血之吐血、下血证。

方中黄芪、人参、白术补脾益气，为君药。

当归、龙眼肉养血补心；茯神、远志、酸枣仁宁心安神，共为臣药。

木香理气醒脾，使之补而不滞，姜、枣调和脾胃，均为佐药。

炙甘草和中调药，为使药。

归脾汤常用于治疗胃十二指肠出血、血小板减少性紫癜、功能性子宫出血等病，以及贫血、再生障碍性贫血、心律失常、冠心病、心肌炎等。

五、脾虚水肿证

脾主运化水液，如果脾气虚衰，不能有效地运化水液，就会导致水液在体内停留，进而导致水肿。这种水肿，中医称为阴水，本质上是脾阳不足，不能运水所导致的。

脾虚水肿的表现有如下两点：

（1）四肢、周身浮肿　脾主运化水液，如果脾阳虚衰，则脾运化水液的能力就会大大降低，水湿就会停留在体内，水湿越来越多，就会泛溢肌肤，导致周身浮肿。水液不能正常进入膀胱，小便就会不利。脾又主四肢，所以这种水肿在四肢可能更明显一些，比如两腿水肿，按之有凹陷。

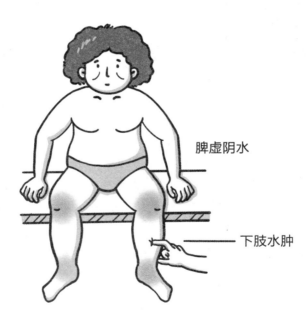

脾虚阴水

下肢水肿

（2）纳呆、腹胀、便溏　既然是脾虚水肿，则这种水肿除了水肿见证外，还有脾虚的表现，比如纳呆，便溏，脘腹胀满，手足不温等。

如何治疗这种脾虚水肿呢？

一方面需要温补脾阳，如干姜、附子；一方面需要利水消肿，利水消肿药大多甘淡性平，淡能渗利，消除水肿。

在这里介绍以下几种利水药。

1. 茯苓

茯苓是一种菌类，属于多孔菌科，一般生长在松树的树根之下。味甘、淡，性平。

茯苓首先有健脾的功效，能增强脾运化食物和运化水湿的功能，治疗脾虚食少腹胀。

另外，茯苓味淡，淡能利水渗湿，就是通过增加小便，减少体内水湿。水湿少了，肠道相应就会干燥，所以茯苓能够止泻。更重要的，通过增加小便，可以减少水肿，所以茯苓也是一味治疗水肿的要药。

正因为茯苓既能补脾，又能利水，所以古人称茯苓为"补利兼优之品"。

除了补脾、利水、止泻，茯苓还有宁心安神的作用，用来治疗心慌、心悸、失眠症。

2. 猪苓

为多孔菌科真菌猪苓的干燥菌核。味甘、淡，性寒。

猪苓，又叫猪零，表面棕黑色，看上去和猪粪一样，所以叫做猪苓。猪苓是一种菌类，味道甘淡，甘淡能渗湿利水，把人体多余的水邪通利出去，所以能治疗水肿、小便不通等病，如五苓散。

3. 泽泻

泽泻首载于《神农本草经》，为泽泻科植物泽泻的块茎。味甘、淡，性寒。

泽即沼泽，泻指的是水边的盐碱地。泽泻，给我们昭示出泽泻的生长环境，即沼泽之中及沼泽边上，这都是水湿非常多的地方。古代本草学家有一种观念，叫做"生于水而能利水"，所以泽泻也有利水、排湿的功效。

从味道上来说，茯苓、泽泻都是淡味，淡能渗湿，让水湿从身体里渗出去，起到利尿的作用。而且它利尿的作用较强，有"利小便如神"（《本草新编》）之说，通过渗利小便，可以减少体内水湿潴留，治疗多种水肿之证，如水湿内停之水肿、痰饮眩晕。

现代研究还发现泽泻有降脂功效。

治疗脾虚水肿，可以用实脾饮。

实脾饮：姜制厚朴6克，白术6克，木瓜6克，木香6克，草果仁6克，大腹皮6克，炮附子6克，白茯苓6克，干姜6克，炙甘草3克，生姜5片，大枣1枚。水煎服。

因为脾湿，所以用茯苓利之，草果燥之；因为脾虚，所以用白术、甘草补之；因为脾寒，所以用干姜、炮附子温之；因为水停气阻，发生胀满，故以木香、厚朴、大腹皮行气以消胀；然土之不足，由于木之有余，木瓜酸温，能收敛肝气而平肝，使木不克土，则土能制水而脾实矣。

此方为治疗脾肾阳虚水肿常用之方，现代常用于治疗慢性肾小球肾炎、心源性水肿、肝硬化腹水等病。

六、湿邪困脾证

湿邪困脾，是外界的湿邪侵犯人体，困阻中焦脾胃，导致脾胃升降失常所表现的证候。湿性重浊、黏腻，最易困脾，所以其临床表现主要有以下两点：

（1）脘腹胀满，恶心反酸，肠鸣腹泻　湿性重浊、黏腻，脾气被遏，运化失司，气机不畅，则脘腹胀满。湿性浊腻，所以舌苔白腻、口黏。胃气失和，则食少纳呆，恶心呕吐；湿邪下注，则大便溏薄。

（2）**头身困重** 湿邪困重，流注肢体，困遏清阳，导致头身困重。

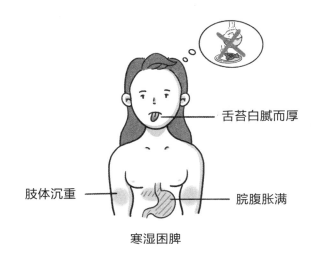

肢体沉重 —— 舌苔白腻而厚

—— 脘腹胀满

寒湿困脾

治疗湿邪困脾证，需要化湿。所谓化湿药，就是能促进脾胃的健运功能，消除停聚于中焦的湿浊之邪，治疗中焦湿阻证（如脘腹痞满、恶心呕吐、泄泻等）的药物。

化湿药有苦温燥湿药和芳香化湿药两类。

常见的苦温燥湿药物有如下两种。

1. 苍术

苍术，为菊科植物茅苍术或北苍术的根茎。味辛、苦，气香烈，性温。

在《神农本草经》的时代，白术和苍术不分彼此，统一命名为术。到了宋代，寇宗奭才明确分为白术和苍术。那么，白术和苍术有哪些不同呢？

古代本草学家通过观察、体验，认为白术是香而不窜的（张锡纯语），但是苍术不一样，苍术也香，但是它的香是燥烈的、辛窜的，李时珍说它甘而辛烈。换句话说，白术性子比较平和，苍术性子比较烈。

性子平和的白术专长在补养，可以益寿延年，所以古人说"必欲长生，常食山精"，山精是指白术。性子烈的苍术虽然也能补脾，但是它驱邪的力量更大，可以更快地把脾的湿邪去掉，所以，苍术祛湿力量更强，常用来治疗湿阻中焦、脘腹胀闷、恶心呕吐，如平胃散。

除了内走脏腑，苍术还能外达肌表及经络，驱散肌表的湿邪及经络间的湿邪，治疗风寒挟湿表证及痹证，如麻黄加术汤及二妙丸。

2. 厚朴及厚朴花

厚朴味辛、苦，性温。

辛能行气，而苦能燥湿。湿邪最易困脾，脾困不运，水湿就会内停胃肠，导致脘腹胀满。厚朴能够燥湿，又能行气，所以对于湿阻中焦导致的胀满最有良效，比如平胃散。

厚朴花为厚朴的花蕾，味苦、微温，归脾经、胃经，能芳香化湿，理气宽中。其作用似厚朴而力缓，用于脾胃湿阻气滞之胸腹胀满疼痛，纳呆苔腻。

常用的芳香化湿药有如下三种。

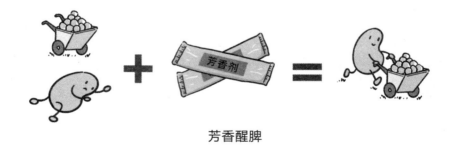

芳香醒脾

1. 藿香

藿香首载于《名医别录》，为唇形科植物广藿香的地上部分，主产于广东。因为它的叶子像豆叶（豆在古代称藿），味道又非常香，所以称之为藿香。味辛，性微温，有芳香气。

《内经》说，香入脾，所以藿香的芳香之气能入脾。芳香又能化湿，脾恶湿，所以藿香能化湿运脾，治疗中焦湿阻气滞满闷。

湿邪阻滞中焦，还能引起中焦升降紊乱，造成恶心呕吐、泄泻，藿香可以去除湿气，恢复脾胃升降，所以可以治疗呕吐。"治脾胃呕逆，为最要之药。"（《图经本草》）

2. 佩兰

佩兰，又叫做兰草，是一种芳香的香草，古人经常佩戴在身上，所以叫做佩兰，气味芳香。

佩兰气质芳香，芳香可以化湿，在人体五脏当中，脾恶湿，所以佩兰对脾最有益处，可以治疗脾湿气滞所导致的脘痞呕恶，胸闷不舒。

脾开窍于口，脾湿上溢，会导致口中流涎、口臭、口甜，佩兰可以化湿，所以佩兰可以治疗上述症状。

3. 白豆蔻

白豆蔻为姜科植物白豆蔻或瓜哇白豆蔻的成熟果实。

白豆蔻，因为颜色是白色的，而种仁类似草豆蔻（都集结成团），所以命名为白豆蔻。白豆蔻有辛香之气，常常作为肉料来用，芳香可以化湿，湿邪阻滞气机，经常导致胃胀、腹胀、呕吐，所以白豆蔻可以化湿除胀、止呕，止呕作用尤为突出。尤其是以寒湿阻胃、气滞呕吐最为适宜，可单用为末，米酒送服，如白豆蔻散（《赤水玄珠》）。

关于本品的煎服方法，《本草通玄》说："白豆蔻，其功全在芳香之气，一经火炒，便减功力；即入汤液，但当研细，待诸煎好，乘沸点服尤妙。"提示本品入汤剂宜后下。

对于湿邪困脾证，可以使用平胃散。

平胃散：苍术12克，厚朴9克，陈皮6克，炙甘草3克，生姜2片，大枣2枚。水煎服。

方中苍术味苦性温，燥湿健脾，为君药。

厚朴辛温而散，擅长行气除满，使气行则湿化，且其味苦性燥而能
燥湿，与苍术有相须之妙，用为臣药。

陈皮行气和胃，可助苍术、厚朴之力，为佐药。

甘草、生姜、大枣调和脾胃，共为使药。

此方常用于治疗急慢性胃肠炎、消化道功能紊乱等病。

如果脾胃寒湿，可以加用草豆蔻、草果、干姜等温化寒湿。

1. 草豆蔻

草豆蔻为姜科植物草豆蔻的近成熟种子。味辛，性温，气香。

本品辛温，香燥之性比较强，对于脾胃寒湿偏盛之脘腹胀满冷痛，
食少呕逆者宜之。常用来治疗寒湿中阻，脘腹胀满冷痛，不思饮食，舌
苔白腻者，常与干姜、厚朴同用，如厚朴温中汤。

2. 草果

草果为姜科植物草果的成熟果实。本品气味浓厚，辛温燥烈，燥性
是最强的，善除寒湿而温燥中宫，故为脾胃寒湿之主药。适用于寒湿偏
盛之脘腹冷痛、呕吐泄泻、舌苔浊腻等。

七、湿热蕴脾致黄疸

湿热蕴脾证是湿热之邪内蕴脾胃，影响脾的运化功能所表现的
证候。

湿邪困脾之后，最易影响脾胃气机而导致脘腹痞满、纳呆呕恶、
苔腻。

湿热蕴脾也有湿邪，所以也存在脘腹痞满，纳呆呕恶、苔腻、口
黏、便溏的表现，只不过又多了热邪，热邪煎熬湿邪，会导致舌苔黄
腻、口干。

湿热内蕴脾胃，熏蒸肝胆，会导致肝胆疏泄失职。胆汁不循常道下

注肠中，反而外溢血脉，散布肌肤，就会形成黄疸。由于有热邪的存在，所以这种黄疸被称为"阳黄"，阳黄的表现为身目发黄，鲜明如橘子色。

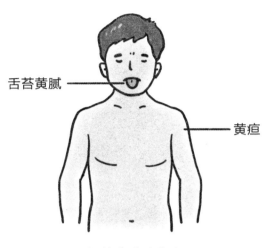

舌苔黄腻

黄疸

湿热蕴脾致黄疸

如何治疗湿热蕴脾所致黄疸呢？这就需要用到清热利湿的药物。

1. 茵陈蒿

茵陈蒿为菊科植物茵陈蒿或滨蒿的地上部分。味苦，性微寒，入脾、胃、肝、胆四经。能够清除脾胃肝胆湿热，为治湿病黄疸之要药。不论阳黄、阴黄均可使用，如茵陈蒿汤。

2. 栀子

为茜草科植物栀子的成熟果实。味苦，性寒，质轻，色红。

本品质轻，善长升浮于上焦心肺，苦寒又能清火，所以栀子擅长清心火，治疗热郁胸膈，心烦失眠，如凉膈散。

又能入三焦经，能导全身湿热下行，使全身湿热由小便排出体外，如茵陈蒿汤。

3. 大黄

大黄为蓼科植物掌叶大黄、唐古特大黄或药用大黄的根和根茎。味苦，性寒，能入气分，也能入血分。

大黄苦寒，苦能降泄，所以大黄能把胃肠中的积攒的宿食、粪便迅速降泄出去，治疗腹胀腹满。因泄下力强，有冲墙倒壁之功，所以古人称之为"将军"，为最重要的通便药。

大黄的苦味不但能降泄大便，还能降火、泻火，清气分之热，所以大黄能治疗火热炎上之目赤、口疮、咽痛、吐血、衄血、尿血、痈肿疔疮、丹毒等火热证，起到清热泻火的作用。

此外，大黄还能入血分，有活血化瘀的功效，如下瘀血汤。

治疗脾胃湿热之黄疸，可以使用加减茵陈蒿汤。

加减茵陈蒿汤：茵陈蒿 30 克，金钱草 30 克，栀子 12 克，大黄 12 克，郁金 12 克，枳壳 12 克，连翘 15 克，柴胡 15 克。水煎服。此方出自《脏腑证治与用药》。

其中，茵陈蒿能够清热利湿退黄，为君。

大黄、栀子清热泻下，利胆，为臣。

连翘、金钱草清热散结，为佐。

郁金、枳壳、柴胡疏肝解郁，行气利胆，为使药。

纵观全方，共奏清热利湿、行气通便、利胆退黄之用。此方是治疗湿热蕴脾所致阳黄的方剂。

第三节　胃病的常见证型、用药及方剂

脾病的症状，主要集中在腹部，如腹痛、便溏、呕吐等。

而胃的症状，主要集中在胃部，胃部偏上，在心口窝部位。其主要症状有恶心、呕吐、胃痛、胃胀、吞酸、吐酸、胃脘灼热、口干口燥等。

胃病的常见证型如下。

一、胃气虚证

胃气虚是指胃气不足，胃的机能减退，影响胃的受纳、腐熟功能，以致胃失和降所表现的证候。其临床表现为以下三点。

（1）**胃脘痞胀或隐痛**　胃气亏虚，胃气失和，受纳腐熟功能减退，故见胃脘痞胀或隐隐作痛，不思饮食，食后胀甚。因为病性属虚，所以按之觉舒。

（2）**恶心呕吐**　胃气以降为和，现在胃气亏虚，不能下降反而上逆，所以恶心呕吐，时时嗳气，或干呕反胃。

（3）**消瘦、面色萎黄**　胃病之后，化源不足，气血不足，所以面色萎黄、消瘦。

胃气虚是大部分胃病的基础，所以在治疗胃病时，补益胃气成为一种基础治疗。

如何治疗胃气虚呢？脾胃一体，所以补胃气药与上面所讲的健脾益气药基本重合。

1. 人参

人参归脾、胃、心、肺、肾经，补脾气的同时也能补益胃气。（详

见本章健脾益气药）

2. 白术

白术入脾胃经，健脾胃、益气，燥湿利水。（详见本章健脾气药）

3. 茯苓

入脾胃经，能够健脾胃、利湿，宁心安神。（详见本章健脾益气药）

4. 大枣

入脾胃经，能够补益脾胃之气，滋养营血。（详见本章健脾益气药）

5. 甘草

入十二经，能够补益脾胃之气，润肺止咳，缓急止痛。（详见本章健脾益气药）

治疗胃气虚弱证，也可以用四君子汤，具体方解见上节。

二、胃阳虚证

胃阳虚证，是指由于胃阳不足，虚寒内生，影响胃的受纳、腐熟功能所表现的虚寒证候，又叫胃虚寒证。

此证的发生，常由胃气虚进一步发展而成。其差异，就是胃阳虚证在胃气虚证的基础上更加突出寒象。

其临床表现有如下三点。

（1）胃脘冷痛、发凉　胃阳不足，胃体失于温养，故胃脘隐隐冷痛。寒得温而散，气得按而行，所以喜温喜按，用热水袋捂一捂会减轻疼痛。从舌象来看，胃阳虚的患者舌质多淡胖。

（2）泛吐清水　因为胃阳不足，不能制约胃中之水，所以水饮不化而上泛，会呕吐清水。

（3）畏寒肢冷　阳气虚弱，机体失去温养，所以畏寒肢冷。

如何治疗胃阳虚呢？就是在补益胃气的基础上，加上一些温胃散寒、止痛的药物。

1. 肉桂

肉桂为樟科植物肉桂的树皮。

入脾胃，能够温中散寒，治疗脘腹冷痛。（详见本章脾阳虚证）

2. 胶饴

胶饴，就是饴糖。味甘性温，甘能缓，所以饴糖能够温胃缓急止痛，治疗虚寒胃痛、腹痛效果很好，如小建中汤。

3. 生姜

生姜辛温，入胃经，既能温胃止痛，又能降胃止呕，为呕家圣药。可单用水煎服，或与其他温胃止呕药同用以增强疗效。

4. 白芍

白芍是毛茛科植物芍药的根。其味苦、酸，性微寒，本身不能温胃散寒，却有很好的止痛作用。因为胃属土，胃虚寒时，肝木就会克制脾胃，加剧疼痛，所以治疗胃痛，一方面要消除致病因素，另一方面要柔肝缓急。芍药味酸，酸入肝能收敛，可以敛肝，防止肝气亢逆伤胃。现代药理发现，白芍有解除胃体痉挛、止痛的作用。

治疗胃阳虚证，可以使用小建中汤。

小建中汤：肉桂 9 克，炙甘草 6 克，大枣 6 枚，白芍 12 克，生姜 9 克，饴糖 30 克。水煎服，最后放胶饴。

方中饴糖甘温质润入脾，温中补虚，和里缓急，为君药。

肉桂温阳而祛寒，芍药敛肝缓急止痛，为臣药。

生姜、大枣、炙甘草温中散寒，健脾胃调诸药，共为佐使药。

此方常用于治疗胃、十二指肠溃疡，慢性肝炎，慢性胃炎等属中焦虚寒者。

三、胃阴虚证

胃阴虚证，就是胃阴不足，胃体失去濡润，影响胃的正常功能所表现的虚弱证候。

我们说过，胃除了需要胃气的温煦外，还需要胃阴的滋养。如果胃阴不足，就会产生一系列干燥的症状。

胃阴虚有如下三种表现。

（1）胃脘隐隐灼痛，嘈杂不舒　胃阴不足，虚热内生，热郁于胃，所以胃脘隐隐灼痛。虚火内生，则见嘈杂不舒。

（2）饥不欲食　胃失濡润，胃纳失权，所以饥而不欲食。

（3）口燥咽干、大便干结　阴液亏少，所以口燥咽干，不能濡润大肠，所以大便干结。从舌象看，胃阴虚的患者多舌红少苔。

如何治疗胃阴虚呢？当然是滋补胃阴。

滋胃阴之药，多为甘寒或者甘凉之品，质润多汁，能够补阴滋液，生津润燥，适用于胃阴不足，滋润、濡养功能减退所表现出的各种干燥症状及虚热证。

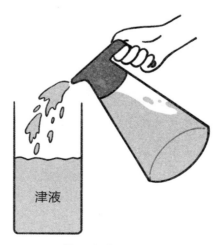

养阴生津

常用的滋胃阴药有如下四种。

1. 沙参

沙参，为伞形科植物珊瑚菜的根。味甘，性微寒，质地润泽，色黄白。

色黄能入脾胃，甘寒、质润能生津清热，适用于口干多饮、饥不欲食、大便干结之胃阴虚的症状，如阴虚胃痛颗粒。

色白入肺，甘润养阴，故能够滋补肺阴、清肺热，适用于阴虚肺燥之干咳少痰、咽干、音哑。

2. 麦冬

麦冬为百合科植物麦冬的块根。味甘，性微寒，质润，颜色淡黄。

黄色入脾胃，甘寒能清热生津，质地又滋润，所以麦冬善于清胃热、滋胃阴，适用于胃阴虚舌干口渴、胃脘疼痛、饥不欲食之症。《本草便读》说麦冬"柔润多汁，最能养阴退热"。

麦冬的断面类似白色，白色可以入肺，所以麦冬又善于养肺阴，清肺热，治疗干咳少痰、咳血等肺热阴虚之症。

麦冬兼入心经，能够清心火，养心阴，除烦安神，适用于阴虚内热、心烦不眠，如天王补心丹。

3. 石斛

石斛为兰科植物环草石斛、马鞭石斛、黄草石斛、铁皮石斛或金钗石斛的茎。其味甘，性微寒，质润，色黄。

黄入脾胃，甘寒能清热生津，质地又润泽，所以石斛能够滋阴养胃，治疗胃阴不足所致的胃脘隐隐灼痛、口干舌燥、纳呆等。实验证明，石斛水煎剂能够促进胃液分泌，帮助消化。

另外，石斛液浓似蜜，肾主五液，所以能补肾阴，治疗肾阴虚之目暗不明，如石斛夜光丸。

4. 玉竹

玉竹为百合科植物玉竹的根茎。味甘，性微寒，色黄淡白。

黄色入胃经，甘寒能清热生津，所以玉竹能治疗胃阴不足，口干舌燥、食欲不振等症，常与麦冬、沙参等同用。

断面色白，白色入肺，所以玉竹也能养阴润肺，治疗肺阴虚咳嗽、少痰、声音嘶哑症。

治疗胃阴不足，可以选用《温病条辨》益胃汤。

益胃汤：沙参9克，麦冬15克，冰糖3克，生地15克，玉竹5克。水煎服。

此方重用生地、麦冬为君，这两味药味甘性寒，养阴清热，生津润燥，为甘凉益胃之上品。

沙参、玉竹为臣，这两味都能养阴生津，帮助生地黄、麦冬益胃养阴。

冰糖甘凉，能够濡养肺胃，调和诸药，为佐使药。

本方甘凉清润，清而不寒，润而不腻，共奏养阴益胃之效。此方常用于治疗慢性胃炎、小儿厌食症等舌红少苔、胃阴亏损者。

四、寒凝胃脘证

寒凝胃脘证是由于阴寒之邪凝滞胃腑，使胃的功能受阻所表现的证候。

本证常因寒邪犯胃，或过食生冷寒凉，或脘腹受凉，以致寒凝胃脘所致。

胃阳虚也有寒气，但是胃阳虚的寒气是内寒、虚寒，发病缓慢，病程较长。而寒凝胃脘是外来的寒气，是实寒，多与饮食不当相关，病势比较急骤。

寒凝胃脘的临床表现如下。

（1）**胃脘冷痛，病势急剧，得温痛减，遇寒痛甚** 寒邪犯胃，凝滞气机，故胃脘冷痛。寒为阴邪，得温则散，所以用热水袋暖一暖会舒服。

（2）**恶心呕吐、泛吐清水** 寒邪伤胃，胃气上逆，则会导致恶心呕吐。胃阳不足，不能化水，水饮上逆，所以泛吐清水。

（3）**形寒肢冷** 如果寒邪太盛，阳气被寒气所郁，不能外达，就会形寒肢冷。

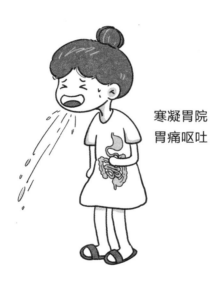

寒凝胃院
胃痛呕吐

如何治疗寒凝胃脘证呢？常用温中散寒药配伍行气止痛药。在这里先介绍几味可以温中散寒的药物。

1. 高良姜

高良姜为姜科植物高良姜的根茎。味辛，性热。

高良姜，是因为最早出自汉代高良郡，形状长得又像姜，所以命名为高良姜。高良姜的药性和姜很相似，吃到胃里，会觉得胃里暖暖的，这说明它性热，利用它的热性，能够温胃散寒。

寒气凝结在胃中，气血运行不畅会导致胃痛，高良姜能温胃散寒止痛，用于脘腹疼痛、呕吐等病，如良附丸。

2. 吴茱萸

吴茱萸为芸香科植物吴茱萸的近成熟果实。味辛、苦，性热。颜色先青，再黄、后黑。

色青入肝，辛温能行气散寒，故能温肝散寒，治疗肝经寒凝之寒疝腹痛。

色黄入脾胃，性热能温中，还有苦味，苦能降气，所以还可以降逆止呕，治疗胃寒呕吐，如吴茱萸汤。

色黑入肾，性热能够温肾止泻，治疗脾肾阳虚、五更泄泻，如四神丸。

治疗寒凝胃脘，可以用良附丸。

良附丸：高良姜6克，香附3克。水煎服。

高良姜善长温胃散寒，香附善长行气止痛，所以，良附丸能够治疗寒气猝然凝滞胃脘，阻滞胃脘气机所导致的胃痛。

五、胃火炽盛证

胃火炽盛证是由于邪热在胃，胃中火热炽盛，胃的受纳腐熟功能异常所表现的实热证候。

胃火是怎么来的呢？经常吃辛辣的食物会导致胃火亢盛，或者情志不遂，郁而化火，导致胃火亢盛。

胃火亢盛的临床表现如下。

（1）**胃脘灼痛** 胃热炽盛，灼烧胃腑，所以胃中灼热疼痛。

（2）**吞酸嘈杂、消谷善饥** 热郁火炎，胃失和降，所以吞酸嘈杂。"胃中热，则消谷"（《灵枢·师传》），邪火杀谷，所以消谷善饥。

（3）**口渴、便秘、尿赤**　热邪伤津则口渴，大肠失润则便秘；热邪伤津则小便短少而赤。

（4）**口苦、口臭、牙龈肿痛、口舌生疮、衄血**　胃中郁热上炎则口苦；胃中浊气上逆则口臭；胃火循经上熏，气血壅滞，故见牙龈肿痛、糜烂，或口舌生疮；热伤血络，则牙龈出血。

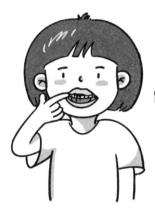

胃火龈痛、出血

如何治疗胃火炽盛证呢？当然是清胃热。

清胃热药大多苦寒或甘寒，寒能清火。

常用的清胃热药有如下几种。

1. 黄连

黄连为毛茛科植物黄连的根。

黄连根上长满小疙瘩，宛若串连在一起的珠子，所以叫做黄连。

黄连味苦，性寒，色黄，能入气分，也能入血分。

苦味入心，寒能清火，所以黄连能够清心火，可以治疗心火亢盛之失眠，热入心包之高热谵语，如牛黄清心丸。

色黄入脾胃，能治疗胃火牙痛、胃热消谷善饥、烦渴多饮，如清胃散。还能治疗肝火犯胃之吞酸，如左金丸。

黄连味苦寒，能清热燥湿，治疗湿热泻痢，如葛根芩连汤。

黄连还能入血分清血热，治疗血热出血、吐血、衄血以及疮痈肿毒，如大黄黄连泻心汤。

此外，黄连还有明显的降糖作用。魏晋时期《名医别录》中开始记载黄连有"止消渴"的作用。梁代陶弘景在《本草经集注》中提道："俗方多用黄连治痢及渴。"《新修本草》中提道："黄连味极浓苦，疗渴为最。"这里的渴，就是消渴病，相当于现在的2型糖尿病。

2. 生石膏

生石膏，为矿物药。味辛、甘，色白，性寒。

甘能入胃，寒能清热，所以石膏能够清胃热、泻胃火，用于气分实热、高热烦渴、胃火亢盛等病，如白虎汤、清胃散等。

白能入肺，辛能散，所以石膏还能清肺热，达热出表，治疗肺热喘嗽，如麻杏石甘汤。

3. 知母

知母为百合科植物知母的根茎。味苦，微甘，性寒。淡黄白色。甘寒能生津，苦寒能清热，所以知母以清热为主，兼有生津的作用。

白色入肺，所以知母可以清肺热、润肺燥，治疗肺热燥咳。

黄色入脾胃，所以知母还能够清胃热、滋胃阴，治疗热病口渴、消渴，如玉液汤。

最后，知母还能入肾，滋肾阴，治疗肾阴虚导致的骨蒸潮热，心烦盗汗，如知柏地黄丸。

治疗胃火炽盛证，可以用《脾胃论》中的清胃散。

清胃散：生地黄9克，当归6克，丹皮9克，黄连6克，升麻9克，生石膏30克。水煎服。

方中黄连性味苦寒，清解胃腑之火，为君药。

升麻为臣药，它辛甘微寒，一来轻清擅长透发，可以宣达郁遏之火，有"火郁发之"之意；一方面能清热解毒，治疗胃火牙痛。

臣药还有生地黄和丹皮，胃火一盛，容易波及血分，导致出血，所以用生地凉血滋阴，用牡丹皮凉血清热。

当归为佐药，它能养血活血，消肿止痛。

现代常用于治疗三叉神经痛、牙周炎、口腔炎等属胃火上攻者。

六、食滞胃脘证

食滞胃脘证是指饮食停滞胃脘，胃不能腐熟、消化水谷所表现的证候。

此证多因暴饮暴食，饮食不洁，使宿食不化，停滞于胃所致。

食滞胃脘有哪些表现呢？

（1）胃脘胀满疼痛 胃主受纳，以和降为顺，饮食停滞胃脘，胃脘气机不畅，就会导致胃脘胀满，甚至疼痛。

（2）嗳腐吞酸、甚则呕吐 宿食不化，发酵成酸腐味，浊气上逆，则嗳腐吞酸；胃气上逆则呕吐，吐后宿食减少，可暂时舒通，胀痛得减。

（3）大便酸腐臭秽或大便不通 宿食下移，肠道内腐气充斥，故见矢气便溏，泄下物酸腐臭秽；如果食积气滞，腑气郁塞，则见便秘不通。

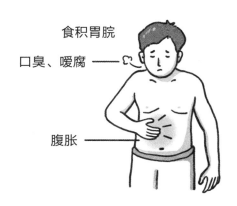

如何治疗食滞胃脘证呢?

这里需要用到消食药。所谓消食药,就是助消化药。

常见的消食药如下。

1. 山楂

为蔷薇科植物山里红或山楂的成熟果实,味酸、甘,性温。

甘入脾胃,酸能化食,所以山楂能消化食物,尤其适用于肉食积滞导致的伤食腹胀、消化不良、小儿疳积等,如大山楂丸。

山楂外皮色红,红入血分,能够散瘀血,治疗产后腹痛以及冠心病心绞痛,如心可舒胶囊。

另外,本品与决明子、制首乌、葛根同用,还能够降血脂,治疗高血脂病。

2. 神曲

神曲为面粉或麸皮与杏仁泥、赤小豆粉以及鲜青蒿、鲜苍耳、鲜辣蓼自然汁混合后经发酵而成的加工品。味甘、辛,性温,色黄。

味甘,色黄,能入脾胃经,本身为发酵品,含有促消化物质,能够消食健胃,用于饮食积滞、消化不良、腹泻、腹胀等症,如保和丸。

又因为本品含有青蒿、辣蓼等汁液,味辛温,能够发散风寒,所以对风寒挟积有良效。

3. 麦芽

为禾本科植物大麦的成熟果实经发芽干燥的炮制加工品。色黄,味甘,性平。

色黄入胃经,能够健胃消食,治疗饮食积滞,消化不良,胃酸胀闷等症,尤其擅长消化米、面食积。

生麦芽为刚刚绽放的嫩芽,有生发之性,所以能够入肝,疏肝理气,治疗肝气郁滞、肝胃不和,如镇肝熄风汤。

大剂量应用炒麦芽(60 克以上),还可以起到回乳的效果,常用于哺乳期妇女断乳以及乳汁郁积、乳房胀痛。

4. 莱菔子

为十字花科植物萝卜的成熟种子。味辛、甘，性平。

萝卜古代称莱菔，菔通"来"，指的是小麦，甲骨文中的来就是小麦植物的形象。服，即顺从。莱菔，就是能令小麦等面食顺从之意，换言之，莱菔能消化面食。宋代本草学家苏颂也说，吃面需要配合萝卜（食面必啖芦菔），可以帮助消化，消积导滞，治疗消化不良，如保和丸。

凡子皆降，莱菔子作为种子类药物，还能降肺气，治疗肺病咳嗽痰多，如三子养亲汤。

5. 鸡内金

为家鸡的砂囊内壁。味甘，性平，色黄。

家鸡日常以林间砂石为食，能够消化至坚至硬之物，足见其消化力之强。色黄，味甘，能入脾胃经，消食健胃，治疗食积、腹胀、呕吐，可以用醋炒。研末吞服；其化石能力，还被用来治疗结石，如尿路结石、胆囊结石，常与海金沙、金钱草同用，并称"三金"。

治疗食滞胃脘，常用保和丸。

保和丸：山楂18克，神曲6克，半夏9克，茯苓9克，陈皮3克，连翘3克，莱菔子3克。可做丸剂，也可以煎服。

方中山楂能消一切食积，尤善消肉食油腻，重用为君药。

神曲善化酒食陈腐之积，莱菔子长于消谷面之积，并为臣药。

半夏、陈皮、茯苓和胃止呕，健脾利湿，连翘散结清热，共为佐使药。

此方常用于治疗消化不良、急慢性胃肠炎等消化系统疾病。

七、胃络瘀阻证

胃络瘀阻证指瘀血阻滞胃络,临床以胃脘刺痛、呕血、黑便等为主要表现的证候。

瘀血就是停滞之血,常因寒凝、气滞所形成。一旦形成之后,就会阻滞经络,导致经络气血运行不畅,不通则痛,所以胃络瘀阻证常伴随疼痛。

胃络瘀阻证的临床表现如下。

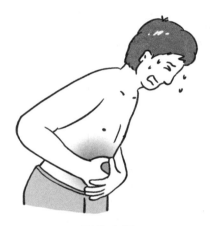

胃络瘀阻

(1)胃脘刺痛,痛如刀割,拒按 瘀血阻络,不通则痛,所以胃脘刺痛。越按则越不通,所以疼痛拒按。

(2)呕血、黑便 瘀血内阻,不循常道而溢出,所以会出现胃出血,进而发生呕血、黑便。

如何治疗胃络瘀阻证呢?一般要用到活血化瘀药。

所谓活血化瘀药,就是通利血脉、促进血行,消散瘀血的药物。

常见的治疗胃病的活血化瘀药有如下几种。

1. 丹参

为唇形科植物丹参的根和根茎。味微苦，性微寒，色红。

丹参色红，可以入心、入血，善长活血祛瘀，常用于心痛、胃痛、妇科诸痛等，祛瘀而不伤正，如丹参滴丸、丹参饮。

另外，丹参味苦，微寒，苦寒能清火，所以丹参还能凉心，治疗温热病热入营分之心烦不寐及心火导致的失眠，如天王补心丹。

2. 三七

三七又名金不换，为五加科植物三七的根。味甘、微苦，性温。

此物擅长消瘀，通利血脉，以止疼称著，可用于多种瘀血疼痛证，尤以跌打损伤、胸腹胃脘刺痛为佳，内服外敷，皆有捷效，云南白药中就有三七。

此物还能止血，用于各种出血证，如咳血、吐血、衄血、崩漏，如三七片；外伤出血，可单用本品研末外敷。

3. 乳香

为橄榄科植物乳香树及其同属植物的树皮渗出的树脂。味辛、苦，性温。

本品味辛性温，辛能行散，温通血脉，既能入脏腑，又能走经络，所以善长活血散瘀止痛，可以治疗心痛、胃痛、跌打损伤痛以及风湿痹痛。

4. 没药

性能与乳香相似，二药每每相兼而用，也能治疗血瘀疼痛。

5. 延胡索

为罂粟科植物延胡索的块茎，味辛，性温。

辛能行能散，温通血脉，所以延胡索能够行气活血，治疗血瘀气滞诸痛，既能治心痛，又能治胃痛，古语"心痛欲死，速觅延胡"。

除了治疗心胃疼痛，延胡索还善长治疗胁肋痛、痛经、跌打损伤，所以《本草纲目》称其"专治一身上下诸痛"。其中含有延胡索乙素，具有镇静止痛作用。

治疗胃络瘀阻证，可以选用丹参饮。

丹参饮：丹参 30 克，檀香 6 克，砂仁 6 克。水煎服。

方中重用丹参，味苦微寒，活血化瘀止痛而不伤气血为君。

檀香辛温，散寒止痛，砂仁辛温，行气温中，消胀止痛，共为臣药。

三药相合，使气行血畅，则疼痛自止。

本方重用活血化瘀药为主，稍稍佐以行气之品，药味虽简，但配伍得当，气血并治，重在理血，实为祛瘀行气止痛之良方。

丹参饮常用于治疗慢性胃炎、胃及十二指肠溃疡、胃神经官能症以及心绞痛等证属血瘀气滞者。

第四节　肺病的常见证型、用药及方剂

肺的病变主要为呼吸功能异常和水液代谢失常，其常见症状为咳、痰、喘、胸闷痛等。其中尤以咳喘更为多见，《素问·脏气法时论》曰："肺病者，喘咳逆气。"《中藏经》曰："肺者，虚实寒热皆令喘嗽。"

肺的病证有虚实之分，虚证多见肺气虚和肺阴虚，实证多见风、寒、燥、热、痰、湿等邪气侵袭肺脏。

一、肺气虚证

肺气虚证是指肺的功能减弱，其主气、卫外功能失职所表现的证候。

肺气虚的形成，多与久病咳喘、过度劳累耗伤肺气或者脾虚气血生化不足、肺失充养所致。此证常见于慢性支气管炎、支气管哮喘、肺心病、肺气肿等病。

肺气虚既有气虚的共同症状，如气短懒言，倦怠乏力，又有肺脏的个性症状，如咳嗽、气喘、吐白痰等，故其临床表现如下。

（1）咳喘无力，动则益甚　肺气亏虚，宗气不足，肺失肃降，气逆于上，故咳喘无力，动则耗气，所以咳喘会加重。

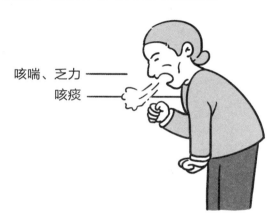

咳喘、乏力 ——
咳痰 ——

气虚咳嗽

（2）吐清稀痰、或吐白痰　肺气不足，津液不布，聚而为痰，则吐痰清稀。

（3）气少懒言，语声低怯　肺气虚，走息道以行呼吸的功能减退，故少气短息，语声低微。

（4）自汗、畏风、易于感冒　肺气虚，不能宣发卫气于肌表，腠理不密，卫表不固，则见自汗、畏风，且易受外邪侵袭而反复感冒。

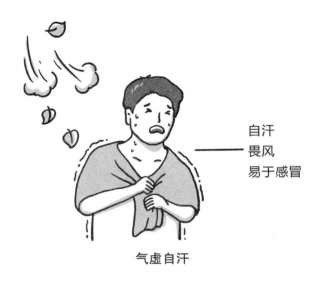

自汗
畏风
易于感冒

气虚自汗

治疗肺气虚，需要用补益肺气的药。甘能补，所以补益肺气的药多为甘味药。另外，脾土能生肺金，所以补脾气的药物也可以补肺气。

常见的补肺气药有如下几种。

1. 人参

人参既能补脾气，又能补肺气，常用于肺虚喘促。《本草图经》记载："使二人同走，一人含人参，一空口，各奔走三五里许，其不含人参者必大喘，含者气息自如。"由此可见，人参能够补肺气，肺气充足，才不会喘息。

2. 党参

党参，既能入脾经，也能入肺经、补肺气，常用于气虚体弱，肺虚咳嗽。（详见补脾气药）

3. 黄芪

黄芪一来可以补肺脏之虚，治疗肺气虚弱，咳嗽无力，气短喘促，咳痰清稀，声低懒言者；二来可以扶阳助卫，治疗卫阳不固，表虚自汗，如玉屏风散。（详见补脾气药）

4. 甘草

甘草能入十二经，益气，润肺，止咳。

5. 蛤蚧

蛤蚧为壁虎科动物蛤蚧除去内脏的全体。味咸，性平。

蛤蚧能够入肺经，补肺气，助肾纳气，治疗虚劳咳嗽，肺肾虚喘，如人参蛤蚧散、如意定喘片等。古人做过实验，嘴里含着蛤蚧的尾巴奔跑，能够减少喘息，所以将蛤蚧列为定喘之药。

蛤蚧还能入肾，温补肾阳，治疗肾虚阳痿。广西横州出产的蛤蚧最多，古人发现，雄雌之间经常抱作一团，累日不分开，药农去逮捕它们，它们也不分开，甚至用手去拉开它们，它们至死不开。因此古人认为蛤蚧性淫，有壮阳补肾之功效。

6. 冬虫夏草

冬虫夏草味甘性温，归肺、肾两经。

虫草主要生长在西藏高寒缺氧地区，服用虫草，能减轻喘嗽，其功效可见一斑。

此物能补肺气，治疗肺气大虚、肾不纳气、肺肾两虚之咳喘，如至灵胶囊；还可以治疗肺痨咳嗽、咯痰、咯血等，如利肺片。

此物还能温肾阳，补肾精，治疗肾阳不足导致的阳痿遗精、不孕不育、腰膝酸痛，如温肾全鹿丸。

治疗肺气虚弱，可以用补肺汤。

补肺汤：生黄芪30克，人参6克（或党参15克），五味子6克，熟地黄、紫菀各12克，桑白皮9克。水煎服。

方中黄芪、人参大补肺气，为君。

五味子既可补肺气，又能收敛耗散之肺气；熟地黄养肺阴，补血，使气有所归，共为臣药。

紫菀祛痰止咳，桑白皮泻热平喘，为佐使药。

纵观全方，共奏补肺固表，止咳定喘之功。

除了补肺汤，临床治疗肺气虚衰，卫气不固而自汗，还常用到玉屏风散。

玉屏风散：黄芪 30 克，白术 30 克，防风 15 克。水煎服。

方中黄芪甘温，补益脾肺之气，固表止汗，为君药。白术健脾益气为臣药。佐以防风走表祛风。全方有益气固表，扶正祛邪之功。因其功用似御风的屏障，而又珍贵如玉，故名玉屏风。

玉屏风散常用于感冒、慢性呼吸道疾病、过敏性鼻炎、荨麻疹、自汗证等属表虚者。

二、肺阴虚证

肺阴虚证是指由于肺阴不足，失于清肃，虚热内生表现的证候。

肺阴虚证，多由燥热伤肺，或痨虫蚀肺，耗伤肺阴，或汗出伤津，阴津耗泄，或久咳不愈，损耗肺阴，渐致肺阴亏虚。此证既有阴虚的共有症状，如午后发热、潮热盗汗、五心烦热等，又有肺脏的个性症状，如干咳无痰、或痰少而黏，或者痰中带血，或喉干音哑等。

故肺阴亏虚证的临床表现如下。

（1）干咳无痰或痰少而黏 肺为娇脏，性喜柔润，职司清肃，肺阴不足，虚火内生，灼肺伤津，以致肺热叶焦，失于清肃，则气逆于上，表现为干咳无痰，或痰少而黏，不易咳出，口燥咽干。

（2）痰中带血 虚火灼伤肺络，血液外溢，则痰中带血。

（3）形体消瘦、午后烦热、五心烦热 阴虚火旺，虚热内炽，导致五心烦热、午后烦热。热邪消耗津液，就会导致形体消瘦。

（4）口燥咽干、声音嘶哑 阴液不足，失于滋养，则咽喉失润，口燥咽干，声音嘶哑。

（5）舌红少苔、脉细数　阴虚则舌苔少而干，有内热则舌红，虚热鼓动血脉，导致脉细数。

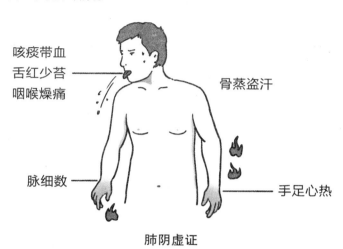

咳痰带血
舌红少苔
咽喉燥痛

骨蒸盗汗

脉细数

手足心热

肺阴虚证

治疗肺阴虚证，需要滋补肺阴。滋阴药一般是甘寒或者甘凉之品，质润多汁，能够补阴滋液，生津润燥。

常见的补肺阴药有如下几种。

1. 生地

生地为玄参科植物地黄的块根，鲜品称为鲜地黄，烘焙到八成干后为生地黄。味甘、苦，性寒，柔润多汁。

本品性寒，寒则善于清热，能入血分，为凉血止血之要药，如清营汤、四生丸。

本品又甘寒柔润，甘寒柔润能清热生津，入心、肺、肾三经。能够清心热，养心阴，如天王补心丹；能滋补肺阴，如百合固金汤；还能入肝肾，滋补肝肾之阴，滋阴降火，治疗阴虚内热，如当归六黄汤。

2. 熟地

为玄参科植物地黄的块根，经加工炮制而成。味甘，性微温，色黑，质润。

本品经过炮制，色黑如膏，质润如油，黑色入肾，质润滋阴，所以熟地能大补肾水，填补肾精，治疗肾阴不足，如六味地黄丸。

肾阴为一身阴液之根本，所以通过滋补肾阴，熟地还可以滋补肺阴，治疗肺阴不足，如百合固金汤。

本品甘温质润，不但能补阴，还能滋液生血，为养血补血之要药，治疗血虚诸证，如四物汤。

3. 沙参

沙参入肺、胃经，能够润肺止咳，养胃生津，用于气阴两虚而致久咳、干咳、口渴等。（详见滋胃阴药）

4. 麦冬

麦冬味甘，性微寒。入肺、胃经，能够润肺止咳，养胃生津，用于阴虚内热，虚劳干咳等病。（详见滋胃阴药）

5. 天冬

天冬为百合科植物天冬的块根。味甘、苦，性寒。色泽黄白，半透明。

色白入肺，甘寒能生津养液，苦寒能清热，所以天冬能够清肺热、滋肺阴，治疗阴虚肺燥之干咳少痰、痰中带血，而且因为味苦，清热力量比麦冬更大。

色黄入胃，能够治疗阴虚胃热之口渴及内热消渴，常与人参、生地为伍，如三才汤。

天冬个头比麦冬更大，汁液更浓，而肾主五液，所以天冬还能滋补肾阴，治疗肾阴亏虚之潮热盗汗、头晕耳鸣。

6. 百合

百合为百合科植物细叶百合、百合的肉质鳞叶。味甘，性寒，色白。

色白入肺经，甘寒能够清热生津，所以百合有清热润肺止咳的作用，治疗阴虚咳嗽、肺痨咳血等，如百合固金汤。

另外，本品可以入心补心阴，治疗心阴虚之百合病，如百合知母汤。

治疗肺阴虚，可以选用百合固金汤。

百合固金汤：熟地12克，生地12克，当归身12克，白芍3克，炙甘草3克，桔梗3克，元参3克，贝母6克，麦冬6克，百合6克。水煎服。

方中百合、生地、熟地并用，能滋阴润肺，又能清热凉血，共为君药。

麦冬助百合以滋阴清热，润肺止咳；玄参助二地滋阴壮水，以清虚热，均为臣药。

当归、白芍养血和血，贝母润肺化痰止咳，桔梗载药上行，利咽化痰散结，俱为佐药。

生甘草清热泻火，调和诸药，为使药。

本方常用于慢性支气管炎、支气管扩张咯血、肺结核、小儿久咳、慢性咽炎等证属肺肾阴虚而有火者。

三、风寒束表证

风寒束表证是指由于风寒之邪侵袭肺表，导致肺卫失宣所表现的证候。

风寒束表证一般是外感风寒之邪导致的，常见于上呼吸道感染（感冒）、急性支气管炎等病。

风寒束表的症状，既有表证，又有肺脏的病变，具体表现如下。

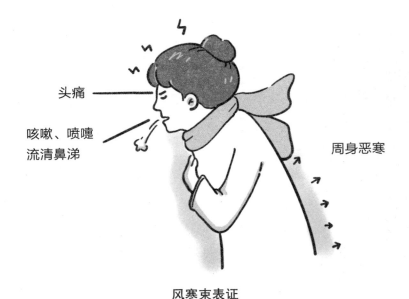

头痛

咳嗽、喷嚏
流清鼻涕

周身恶寒

风寒束表证

（1）咳嗽　肺合皮毛，且为娇脏，外感风寒，袭表犯肺，肺气被寒邪扰乱，不能肃降，所以咳嗽。

（2）痰液清稀　肺失宣降，津液不布，聚成痰饮，而且痰色清稀。

（3）鼻塞流涕　鼻为肺之窍，肺气失宣，则鼻塞，津液不化则流涕。

（4）恶寒　肺主宣发，能宣布卫气于体表。风寒外袭，损伤卫气，体表失于温煦，则微恶风寒。

（5）无汗　寒性收引，腠理闭塞，所以无汗。

（6）头痛、身疼　寒邪主凝滞，经络被寒气凝滞，经气不通，就会不通则痛。

（7）舌苔薄白、脉浮紧　感受风寒，还未化热，所以舌苔薄白，脉被寒邪收引，所以脉紧。

如何治疗风寒束表证呢？

这里就需要一些发散风寒的药以解表。如果咳嗽明显，还要再加止咳药。

发散风寒药有一个特点，性味比较辛温，质地比较轻扬。辛能发散，温能散寒，清扬能走表，可以散除在表的寒邪。

常见的发散风寒药有如下几种。

1. 麻黄

为麻黄科植物草麻黄、中麻黄或木贼麻黄的草质茎。味辛、苦，性温。质地轻扬，中间有细孔。

辛能发散，温能散寒，所以麻黄擅长走表散寒，能开泄腠理，发散寒邪，治疗风寒表实证，如麻黄汤。

肺主调通水道，所以麻黄能够治疗肺气失宣、小便不利之水肿，如越婢汤。

2. 桂枝

桂枝为樟科植物肉桂的嫩枝。味辛、甘，性温。

辛能发散，温能散寒，所以桂枝擅长散风寒于肌表，治疗外感风寒证。

桂枝辛甘，辛甘化阳，所以桂枝能够温阳散寒，治疗胸痹心痛、脘腹疼痛、经络寒凝冷痛，如当归四逆汤。

桂枝通阳化气，能治疗阳虚痰饮、水肿，如苓桂术甘汤、五苓散。

3. 羌活

羌活为伞形科植物羌活或宽叶羌活的干燥根。味辛、苦，性温。

本品辛温发散，气味雄烈，善于升散发表，有较强的解表散寒、祛风湿之力，所以外感风寒夹湿、恶寒发热、肢体酸痛较重者，用之尤为适宜，如九味羌活汤。

本品有较强的祛除风湿的作用，还可以走筋骨肌肉，治疗风湿痹症，如蠲痹汤。

4. 紫苏叶

紫苏叶为唇形科植物紫苏的叶。味辛，性温，质轻。

辛能行散，温能散寒，质地轻扬走表，所以紫苏能够开通腠理、解表散寒。其发汗之力虽然不及麻黄，但"气味皆薄，无过汗伤中之患"，常用来治疗风寒感冒，肺气不宣，咳嗽痰多。

5. 荆芥

为唇形科植物荆芥的地上部分。味辛，性微温，质地轻清。

荆芥，在最早的时候叫做"假苏"，是说它的味道和紫苏相似，又叫做"姜芥"，是说这种植物有类似姜和芥末的辛辣味。通过以上两个名字我们可以得知，荆芥有辛味，辛能散，可以把体表的风寒邪气散发出去，治疗风寒表证及风邪袭表所致的皮肤瘙痒，如荆防败毒汤、消风散。

6. 防风

为伞形科植物防风的根。味辛、甘，性微温，质润。

防风，就是防范风邪、不令风邪害人的意思。此物祛风最为常用，有"风药之卒徒"之称。

此物既能祛体表之风邪，治疗风寒表证，如九味羌活汤；又能驱经络之风邪，治疗风寒湿痹，如防风汤。

7. 生姜

为姜科植物姜的新鲜根茎。味辛，性微温。

辛能散，温能散寒，所以生姜能够发汗解表。但其力弱，多用于伤风感冒轻证，可单煎，或与红糖、葱白煎服。若治疗风寒感冒之重症，多入辛温表剂中起辅助作用。

8. 葱白

为百合科植物葱的近根部鳞茎。

本品辛温而不燥烈，发汗不峻猛，药力较弱，适用于风寒感冒，恶寒发热之轻症，可以单用，也可以与豆豉同用，如葱豉汤。

9. 淡豆豉

为豆科植物大豆的成熟种子发酵加工品。

本品辛散轻浮，能疏散表邪，且发散解表之力颇为平稳，不论风寒、风热感冒，皆可配伍使用。

10. 香薷

香薷，为唇形科植物石香薷或江香薷的地上部分。味辛，性微温，气香，质轻。

本品质地轻扬善长走表，辛能散，温能祛寒，所以能够散寒解表。

香薷有芳香之气，芳香能够化湿，所以香薷还能入脾胃，化湿浊，健脾和中。

夏月乘凉饮冷，外感于寒，内伤于湿之阴暑证常用此药，被誉为"夏月之麻黄"。

11. 细辛

为马兜铃科植物北细辛、汉城细辛或华细辛的根和根茎。味极辛，性温。

辛至细辛为极，辛能散，性又温，所以细辛能够发散风寒，治疗风寒表证，如麻黄附子细辛汤。

细辛性温热，入肺经，能够温肺化饮，治疗肺中咳吐清稀痰液，如小青龙汤。

细辛辛麻，有麻醉止疼作用，可以治疗风寒之偏头痛、鼻渊头痛、关节之风湿痹痛。

风寒束表，常常伴随咳嗽，治疗时常用到止咳药。

止咳药就是制止或缓解咳嗽喘息的药物，这些药味多辛、苦，因为辛能散邪，苦能降气。咳嗽是肺气上逆的表现，要想止咳，就得宣散外邪，肃降肺气。

常见的止咳药有如下几种。

1. 苦杏仁

为蔷薇科植物山杏的成熟种子。味苦，性微温，色白，质润。

色白入肺经，味苦主降，所以杏仁能够降气止咳，治疗咳嗽气喘，如麻杏石甘汤。

另外，本品质润，能够润肠通便，治疗肠燥便秘，如五仁丸。

2. 桔梗

为桔梗科植物桔梗的根。味苦、辛，性平。

桔梗鲜品颜色洁白，色白入肺，又有辛味，辛能宣肺除邪，邪气一除，就能起到肃降肺气、止咳的效果，所以桔梗是治疗咳嗽的要药。

咽喉为肺胃之门户，肺胃有热，常往上熏蒸导致咽喉疼痛、失音，桔梗既能入肺清肺，又为舟楫之药，轻清上浮，所以桔梗能载药上行至咽喉，利咽开音。

3. 白前

为萝摩科植物柳叶白前或芫花叶白前的根茎及根。味辛苦，性微温，色白。

本品白色入肺，长于祛痰，痰消则肺气可以肃降，进而达到止咳目的。本品性质温和，微温不燥，不论外感内伤，属寒属热，新久咳嗽，皆可用之。

4. 百部

百部，味苦，苦能降肺气，肺气肃降则能止咳，所以百部又被称作"嗽药"，最善长治疗肺气上逆咳嗽。"凡有咳嗽，可通用之。"（《本草正义》）

5. 紫菀

为菊科植物紫菀的根及根茎。味辛、苦，性温。

紫菀味苦能降，通过肃降肺气可以起到止咳的效果，为肺病之要药，大凡咳嗽，不论外感内伤，病程长短，虚实寒热，无所不治。

6. 款冬花

为菊科植物款冬的花蕾。味辛、微苦，性温。

款冬味苦能降，通过肃降肺气，可以治疗咳嗽。《本草汇言》说款冬花"为治嗽要药"。因其性质平和温润，所以不论寒热虚实咳嗽都可应用，如射干麻黄汤。

7. 紫苏子

紫苏子为唇形科植物紫苏的成熟种子。味辛，性温。

子实主降，能够入肺经、降肺气。肺气只有肃降才能不致上逆作咳，所以紫苏子常用来止咳，如三子养亲汤。

此外，苏子油润多脂，能够润肠通便，治疗肠燥便秘，如麻子苏子粥。

治疗风寒束表证，可以用麻黄汤。

麻黄汤： 麻黄9克，桂枝9克，杏仁9克，炙甘草3克。水煎服。

方中麻黄辛温，擅长发汗，能开腠理，透毛窍，祛在表之风寒，为君药。

风寒外束，还会影响经络中的营血运行，遂臣以桂枝，解肌发表，温经通脉，令营气、卫气归于正常。

杏仁苦温，苦能降气，可以肃降肺气，止咳嗽。

甘草调和诸药。四药相伍，风寒得散，肺气得宣，诸症可愈。

如果咳嗽明显，可选用《医学心悟》之止嗽散。

止嗽散： 桔梗6克，荆芥6克，紫菀6克，百部6克，白前6克，炙甘草4克，陈皮6克。水煎服。

方中紫菀、百部为君，两药皆入肺经，长于止咳化痰。

臣以桔梗、白前，一宣一降，宣通肺气，以增强君药止咳化痰之力。

佐以陈皮理气化痰，荆芥辛温疏风解表，以逐余邪外出，甘草调和诸药，合桔梗又有利咽之功，是为佐使之用。

诸药相配，共奏宣肺利气、疏风散邪、止咳之功。

四、风热犯肺证

风热犯肺证是指风热之邪侵袭肺系，肺卫受病所表现的证候。风热犯肺，多因感受风热，侵犯肺系引起。常见于上呼吸道感染、流行性感冒、急性支气管炎、肺炎、急性扁桃体炎、急性鼻窦炎等。

风热犯肺证的临床表现如下。

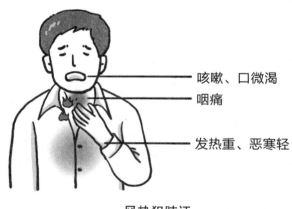

咳嗽、口微渴

咽痛

发热重、恶寒轻

风热犯肺证

（1）咳嗽　风热袭肺，肺失清肃，肺气上逆，所以咳嗽。

（2）鼻塞、流浊涕　肺气失宣，鼻窍不利，津液为热邪所熏，故鼻塞、流浊涕。

（3）咽喉疼痛　风热上扰，咽喉不利，故咽痛。

（4）发热　肺主气，能够宣发卫气。卫气与邪气抗争，故发热。

（5）恶寒　外邪侵袭，肺气失宣，卫气郁遏，肌表失于温煦，所以恶寒。但恶寒一般不重，不如风寒外感明显。

（6）微渴　热邪伤津则口渴。

（7）舌尖红、苔薄黄　热邪胜则舌红，热邪煎熬津液，所以舌苔薄黄。

治疗风热犯肺，需要宣散肺经风热，这些药一般味辛性凉，辛能发散，凉能清热。常见的发散风热药有如下几种。

1. 薄荷

为唇形科植物薄荷的地上部分。味辛，性凉，质地轻扬。

薄荷轻扬走表，辛凉能散，可以疏散在表之风热，还能清利咽喉头目，常用于治疗风热表证，如银翘散。

另外，薄荷辛散，还能入肝行气，治疗肝郁气滞证，如逍遥散。

2. 牛蒡子

牛蒡子为菊科植物牛蒡的成熟果实。味辛、苦，性寒。

牛蒡子，又名鼠粘子，因为身上多毛刺，经常黏在老鼠的身上，因此得名。即便是牛见了，也要走在一旁，否则容易粘到身上，所以又叫牛蒡子。

牛蒡子味辛，辛能散，所以能散风。它的味道又是苦寒的，苦寒能清火，所以牛蒡子既可以散风，又能清火，可治疗外感风热、咽喉疼痛、扁桃体肿大，如银翘散。

3. 桑叶

为桑科植物桑的叶子，霜后采收，又叫冬桑叶、霜桑叶。味甘、苦，性寒，质轻。

本品质地清扬，走表走上，性质又寒，能够疏散在表之风热，如桑菊饮。

本品甘寒生津，所以桑叶又能清肺润燥，治疗肺热燥咳，如清燥救肺汤。

4. 菊花

为菊科植物菊的头状花絮。味甘、苦，性微寒。秋季采收。

菊花轻清升浮，走表走上，性寒，所以能够疏散在表风热，用于风热表证，如桑菊饮。

秋季采收，金气旺盛，能够克制肝木，故能治疗肝阳上亢导致的头目眩晕、耳鸣，如山菊降压片。

另外，本品味苦微寒，能够清热，可以治疗风热上攻、肝火上炎引起的目赤肿痛、羞明多泪。

5. 金银花

金银花为忍冬科植物忍冬的花蕾。味甘，性寒，质轻。

本品质轻，擅长升浮至上焦心肺，甘寒能清热，所以能够清肺热，治疗肺热咳嗽、咽痛，如银翘散。

金银花不但能治内科疾病，还擅长治疗外科疮疡，有"外科治毒通行要剂"之誉，如五味消毒饮。

6. 连翘

为木犀科植物连翘的果实。味苦，性微寒，质轻，心形。

连翘轻扬，善于升浮，可走上焦，性又寒，所以能入肺清热，常用来治疗风热犯肺，如银翘散。

连翘也擅长治疗外科疮疡，有"疮家圣药"之誉，能治疗疮疡肿毒，痰核瘰疬。

7. 柴胡

为伞形科植物柴胡或狭叶柴胡的根。味辛、苦，性微寒，气薄。

辛味能散，其性微寒，能疏散在表之风热，擅长治疗外感发烧，为"退热必用之药"。(《本草纲目》)

另外，本品还有疏肝解郁、升举阳气的作用。(详见本章第二节脾虚气陷证)

治疗风热犯肺咳嗽明显，可以选用桑菊饮。

桑菊饮：桑叶 8 克，菊花 6 克，炒杏仁 6 克，连翘 5 克，薄荷 3 克，苦桔梗 6 克，生甘草 3 克，芦根 6 克。水煎服。

本方为辛凉解表的轻剂。方中桑叶疏散风热，清透肺络；菊花清散上焦风热，清利头目，共为君药。杏仁、桔梗宣肺止咳为臣药。薄荷疏散风热，连翘清热解毒，芦根清热生津，共为佐药。甘草调和诸药为使药，且与桔梗相合可利咽喉。

如果风热犯肺以发热为主，可以选用银翘散。

银翘散：连翘 15 克，金银花 15 克，苦桔梗 9 克，薄荷 9 克，竹叶 6 克，生甘草 8 克，荆芥穗 6 克，淡豆豉 8 克，牛蒡子 9 克。上杵为散，每服 18 克，不可过煎。

方中银花、连翘，气味芳香，能疏散在表之风热，重用以为君。

薄荷、牛蒡子辛凉，疏散风热，清利头目，可解毒利咽。荆芥穗。淡豆豉辛而微温、解表散邪，二药辛而不烈，温而不燥，配入辛凉解表方中，能增强辛散透表之力，以上四药均为臣药。

竹叶清上焦热，桔梗开宣肺气而止咳利咽，同为佐药。

甘草可调和药性，又可利咽止咳，为使药。

五、肺热炽盛证

肺热炽盛证是指邪热内盛于肺，肺失清肃而出现的肺经实热证候，简称肺热证。此证的发生，多由外感风热入里或者风寒之邪入里化热，蕴结于肺所致，常见于肺炎。

肺热炽盛的临床表现如下。

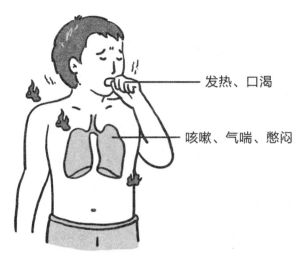

发热、口渴

咳嗽、气喘、憋闷

肺热炽盛证

（1）**咳嗽气喘憋闷**　邪热壅肺，肺失清肃，气逆于上，所以咳嗽，气喘，憋闷。

（2）**发热**　里热蒸腾，所以发热。

（3）**口渴、小便短赤**　因为里热炽盛伤了津液，所以口渴、小便短赤。

（4）**舌红苔黄、脉数**　皆为邪热内盛之征。

如何治疗肺热炽盛证呢？这里需要用到清肺热药。

所谓清肺热药，就是清除肺脏中热邪的药物，一般来说，寒能够清热，所以清肺热药多属苦寒或者甘寒药。

常见的清肺热药如下。

1. 生石膏

生石膏入肺经，能够清热泻火，用于肺热咳喘，如麻杏石甘汤。

2. 知母

知母苦寒，可入肺经，用于肺热喘咳，常与生石膏同用。

3. 黄芩

为唇形科植物黄芩的根。味苦，性寒。有枯芩和条芩两种。

枯芩为生长年久的宿根，中空体轻，擅长升浮，能入肺经，善清上焦肺火，治疗肺热咳嗽、咳吐黄痰、高热等。

条芩为生长年少的子根，体实而坚，质重沉降，能入大肠，善清大肠湿热，治疗湿热泻痢腹痛。

4. 桑白皮

为桑科植物桑的根皮。味甘，性寒，色白。

色白入肺，寒能清热，所以桑白皮能够入肺清火，治疗肺热咳嗽，如泻白散。

另外，桑白皮可以肃降肺气，有利水消肿的作用，如五皮饮。

5. 芦根

芦根为禾本科植物芦苇的根茎。味甘，性寒，色黄白，生长在水边。

因为生于水边，禀受水的寒凉之气，所以性寒，能够清热，又带有甘味，甘寒能够生津，所以芦根能清热、能生津。

色白入肺，所以芦根能够清肺热，治疗肺热咳嗽，如千金苇茎汤。

6. 鱼腥草

为三白草科植物蕺菜的全草。味辛，性微寒，有腥味。

鱼腥草有一股浓烈的鱼腥味，所以命名为鱼腥草。《黄帝内经》中说，臊、焦、香、腥、腐分别入肝、心、脾、肺、肾，所以鱼腥草入肺。

味辛能散，性寒能清，所以鱼腥草能清宣肺热，治疗肺热咳嗽，如急支糖浆。

治疗肺热炽盛证，可以用《伤寒论》中的麻杏石甘汤。

麻杏石甘汤：麻黄9克，杏仁6克，炙甘草6克，生石膏18克。水煎服。

本方适用于肺热咳喘证。

方中麻黄宣肺解表，擅长平喘，石膏辛寒，擅长清泄肺热，并以其辛甘大寒制约辛温之麻黄，使其宣肺平喘而不助热，共为君药。

杏仁助麻黄止咳平喘为臣药。

炙甘草益气和中，调和诸药，为佐使药。

此方常用于上呼吸道感染、急性支气管炎、大叶性肺炎、支气管哮喘、麻疹合并肺炎等属表证未解，邪热壅肺者。

六、燥邪犯肺证

燥邪犯肺证是指外界燥邪侵犯肺卫，肺系津液耗伤所表现的证候。

此证多因秋季感受燥邪，耗伤肺津，肺卫失和导致，多见于秋季上呼吸道感染、急性支气管炎、急性咽喉炎等病。

其临床表现如下。

（1）干咳少痰、痰少而黏　肺喜润恶燥，燥邪犯肺，易伤肺津，肺失滋润，清肃失职，所以干咳无痰，痰少而黏，难以咯出，甚至咳伤肺络，导致胸痛咯血。

（2）口、鼻、唇、咽干燥　燥胜则干，燥邪伤津，失于滋润，则见肺系干燥，肠道失润，则大便干燥。

治疗燥邪犯肺证，可以选用一些滋肺阴药，如生地、麦冬等；另外，还可以选用一些宣散燥热之品，如桑叶；如果咳嗽，还可以加止咳之品，如杏仁、枇杷叶，这些药上面都讲过，不再赘述。

治疗燥邪犯肺，可以选用清燥救肺汤。

清燥救肺汤：生石膏30克，人参3克，桑叶9克，麦冬9克，胡麻仁9克，杏仁9克，炙枇杷叶9克，阿胶6克，炙甘草3克。水煎服。

方中桑叶轻宣外燥，透邪外出，为君药。

温燥犯肺，属温者宜清，属燥者宜润，故以石膏清解肺热；麦冬、阿胶、胡麻仁滋润肺阴，为臣药。

杏仁、枇杷叶肃降肺气止咳，为佐药；人参、甘草健脾益气以补其肺气，为使药。

纵观全方，既能宣散因燥邪而造成的肺中气郁咳嗽，又能滋润肺津，还能培土生金，共奏清燥润肺，止咳化痰之功。

现代此方常用于支气管哮喘、急慢性支气管炎、支气管扩张、肺癌等证属燥热犯肺、气阴两伤者。

如果温病后期耗伤肺阴，出现舌红少苔、干咳，可用沙参麦冬汤。

沙参麦冬汤：沙参9克，玉竹6克，生甘草3克，冬桑叶6克，麦门冬9克，生扁豆6克，天花粉6克。水煎服。

方中沙参、麦冬，清养肺胃，为君；玉竹、天花粉，生津解热，为臣；生扁豆、生甘草益气培中，为佐；配以桑叶清宣燥热为使，共奏养肺止咳之功。

七、痰湿阻肺证

痰湿阻肺证指痰湿停聚于肺，导致肺失宣肃，产生咳嗽、痰多、易于咳出的证候。

此证没有明显的寒热之象，仅仅表现为痰多、易于咳出、咳嗽，多见于慢性支气管炎、支气管哮喘、肺气肿等病，尤多见于正气不足的老年人。

其临床表现如下。

（1）咳嗽痰多、色白、容易咳出　痰浊上壅，气道被阻，肺气不得宣降，因而咳嗽痰多、气喘、胸中满闷。

（2）纳呆　脾为生痰之源，此证往往伴随着脾虚的症状，如纳呆。

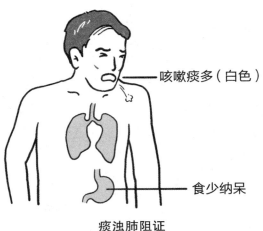

咳嗽痰多（白色）

食少纳呆

痰浊肺阻证

治疗痰浊阻肺证，需要燥湿化痰，常见的燥湿化痰药有如下几种。

1. 半夏

为天南星科植物半夏的块茎。味辛、苦，性温燥，色白。

色白入肺经，温燥能化湿，湿化则痰消，所以半夏能燥湿化痰，治疗肺中湿痰、寒痰，如二陈汤。

半夏还能入胃，降胃止呕，为止呕圣药，如小半夏汤。

2. 天南星

为天南星科植物天南星的块茎。味辛、苦，性温燥。

天南星与半夏相似，而更加燥烈，燥湿化痰之功更强，可用于湿痰、寒痰、顽痰证。

3. 旋覆花

为菊科植物旋覆花的头状花序。味苦、辛、咸，性温。

诸花皆升，旋覆独降，本品苦能降气，常用于治疗痰饮内阻、肺气上逆导致的咳嗽病，常配伍半夏同用，化痰降气，标本兼治，如金沸草散。

此外，本品还能降逆止呕，治疗胃气上逆导致的呕吐、噫气，如旋覆代赭汤。

治疗痰浊阻肺证，常用二陈汤。

二陈汤： 清半夏 15 克，陈皮 15 克，白茯苓 9 克，炙甘草 5 克，生姜 7 片，乌梅 1 个。水煎服。

本方为治湿痰之主方。

方中半夏燥湿化痰，降逆和胃为君。痰湿的形成，每每因为气机不畅，痰湿即成，又容易阻滞气机，所以臣以陈皮，理气行滞，体现了治痰先治气，气顺痰自消的含义。

茯苓能够健脾，脾为生痰之源，茯苓健脾利湿可以杜绝生痰，为佐。甘草和中补脾，调和诸药为使。

八、痰热壅肺证

痰热壅肺证是指邪热内盛，痰热互结，壅闭于肺所表现的肺经实热证。此证既有痰的征象，又有明显的热证。

此证多因外邪犯肺，或寒邪郁而化热，热伤肺津，炼液成痰，蕴结于肺所致。

痰热壅肺证的临床表现如下。

（1）咳嗽、气喘、声粗　痰热壅阻于肺，肺失清肃，肺气上逆，所以咳嗽。

（2）咽喉红肿疼痛　肺热上熏咽喉，气血壅滞，所以咽喉红肿疼痛。

（3）鼻翼翕动、气灼热　肺开窍于鼻，邪热迫肺，肺气不利，所以鼻翼翕动。

（4）咯痰黄稠而量多　痰热互结，随肺气上逆，所以咯痰黄稠而量多，或喉中痰鸣。

（5）咳吐腥臭浓痰　痰热阻滞肺络，气滞血壅，肉腐血败，则见咳吐腥臭浓痰，甚至脓血。

（6）舌红、苔黄腻、脉滑　皆为邪热内盛之征。

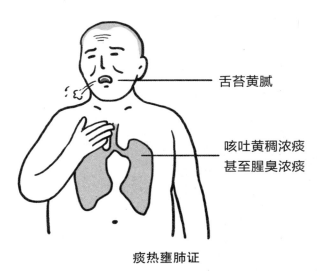

舌苔黄腻

咳吐黄稠浓痰
甚至腥臭浓痰

痰热壅肺证

如何治疗痰热壅肺证呢？这就需要清热化痰药。常用的清化热痰药如下。

1. 胆南星

胆南星为天南星用牛胆汁拌制而成的加工品。味苦，性凉。归肺、肝经。能清热化痰，息风止痉。

2. 瓜蒌

为葫芦科植物栝楼和双边栝楼的成熟果实。味甘、微苦，性寒，瓤黏滑。

瓜蒌入肺经，寒能清火，甘寒生津，瓤黏滑能滑痰，所以瓜蒌能治疗痰火壅肺导致的黏痰咳喘，能令黏痰易于咳出，如小陷胸汤。

瓜蒌不但能滑肺中痰浊，还能滑心胸痰浊，治疗痰浊壅塞导致的胸痹，如瓜蒌薤白半夏汤。

瓜蒌圆形似乳房，性寒凉能清痰火，可以治疗火毒所致乳痈，常配穿山甲、乳香、没药等活血药同用。

瓜蒌仁里面有很多油脂，可以润肠，起到通便的作用。

3. 川贝母

为百合科植物川贝母、暗紫贝母、甘肃贝母或棱砂贝母的鳞茎。味微苦，性寒，色白。

川贝母色白，性寒，入肺经，擅长清热化痰。

另外，本品还有化痰散结之功，常用来治疗痰火郁结之瘰疬，如消瘰丸。

4. 浙贝母

为百合科植物浙贝母的鳞茎。味苦，性寒。

浙贝母色白，主入肺经，苦寒清热，长于清热化痰，降泄肺气，治疗热痰咳嗽。

另外，痰火聚集，会形成结核、瘰疬，浙贝母清热化痰，能够治疗痰核瘰疬，如消瘰丸。

5. 竹茹

竹茹是竹子茎秆的中间层，味甘，性寒。入肺、胃、心、胆四经。

本品入肺能够清热化痰，治疗痰黄咳嗽。

入胃能够清胃热、降逆止呕，如橘皮竹茹汤。

入心胆，可以清心胆痰热，治疗惊悸怔忡、睡卧不宁，如温胆汤。

治疗痰热壅肺，可以用清气化痰丸。

清气化痰丸：陈皮6克，杏仁6克，枳实6克，黄芩6克，瓜蒌仁6克，茯苓6克，胆南星9克，制半夏9克，生姜5片。水煎服。

方中胆南星味苦性凉，清热化痰为君。

瓜蒌仁长于清肺化痰，黄芩善清肺火，二药助胆南星清化痰热，为臣药。

治痰须理气，所以枳实行气化痰，陈皮理气行滞，使气顺则痰消；脾为生痰之源，故又用茯苓健脾渗湿，以治生痰之源；杏仁宣利肺气，半夏燥湿化痰，共为佐使药。诸药合用，共奏清热化痰，理气止咳之效，使热清火降，气顺痰消，则咳喘可除。

此方常用来治疗急性支气管炎、肺炎、肺脓肿、肺气肿合并感染等证属痰热内结者。

九、寒饮阻肺证

寒饮阻肺证是指寒邪与痰饮交并，壅阻于肺，导致肺失宣降出现的证候。又名寒痰阴肺证。

寒痰阻肺证的发生，一般素有痰疾，又感寒邪，内客于肺，寒痰相合，形成寒痰阻肺证。其中，痰比较稠的叫痰，比较清稀如水的叫饮。

寒痰阻肺的临床表现，既有寒象，又有痰饮之象，具体如下。

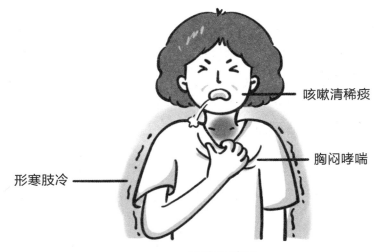

咳嗽清稀痰

胸闷哮喘

形寒肢冷

寒饮阻肺证

（1）**咳嗽、气喘、痰多色白或者清稀如水**　寒痰阻肺，肺失宣降，肺气上逆，故咳嗽、气喘、痰多色白，如果痰少饮多，也可称之为寒饮阻肺，饮更清稀。

（2）**哮喘痰鸣**　痰气搏结，上涌气道，故喉中痰鸣而发出哮鸣音。

（3）**胸闷**　寒痰凝闭于肺，肺气不利，所以胸闷。

（4）**形寒肢冷**　寒性凝滞，阳气被郁结于内，不能外达，所以形寒肢冷。

（5）**舌淡苔白**　均为寒痰内盛之象。

治疗寒痰（饮）阻肺，要温阳化饮，常用药物如下。

1. 干姜

为姜科植物姜的干燥根茎。干姜味辛辣，性热，颜色黄白。

干姜辛热，色白入肺，能够温化寒饮，治疗寒饮咳喘，痰多清稀、形寒背冷，如小青龙汤。

2. 细辛

为马兜铃科植物北细辛、汉城细辛或华细辛的根和根茎。味极辛，性温。

细辛性温热，入肺经，能够温肺化饮，治疗肺中咳吐清稀痰液，如小青龙汤。

3. 半夏

为天南星科植物半夏的块茎。味辛、苦，性温燥，色白。

色白入肺经，温燥能化湿，湿化则痰消，所以半夏能燥湿化痰，治疗肺中湿痰、寒痰，如二陈汤、小青龙汤。

半夏还能入胃，降胃止呕，为止呕圣药，如小半夏汤。

4. 白芥子

为十字花科植物白芥的种子。味辛，性温。

《金匮要略》说："病痰饮者，当以温药和之。"本品温热，长于温肺化饮，治疗痰饮清稀、胸腔积液，"有痰之处无不尽消"，如三子养亲汤、控涎丹。

白芥子味辛，辛能行能散，走窜力强，所以白芥子不但能入肺，还能外走肌凑、经络，化除阻塞在经络、皮腠中的痰涎，治疗阴疽流注、肢体麻木、关节疼痛，如阳和汤。

治疗寒饮停肺，可以选用《伤寒论》中的小青龙汤。

小青龙汤：麻黄9克，桂枝9克，白芍9克，炙甘草6克，干姜6克，细辛3克，半夏9克，五味子6克。水煎服。

方中麻黄、桂枝发汗解表，宣肺平喘为君药。干姜、细辛温肺化饮，助君药以解表为臣药。五味子酸收敛气，芍药养阴，以防耗伤肺气，温燥伤津；半夏燥湿化痰降浊，同为佐药。炙甘草益气和中，调和诸药，是兼佐使之用。

十、肺病水肿证

肺病水肿证又称"风水证"，是指由于外邪侵袭肺脏，导致肺调通水道的功能受阻，进而导致水液潴留表现出的证候。

此证的发生，多由于外感风邪，使肺气失宣，肃降无能，调通水道的功能降低，水液无法肃降到膀胱，水液排泄出现障碍，潴留肌表而形成水肿。

风水证的临床表现如下。

（1）全身浮肿，咳嗽而喘　肺气郁闭，无法调通水道，所以咳嗽、水肿。

（2）发热恶风　由于外邪袭肺，损伤肺卫，所以出现发热恶风。

（3）咽喉红肿疼痛　风热外感，壅滞咽喉气血，所以咽喉红肿疼痛。

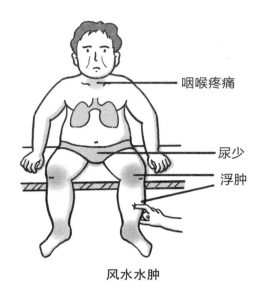

咽喉疼痛

尿少

浮肿

风水水肿

治疗肺病水肿，既要用宣降肺气，常用药有麻黄、桑白皮等、杏仁等，兹不赘述。

治疗肺病水肿证，可以用麻黄连翘赤小豆汤合五皮饮。

麻黄连翘赤小豆汤合五皮饮：麻黄9克，桑白皮9克，炒杏仁9克，大腹皮9克，陈皮9克，连翘12克，生姜皮6克，茯苓皮15克，赤小豆30克，大枣3枚。水煎服。

麻黄宣肺解表行水，桑白皮泻肺行水，杏仁肃降肺气，三者共为君药。

连翘、赤小豆清热解毒利尿；茯苓皮、生姜皮、大腹皮去皮肤中停水；唐宗海说"气与水本是一家，治气即是治水，治水即是治气"，故方中陈皮、大腹皮为佐，通利全身气机，以加强利水之功。以上共为臣药。

如果咽喉肿痛，说明上焦火盛，还可以加金银花、桔梗等。

纵观全方，有抗菌、消炎、利尿、消肿、降压、平喘的作用。现代医学中急慢性肾炎常用到此方。

第五节　大肠疾病的常见证型、用药及常用方剂

大肠病证，主要是传导功能失常引起的大便异常，但有虚实的不同。

一、肠虚滑泄证

肠虚滑泄证是指大肠阳气虚衰不能固摄所表现出的证候。

肠虚滑脱的主要症状如下。

（1）久泻久痢，大便滑泄不禁，或见肛门下脱　大便不禁，肛门下脱，是脾虚中气下陷，不能固摄所致。

（2）小腹隐痛，肠鸣，喜温喜按，四肢不温　阳虚里寒，寒邪凝聚，故见腹痛，肠鸣，喜温喜按，四肢不温等症状。

肠虚滑泄，一方面要温阳益气，另一方面要加强大肠的固涩功能。可以使用一些专门的收涩药。这些药味道大多酸涩，酸能收敛，涩能固脱，可以治疗滑脱之证。

常见固涩药物有如下几种。

1. 乌梅

为蔷薇科植物梅的近成熟果实。味酸、涩，性平。

乌梅，味酸涩，入大肠经，能够涩肠止泻，用于久泻久痢等病，如

《伤寒论》中乌梅丸。

2. 五味子

为木兰科植物五味子的成熟果实。味酸、甘，性温。

五味子可以入大肠经，因其味酸，有收敛之性，故可以收涩大肠，治疗肠虚久泻。

3. 罂粟壳

为罂粟科植物罂粟的成熟蒴果的外壳。味酸涩，性平。

本品酸涩收敛，入肺与大肠经，能够敛肺止咳、涩肠止泻，用于久泻、久痢、脱肛等大肠疾患。

4. 肉豆蔻

为肉豆蔻科植物肉豆蔻的种仁。味涩，性温。

本品性温，既能够温脾胃，又有收涩之功，所以能够治疗虚寒泄泻。《本草约言》说它为"脾胃虚冷，泻痢不愈之要药"。

5. 诃子

为使君子科植物诃子的成熟果实。味苦、酸、涩，性平。

诃子酸涩，能收涩大肠，治疗久泻、久痢、脱肛，如《金匮要略》诃黎勒散。

6. 赤石脂

赤石脂即高岭土。味甘、酸、涩，性温。

赤石脂沉降，主要作用于身体下部的大肠、子宫。味酸涩，能收敛，入大肠经，能够涩肠止泻，治疗大肠滑脱证。入子宫，能止血止崩漏、止带。

7. 石榴皮

为石榴的果皮，味酸、涩，性温。

入大肠经，能够涩肠止泻，用于久泻久痢、脱肛。

8. 椿根皮

为臭椿的根皮，味苦、涩，性寒。

椿根皮苦能燥湿，寒能清热，涩能收敛，能够治疗湿热带下。

还能入大肠，用于大肠湿热，久泻久痢等病。

治疗肠虚滑脱，可用真人养脏汤。

真人养脏汤：罂粟壳9克，煨诃子9克，肉豆蔻9克，炒白术9克，炒杭芍12克，当归6克，人参6克，木香3克，肉桂3克，甘草3克。水煎服。

方中人参、甘草健脾益气止泻；肉桂温中祛寒；肉豆蔻、诃子、罂粟壳皆有收涩之性，可以收敛大肠，固脱止泻；当归、炒白芍可以活血止痛；木香能够调理气机。纵观全方，共奏调补气血、温中散寒、涩肠固脱之功。

二、大肠津亏证

大肠津亏证是指津液不足，不能濡润大肠所表现的证候。

此证常由素体阴亏，或者年老阴血不足，或者久病伤津，以致阴血津液亏虚，不能濡润大肠所致。

大肠津亏证的临床表现如下。

（1）大便干结，常数日一行　津液不足，肠道失润，以致粪便在肠内燥化太过，干结难出，常常三五日，甚至十余日一行。临床常见的习惯性便秘，大多属于津液不足所致。

（2）口燥咽干　阴伤于内，口咽失润，所以口干咽燥。

（3）口臭　大便日久不解，浊气不得下泄而上逆，所以口臭。

（4）舌红少津　阴亏燥热内生，所以舌红少津。

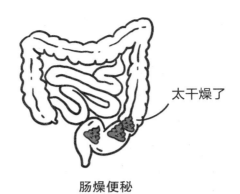

太干燥了

肠燥便秘

治疗大肠津亏，需要滋液润肠。润肠药多为植物的种子或者种仁，里面富含油脂，质地润泽，药性平和，能够润滑大肠，促进排便，适用于老年津枯、产后血虚、热病伤津导致的便秘，当然，也可以酌情加用大黄等攻下药。

常见的通便药有如下几种。

1. 火麻仁

为桑科植物大麻的成熟种子。味甘，性平，质油润。

火麻仁入大肠经，质润多脂，性质平和，能润肠通便，经常用于治疗习惯性便秘、老人、孕妇的津亏便秘，如麻子仁丸。

2. 郁李仁

为蔷薇科植物欧李、郁李或长柄扁桃的成熟种子。味辛、苦、甘，性平，质润。

郁李仁入大肠经，质润，性平，能够润肠通便，治疗肠燥便秘，如五仁丸。

3. 杏仁

杏仁入大肠经与肺经。入大肠经能够润肠通便，入肺能降肺止咳。（详见上节止咳药）

4. 肉苁蓉

为列当科植物肉苁蓉的带鳞叶的肉质茎。味甘、咸，性温，质润。

肉苁蓉油润，能入大肠经，益精血，润肠道，常用于肠燥便秘，如济川煎。

5. 当归

为伞形科植物当归的根。味甘、辛，性温。质地油润。

当归油润，能够润肠通便，治疗肠燥便秘。

6. 大黄

大黄，味苦性寒，入大肠经，能够泻下通便，治疗便秘，因其走而不守，攻下力强，所以被誉为"将军"。

大黄还能清除湿热，治疗湿热痢疾等病。

7. 芒硝

为硫酸盐类矿物芒硝精制而成的结晶体。味咸、苦，性寒。

咸能软坚，寒能清热，所以芒硝能治疗胃肠实热积滞、大便燥结，常配合大黄一起使用，如大承气汤。

芒硝苦寒清热，亦可外用，治疗咽喉肿痛、口舌生疮、目赤肿痛、乳痈等热证。

治疗津亏肠燥，可以用麻子仁丸。

麻子仁丸：麻子仁15克，炒杏仁9克，芍药9克，枳实6克，厚朴6克，大黄9克。共为细末，炼蜜为丸，如梧子大，每服9克，日1~2次。

方中麻子仁质润多脂，润肠通便为君药。大黄苦寒泻热，攻积通便；杏仁降气润肠，白芍养阴敛津，柔肝理脾，共为臣药。枳实、厚朴破结除满，以加强麻仁降泄通便之力；蜂蜜润燥滑肠，同为佐使药。

三、大肠湿热证

大肠湿热证是指湿热下注大肠，损伤气血所导致的证候。此证的发生，多由感受湿热外邪，或者饮食不洁所致，多见于急性肠炎、痢疾等病。

大肠湿热证的临床表现如下。

（1）腹痛，泻下脓血 湿热侵袭大肠，胶结不解，壅阻气机，所以腹中疼痛；湿热熏灼肠道，肠中脂膜损伤，络脉破溃，所以泻下黏冻、脓血便。

（2）肛门重坠 湿阻大肠，气机壅滞，大便不得通畅，所以肛门重坠。

（3）舌红苔黄腻 湿热蕴蒸，所以舌红苔腻。

治疗大肠湿热，要清热燥湿，兼调和气血。这些药多为苦寒之品，苦能燥湿，寒能清热，常用的中药如下。

1. 白头翁

为毛茛科植物白头翁的根。味苦，性寒。

本品入大肠经，苦寒能够清热解毒，凉血止痢，治疗湿热痢疾，尤其擅长治疗阿米巴痢疾，如白头翁汤。

2. 黄芩

黄芩能入大肠经，味苦性寒，能清热燥湿，用于湿热下痢。（详见清肺热药）

3. 黄连

黄连能入大肠经，苦寒清热燥湿，治疗肠道湿热泻痢。

4. 黄柏

为芸香科植物黄皮树的树皮。味苦，性寒。

苦能燥湿，寒能清热，性沉降，善治下焦湿热证。入大肠经，能够清热燥湿，治疗湿热痢疾；入子宫，能够治疗湿热带下；入膀胱，能治疗湿热下注之小便浑浊、尿有余沥；入下部筋骨，能除经络间湿热，治疗痿痹，如二妙散。

本品不但能够清实热，还能入肾清虚热，治疗阴虚火旺，潮热盗汗，如知柏地黄丸。

5. 秦皮

秦皮味苦、涩，性寒。

入肝、胆、大肠经，苦寒能够清热燥湿，涩味能收涩大肠，治疗湿热痢疾等病。

其清热燥湿、收涩之性，还能治疗湿热带下。

6. 苦参

为豆科植物苦参的根。味极苦，性大寒。

苦参性寒，味极苦，能够清热燥湿。性沉降，入大肠、膀胱、前阴。

入大肠，可以清热燥湿，用于湿热痢疾等病；入膀胱，能够治疗膀胱湿热，小便淋涩灼痛；入前阴，能够清利湿热，杀虫止痒，治疗湿热带下、阴部瘙痒。

治疗大肠湿热证，可以选用白头翁汤。

白头翁汤：白头翁12克，黄柏9克，黄连3克，秦皮9克。水煎服。

方中白头翁味苦性寒，清热解毒，凉血止痢，为君药。黄连清热解毒，燥湿厚肠；黄柏泻下焦湿热；秦皮苦寒燥湿，共为臣佐药。

四、肠风便血证

肠风便血证，是由于大肠积热，损伤络脉导致的证候。此证的发生，常由燥火、风热郁结于大肠，损伤肠络，出现便前出血的症状，如痔疮出血。

肠风便血证的临床表现如下。

（1）经常肛门出血　由于热邪灼伤络脉，导致血液外溢，所以肛门、肠道出血。

（2）脱肛　湿热壅结，气机不畅，导致肛门肿痛，严重的甚至脱肛。

治疗肠风便血，需要凉血止血。

能够凉血止血的药物大多性寒味苦，能入血分，通过清解血分之热，制止出血。

治疗肠风便血药有如下几种：

1. 地榆

为蔷薇科植物地榆或长叶地榆的根。味酸、苦，性寒。

地榆性沉寒，入下焦及前后阴，能清热、收敛止血，常用于痔疮出血、便血、崩漏等下部出血病。

2. 槐角

为槐的成熟果实。味苦，性寒。

槐角沉降，入大肠经，能够凉血止血，用于大便下血、痔疮出血等病。

治疗肠风便血，可以选用槐角丸。

槐角丸：槐角500克，地榆、当归（酒浸）、防风、黄芩、枳壳（麸炒）各250克。上为末，酒糊为丸，如梧桐子大。每服三十九，米饮送下，不拘时候，久服。

此方槐角用量最重，性沉走下，入大肠，为凉血止血要品，为君药。

地榆性味苦寒，酸涩收敛，有收敛止血的作用，再配善长清热止血的黄芩，增强凉血、止血力量，三药专为热迫血行而设，为臣药。

下血虽因血为热迫，气机陷而不举亦难辞其责，故佐升浮的防风升发清阳，枳壳疏通气机，当归活血润肠，可促进排便，减少对痔疮的物理刺激，减少出血，为佐使药。

全方构思缜密，选药精当，用于痔血有效验。

第六节　心系疾病的常见证型、用药及方剂

心主血脉、又主藏神，所以心系疾病，主要是行血、神志方面的改变。

心的病证有虚证、实证的不同，虚证多为气、血、阴、阳不足，实证常是火热、瘀血、痰浊等侵犯心脏所致。此外，外感热病过程中出现的"热入心包"，也属心的病证。

一、心气虚证

心气虚证是指心气不足，鼓动无力出现的证候。此证的发生，多由素体久虚，或者久病失养，或年高脏腑气衰所致。此证既有气虚的共同见证如气短乏力、神疲脉弱等表现，又有心脏独有的病变，如心悸（心慌）。

故心气虚证的临床表现如下。

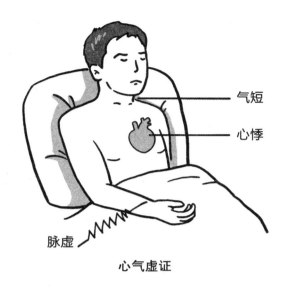

气短

心悸

脉虚

心气虚证

（1）**心悸** 心气虚，鼓动无力，只能通过增加次数以代偿，所以心悸。

（2）**气短** 心气不足，血液供应不够，影响到肺，所以出现气短。

（3）**精神虚疲、甚则恍惚** 心藏神，心气不足则精神疲惫，严重的甚至精神恍惚，易受惊吓。

（4）**脉虚** 心气虚，鼓动无力，所以脉象虚弱。

治疗心气虚证，需要补益心气。

补气药多为甘温之品，能够补益脏气，主治气的功能减退所致的虚弱证候。

常见的补益心气药如下。

1. 人参

人参可以入心经，补心气，治疗心气大虚导致的脉微欲绝、气短神疲、大汗淋漓等脱证，单用即可见效，如独参汤。（详见本章第二节补脾气药）

另外，人参还能通过补益心气达到安神的效果，治疗气血不足导致的心悸怔忡、失眠健忘证，如归脾汤和天王补心丹。

2. 党参

党参可以补脾气、补肺气、补心气。（详见本章第二节补脾气药）

3. 炙甘草

本品可入心经，补益心气，治疗心气不足，脉不续接之结代脉、心悸等症状，如炙甘草汤。（详见本章第二节补脾气药）

4. 五味子

五味子能够益气，可以入心经，益心气，治疗心脏气阴两虚之心悸，如生脉饮。

治疗心气虚证，可以选用《仁斋直指方论》中的养心汤。

养心汤：黄芪 15 克，白茯苓 15 克，茯神 15 克，半夏曲 15 克，当归 15 克，川芎 15 克，远志肉 12 克，肉桂 12 克，柏子仁 12 克，酸枣仁 12 克，北五味子 12 克，人参 8 克，炙甘草 12 克，生姜 5 片，大枣 2 枚。水煎服。

方中以黄芪、人参为君，能补益心气。当归为臣，补益心血。茯苓、茯神、酸枣仁、柏子仁、远志、五味子宁心安神、定悸；半夏曲可以健胃消食，增加脾胃运化以生成气血；肉桂可以鼓舞生气，促进气血生长；川芎可以行气行血，让诸药补而不滞。兼加姜枣，可以和中健脾，调和气血。最后以甘草为使，可以调和诸药，还能帮助人参、黄芪补气。

此方现代常用于心绞痛、病毒性心肌炎、各种心律失常所导致的心悸、怔忡、失眠健忘等心神失养者。

二、心阳虚证

心阳虚证是指由于心阳虚衰，鼓动无力，虚寒内生所出现的证候。

此证多由心气虚进一步发展而形成。既然是阳虚，一定有阳虚则寒的表现，另外，寒多则痛，所以心阳虚往往表现出心痛的症状。

心阳虚的临床表现如下。

（1）心悸怔忡　心阳虚衰，鼓动无力，心动失常，轻则心悸，重则怔忡。

（2）心胸憋闷疼痛　胸阳不振，阳虚寒凝，经脉被寒邪凝滞不通，导致心脉痹阻疼痛。

（3）畏寒肢冷　气虚进展到阳虚，就会导致阳气不足以温煦肢体，所以形寒肢冷。

（4）面色青紫　阳虚无力推动血液运行，致使络脉瘀阻，则见面唇青紫，舌苔白滑。

（5）自汗　阳虚不能卫外，则见自汗。

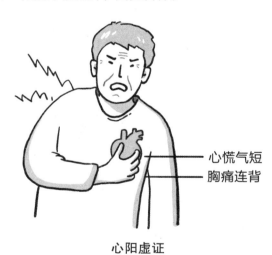

心慌气短
胸痛连背

心阳虚证

治疗心阳虚，需要温通心阳药。这类药物能入心经，味多辛而性温热，能够入心脏温散在里之寒邪，温煦心脏不足之阳气。

常见的温心阳药如下。

1. 桂枝

桂枝可入心经，补心阳，治疗心阳不足或心失温养导致的心下悸动、心动过缓、喜得按捺，常与甘草为伍，如桂枝甘草汤。

2. 附子

为毛茛科植物乌头的子根加工而成。味辛、甘，性大热。

本品辛甘大热，为纯阳之品，能驱逐体内一切阴寒，其性走而不守，可温一身阳气，上以温心阳，中能温脾阳，下能温肾阳。

入心经，能够治疗心阳大虚之亡阳虚脱、四肢逆冷、脉微欲绝，常与干姜同用，如四逆汤。还能补益心阳，治疗心阳不足、寒气凝滞之胸痹、心痛。

入脾经，能温脾阳，治疗脘腹冷痛、虚寒腹泻，如附子理中丸。

入肾经，能温肾阳，治疗肾阳虚衰，腰膝冷痛，阳痿宫冷，如右归丸。

附子不但能温内脏，还能温通经络，散除寒凝，治疗关节冷痛，如甘草附子汤。

3. 干姜

干姜能够入心、肾经，治疗心肾阳气大亏之亡阳证，常配附子一起使用，如四逆汤，有"附子无姜不热"之说。

还能入脾肺，温脾寒，化肺饮。

温通心阳，可用《伤寒论》中的桂枝甘草龙骨牡蛎汤。

桂枝甘草龙骨牡蛎汤：桂枝 9 克，甘草 9 克，龙骨 30 克，牡蛎 30 克。水煎服。

方中桂枝辛温、炙甘草甘温，辛甘合化为阳，能温补心阳，益气通脉；龙骨、牡蛎质重，能够镇心安神，治疗心悸。

三、心阳暴脱证

心阳暴脱证是指心肾阳气衰竭，阳气暴脱所表现的证候。心阳暴脱，多由寒邪暴伤心阳，或者痰饮、瘀血阻塞心脉，或心阳虚进一步发展形成，情况比较危急。

心阳暴脱证的临床表现如下。

（1）冷汗淋漓　阳气衰亡，不能卫外固摄，所以会出现大汗淋漓的情况。

（2）四肢厥冷　阳气大衰，不能温煦四肢，所以四肢厥冷。

（3）呼吸微弱　心阳虚衰，不能助肺以呼吸，所以呼吸微弱。

（4）面色苍白、口唇青紫　阳气衰亡，不能推动血行，脉道失充，血液不能外荣肌肤，所以面色苍白。若时间一久，瘀血阻脉就会导致口唇发青。

（5）神疲欲寐　阳衰心神失养，心气涣散，导致神志模糊，甚至死亡。

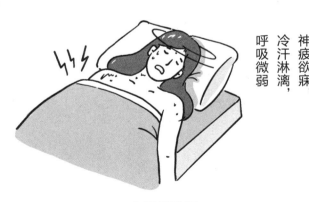

神疲欲寐，
冷汗淋漓，
呼吸微弱

心阳暴脱证

治疗心阳暴脱这样的急症，需要单刀直入，药少力重，可选用《世医得效方》中的参附汤，有条件，需结合西医进行抢救。

参附汤：人参 15 克，熟附子 12 克。水煎服。

人参可以大补元气，熟附子可以回阳救逆，共奏补气回阳固脱之功。

从现代医学分析，此方有兴奋呼吸和血管运动中枢，增强心肌收缩力，改善血液循环，提升血压，抗休克的作用，多用于心力衰竭、休克症。

如果汗出过多，还可以加黄芪、五味子、山萸肉固脱；如果出现紫绀，瘀血，可以加丹参、赤芍活血；如果喘促不安，可以加蛤蚧定喘。

四、心阴虚证

心阴虚证是指心阴亏损，虚热内扰所表现的证候。本证的发生，多因思虑过度，劳神过多，暗耗心阴，或因热病后期，耗伤阴液，或肝肾阴亏影响及心所致。

既然是阴虚，就会有阴虚则热的共性表现，如五心烦热、潮热盗汗等，另外再加心脏的症状，如心悸，多梦等。

所以，心阴虚证的临床表现如下。

（1）心悸　心阴亏少，心失所养，所以心悸。

（2）心烦、失眠、多梦　心阴不足，虚热内扰，心神不安，则心烦失眠、多梦。

（3）五心烦热　阴虚则阳亢，阳亢生内热，所以五心烦热，甚至潮热。

（4）盗汗　睡着后阳气入阴，营阴受蒸则外流而为盗汗。

（5）舌红少津　阴不足，所以舌红少津。

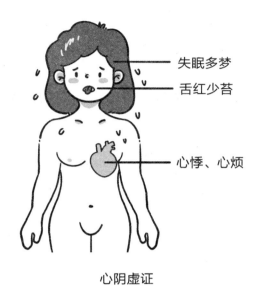

失眠多梦

舌红少苔

心悸、心烦

心阴虚证

治疗心阴虚证，需要要用养心阴的药物，这类药物，大都甘寒，甘能补，寒能清热。

常见的养心阴药如下。

1. 生地黄

生地黄为玄参科植物地黄的块根，鲜品称为鲜地黄，烘焙到八成干后为生地黄。味甘、苦，性寒，柔润多汁。

本品性寒，寒则善于清热，能入血分，为凉血止血之要药，如清营汤、四生丸。

本品又甘寒，甘寒能清热生津，入心、肺、肾三经。能够清心热，养心阴，如天王补心丹；能滋补肺阴，如百合固金汤；还能入肝肾，滋补肝肾之阴，滋阴降火，治疗阴虚内热，如当归六黄汤。

2. 麦冬

麦冬甘寒，性柔润，可以入心经，能够养心阴、清心火，除烦安神，适用于阴虚内热、心烦不眠等病症，如天王补心丹。

3. 玄参

为玄参科植物玄参的干燥根。味甘、苦、咸，性寒，色黑。

玄参咸寒，咸味入血，寒能清热，所以玄参可以治疗热入心营导致的身热夜甚、心烦口渴、舌绛脉数、发斑发疹、失眠，如清营汤。

咸还能软坚，故玄参能治疗痰火郁结导致的瘰疬，如消瘰丸。

本品甘寒质润，还能生津养液，治疗热病伤津导致的便秘以及肺肾阴虚导致的咳嗽、骨蒸，如增液汤。

本品苦寒能够清热解毒，治疗咽喉肿痛、目赤肿痛，热盛脱疽，如四妙勇安汤。

4. 百合

百合甘寒，质润，能入心经，养阴清心，起到宁心安神的作用，适用于阴虚内热之百合病（心神不宁、精神恍惚）等病症。

另外，心阴不足，常常会影响心神，导致心神不安、失眠，所以也要配合养心安神药同用。所谓养心安神药，就是以安神定志为主要功效，治疗心神不宁、失眠的药物，这些药物大多为甘平之品，具有滋补之性，主入心经，具体如下。

1. 酸枣仁

为鼠李科植物酸枣的成熟种子。味甘、酸，性平，色红。

酸枣仁色红，能够入心，味甘能补，酸能生津，所以酸枣仁可以补心血、滋心阴，为滋养性安神药，能够治疗心肝阴血亏虚之失眠、多梦、心神不宁，如酸枣仁汤。

另外本品味酸能敛，能够收敛心液，减少出汗。

2. 柏子仁

为柏科植物侧柏的种仁。味甘，性平，质润。

此物甘平油润，有补液之力，为滋养性安神药，能够补心安神，凡是心血心阴不足，心悸、失眠者用之较佳。

3. 茯神

为茯苓菌核中带松根的部分,药性与茯苓相似,能够入心经,功专宁心安神,治疗心神不安、惊悸、健忘等。

4. 远志

为远志科植物远志或卵叶远志的干燥根。味苦、辛,性温。

远志又名小草,能交通心肾,引肾水上潮于心,治疗心阴不足之失眠、健忘。

远志味辛,有宣泄通达之性,能入心开窍,治疗痰涎蒙蔽心窍导致的神昏、语言謇涩、癫痫抽搐、惊风发狂等症,如远志丸。

5. 夜交藤

为蓼科植物何首乌的藤茎。味甘,性平。

夜交藤白天分散,夜晚缠绕,有阴阳交抱之象,能引阳入阴,安神催眠。

另外,本品作为藤类,能通行经络,养血祛风,治疗风湿痹痛。

6. 合欢皮(合欢花)

为豆科植物合欢的树皮。味甘,性平。

这种树的叶子到了晚上就会自动两两相合,具有很强的时间节律性,所以,可以利用这种植物的时间规律矫正人体的睡眠规律,治疗失眠。

药理研究发现,合欢皮煎水的确能够延长小鼠戊巴比妥钠睡眠时间。

合欢花为合欢的花蕾,能够解郁安神,用于心神不安、忧郁失眠,作用类似于合欢皮。

治疗心阴虚证,可以用《摄生秘剖》中的天王补心丹。

天王补心丹:酸枣仁9克,柏子仁9克,当归身9克,天门冬9克,麦门冬9克,生地黄12克,人参5克,丹参5克,玄参5克,白茯苓5

克，五味子 5 克，远志 5 克，桔梗 5 克。水煎服。

方中重用甘寒生津之生地黄为君，可以滋阴养血、清虚热。

天冬、麦冬滋阴清热，酸枣仁、柏子仁养心安神，当归补心血，共助生地黄滋阴补血，以养心安神，同为臣药。

茯苓、远志养心安神，交通心肾；玄参滋阴降火，制约虚火上炎；丹参养心活血，可使诸药补而不滞；朱砂镇心安神，兼治其标，共为佐药。

桔梗为舟楫，能够载药上浮以使药力上入心经，为使药。

本方配伍，滋阴养血，补心安神，常用于治疗神经衰弱、精神分裂、甲亢等所致的失眠、心悸。

五、心血亏虚证

心血亏虚证是指由于心血亏虚，不能养心所表现的证候。

此证的发生，多由脾虚不能生血，或者失血过多，久病失养，或者思虑劳神，暗耗心血导致。既然是心血虚，那么既有血虚的共性见证，如眩晕，面色苍白，唇舌色淡、脉细无力，又有心脏的症状，如心悸、失眠等。

所以，心血亏虚证的临床表现如下。

（1）心悸 心血不足，心失所养，就会导致心动异常，出现心悸。

（2）失眠多梦 心血不足，不能滋养心神，就会心神不安，出现失眠多梦表现。

（3）头晕健忘 心血不足，不能上荣于头目，所以出现头晕、健忘的证候。

（4）精神恍惚 心血不足，心神失养，所以精神恍惚。

（5）脉象细弱 心血不足，不能充养脉道，所以脉象细弱。

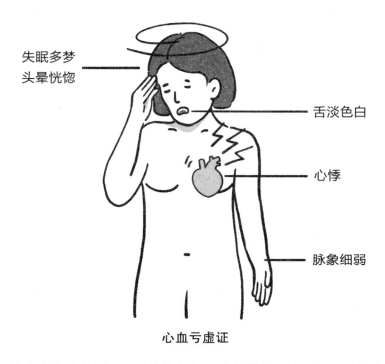

失眠多梦
头晕恍惚

舌淡色白

心悸

脉象细弱

心血亏虚证

治疗心血亏虚证，需要补益心血。补血药多为甘温或甘平之品，甘能补，同时质地比较滋润，滋润可以养血。

常见的补心血药如下。

1. 当归

为伞形科植物当归的根。味甘、辛，性温，质地油润。

当归味甘液浓，甘能补，丰富的汁液能奉心化赤而为血，所以当归善于补血，治疗心肝血虚引起的头晕心悸、面色无华等，常与熟地、白芍、川芎配伍，即四物汤。

当归不但能补血，味辛还能活血，所以当归善治血瘀疾病，可以入子宫，调经止痛，如桃红四物汤；还可以治疗疮疡肿胀、跌打损伤，如活络灵效丹；还能入肢体经络，治疗瘀血阻滞，关节作痛，如蠲痹汤。

当归油润，能够润肠通便，治疗肠燥便秘。

2. 龙眼肉

为无患子科植物龙眼的假种皮。味甘，性温，汁液浓厚。

龙眼肉入心经，甘温益气，液浓补血，能够补益心血心气，治疗气血不足所致的心悸怔忡、失眠健忘、面色萎黄、气短乏力症，常与当归、酸枣仁、黄芪等同用，如归脾汤。

3. 何首乌

为蓼科植物何首乌的块根。味苦、甘、涩，性微温。有生、制两种。

制何首乌滋腻，善补，能入心、肝、肾，可以补心血，治疗心血不足，惊悸怔忡。可以补肝肾，治疗肝肾精血不足导致的腰膝酸软、须发早白脱落、记忆力减退等症，常与人参、熟地黄、山药相配伍，如参乌健脑胶囊。

生何首乌性凉，能够解毒、消痈、截疟、润肠通便，适用于疮疡、瘰疬、久疟、肠燥便秘等症。

心血不足，也会引起失眠，在补血基础上，也要适当配合养心安神药，如酸枣仁、柏子仁、茯神、远志等，兹不赘述。

治疗心血虚证，可以选用《重订严氏济生方》中的归脾汤。

归脾汤：人参9克，白术18克，茯神18克，炙甘草9克，黄芪18克，木香9克，龙眼肉18克，酸枣仁18克，当归9克，远志6克，生姜3片，大枣2枚。水煎服。

方中黄芪、人参、白术补脾益气，为君药。当归、龙眼肉养血补心；茯神、远志、酸枣仁宁心安神；木香理气醒脾，使之补而不滞；姜、枣调和脾胃，均为臣佐药。炙甘草和中调药，为使药。

现代常用于治疗神经官能症、贫血、再生障碍性贫血、心律失常、心肌炎等证属心脾两虚者。

六、心火亢盛证

心火亢盛证是心火内炽所表现出的证候，又叫心火上炎证。

此证的发生，多由于情志抑郁化火，或者火热之邪内侵，或者过食辛辣温补之品，久蕴化火，内炽于心所致。既然是心火亢盛，肯定会有火象（热、红、干、数），又有心神方面的症状，如失眠、心烦。

具体的临床表现如下。

（1）**心胸烦闷** 心位于胸中，心火内炽，故自觉胸中烦闷发热。

（2）**心烦失眠** 心主神明，心火内炽，侵扰心神，导致心烦失眠。

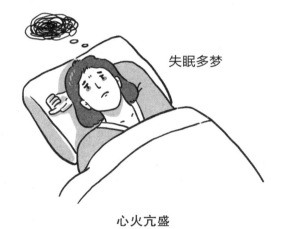

失眠多梦

心火亢盛

（3）**舌质红绛，甚至糜烂** 心开窍于舌，心火循经上扰，就会导致舌尖红绛。如果心火过旺，灼伤脉络，还会导致舌生糜烂、溃疡、疼痛，这种情况叫做"心火上炎"。

（4）**小便淋涩灼痛** 心与小肠相表里，心火下移，侵扰小肠，导致小肠泌别清浊的功能失常，就会引发小便涩痛红赤，这种情况叫做"心火下移"。

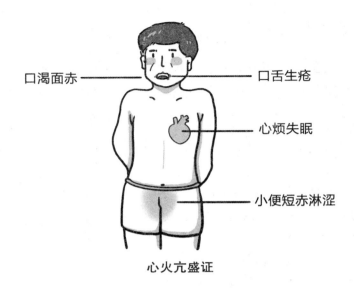

口渴面赤 —————— 口舌生疮

心烦失眠

小便短赤淋涩

心火亢盛证

治疗心火亢盛证，需要清心泻火药。清心火的药物大都苦寒，苦寒才能清热。

清心火的药有如下几种。

1. 黄连

黄连味苦性寒，入心经，能够清心除烦、泻火清热，治疗心火亢盛之心烦、失眠、口疮等。

2. 栀子

为茜草科植物栀子的成熟果实，味苦，性寒。

苦入心，寒清火，所以栀子能清心火，治虚烦不眠，如栀子豉汤。

苦味还能燥湿，所以栀子还可以清热利湿，治疗肝胆湿热之黄疸，膀胱湿热之热淋，如茵陈蒿汤及八正散。

栀子轻清，轻清能上浮，所以栀子擅长治上焦火毒，如治疗口舌生疮、牙龈肿痛、目赤、咽喉肿痛等症状。

最后，栀子色红，红入血分，可以凉血止血，治疗血热出血，如小蓟饮子及十灰散中皆有栀子。

3. 木通

为木通科植物木通的根茎。味苦，性寒，断面有小孔。

木通有孔，孔为通利之象，所以木通具有利水的功能，味苦，苦能入心清火，所以木通能清热利尿，可以引导心经热邪从小便中排泄出去，治疗口舌生疮、心烦尿赤等症状。

同样，利用其通利之象，木通还可以治疗闭经、乳少等病。

4. 莲子芯

为莲子的幼叶及胚根。味苦，性寒。

莲子芯苦寒，能入心经，清心热，除心烦，常用于心烦不眠等。

5. 淡竹叶

为禾本科植物淡竹叶的茎叶。味甘、淡，性寒。

本品轻清上浮入心，寒能清热，甘淡又能利尿，能引心火自小便而去，治疗心火上炎之口舌生疮与心火下移小肠之小便赤涩淋痛。

治疗心火亢盛证，可以用加减导赤散。

加减导赤散：生地黄15克，黄连3克，木通6克，淡竹叶9克，生甘草3克。水煎服。

本方治疗心经火热或移热于小肠之证。

方中黄连苦寒，能清心泻火；木通入心与小肠，清心降火，利水通淋，共为君药。生地黄入心肾经，清心热而凉血滋阴，是为臣药。竹叶甘淡，清心除烦，引热下行；甘草梢可直达茎中而止淋痛，并能调和诸药，共为佐使。

现代常用此方治疗口腔炎、鹅口疮、小儿心经火热夜啼、急性膀胱炎、肾盂肾炎等属心火亢盛或心火下移小肠者。

七、痰迷心窍证

痰迷心窍证是指痰浊蒙蔽心神所表现出的证候，又称痰迷心包证。此证多见于癔症、癫痫、脑血管意外、精神分裂症等。

此证的发生，多由感受湿浊，阻遏气机，或者情志不遂，气机郁滞，气不行津，导致津聚成痰，或肝风挟痰上扰，以致痰浊蒙蔽心包，心神无法外露所致。

痰迷心窍证的临床表现如下。

（1）意识模糊，甚则昏不知人　痰浊蒙蔽心窍，神识不能外达，所以意识模糊，甚至昏不知人。

（2）精神抑郁，甚至痴呆，喃喃自语　受到情志刺激，肝气郁结，所以精神抑郁，气不行津，津凝为痰，痰浊蒙蔽心包，神识不能外发，则痴呆、喃喃自语。

（3）突然昏扑，四肢抽搐，口吐白沫，不省人事　肝风内动，则四肢抽搐；肝风挟痰蒙蔽心窍，神识不能外发，则口吐白沫，不省人事。

昏迷不语

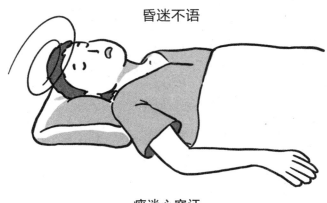

痰迷心窍证

治疗痰迷心窍证，一方面要化痰，另一方面要选用一些开窍醒神药。

化痰药，就是祛痰或消痰的药物，我们已经在肺系疾病中讲过，也可以用到这里，如半夏、胆南星、竹茹、贝母等。

开窍醒神药，就是以开窍醒神为主要功效，治疗窍闭神昏的药物，因其气味芳香，所以又被称为芳香开窍药。这些药大多气味辛香，性善走窜，能启闭开窍，从而达到醒神的目的。

常用的开窍醒神药有如下几种。

1. 麝香

麝香为鹿科动物林麝或原麝成熟雄体香囊中的干燥分泌物。味极辛，性温。

其气味非常浓烈，陈修园说它是诸香之冠，从远处就能闻得到其气味，像是射出来一样，所以称之为麝香。

麝香辛温气香，辛能行能散，性善走窜，入心经，能够通关开窍，治疗窍闭神昏，突然昏倒，不省人事，是醒神回苏之要药。

麝香还能入血分，能行血脉之瘀，开通经脉之阻塞，常用来治疗胸痹心痛，如麝香保心丸。

2. 冰片

为龙脑香科植物龙脑香树脂加工而成。味辛、苦，性微寒，气味芳香。

冰片又叫龙脑香，辛香芳烈，性善走窜开窍，无处不达，所以不论寒闭、热闭心窍导致的昏迷，冰片都能起到开窍醒神的作用，对于热闭心窍的症状尤为适宜，如安宫牛黄丸。

3. 石菖蒲

为天南星科植物石菖蒲的根茎。味辛、苦，性温。

石菖蒲辛香走窜，力能通窍，苦温能燥湿化痰，所以对于痰浊蒙蔽心包导致的窍闭神昏证，石菖蒲能够起到开窍化痰的效果。《本草新编》说："凡心窍之闭，非石菖蒲不能开。"常用于治疗湿温酿痰昏迷、中风昏迷、癫痫神昏。

石菖蒲不但能开心窍，还能开耳窍，还常用于治疗多种原因引起的耳鸣、耳聋。

4. 郁金

为姜科植物温郁金、姜黄、广西莪术或蓬莪术的块根。味辛、苦，性寒。

本品辛散，有开通郁结的功效，又色黄如金，所以叫做郁金。

辛能行能散，可以促进气血运行，治疗气滞血瘀导致的诸痛证，既能行气，又能活血，如治疗心胸疼痛的颠倒木金散。

苦寒能清热，辛能行散开通，可以治疗热陷心包、心窍闭阻之神昏，如菖蒲郁金汤。又能治疗痰浊痹阻之癫痫，配白矾可以化痰开窍，如白金丸。

5. 苏合香

为金缕梅科植物苏合香的树干渗出的香树脂经加工精制而成。味辛，性温，气香。

苏合香辛温气香，芳香能够开窍，辛温能够行散，善于走窜开窍，对于寒邪、痰浊内闭心窍之寒闭证，能够开窍，令其畅通，进而起到醒神的作用，如苏合香丸。

另外，本品辛散温通，能够治疗寒邪凝闭心脉之胸痹心痛，如冠心苏合香丸。

治疗痰蒙心窍证的方剂，可以用安宫牛黄丸（侧重痰热）。

安宫牛黄丸：牛黄、犀角、麝香、珍珠、朱砂、雄黄、黄连、黄芩、栀子、郁金、冰片。炼蜜为丸。

方中牛黄苦凉，清心解毒，息风止痉；犀角咸寒，清心凉血解毒；麝香芳香开窍醒神。三药相配，是为清心开窍、凉血解毒的常用组合，共为君药。

臣以大苦大寒之黄连、黄芩、山栀清热泻火解毒，合牛黄、犀角则清解心包热毒之力颇强；冰片、郁金芳香辟秽，化浊通窍，以增麝香开窍醒神之功。

佐以雄黄助牛黄辟秽解毒；朱砂、珍珠镇心安神，以除烦躁不安。

用炼蜜为丸，和胃调中为使药。

本方清热泻火、凉血解毒与芳香开窍并用，但以清热解毒为主，意"使邪火随诸香一齐俱散也"（《温病条辨》）。

八、痰火扰神证

痰火扰神证是指由于火热痰浊一起侵扰心神所表现出的证候，多见于狂躁症。

此证的发生，多由情志刺激，气机郁滞化火，进而煎熬津液，炼液为痰，以致痰火内扰心神。

痰火扰神证，既有痰的表现，又有火的表现，临床症状如下。

（1）初期　情志抑郁，或经受过强烈的精神刺激。

（2）后期　痰火内盛，闭扰心神，轻则心烦不眠，重则发狂，胡言乱语，哭笑无常，毁人打物。

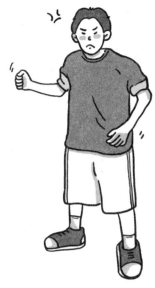

神志发狂

痰火扰神证

治疗痰火扰心证，要化痰、清火、镇静安神。

化痰药，就是祛痰或消痰的药物，我们已经在肺系疾病中讲过，也可以用到这里，如半夏、竹茹、胆南星、竹沥、天竺黄、贝母等。

清心火药，可以用黄连、栀子等。

镇心安神，就是用质地沉重的药物使心神安定、起到治疗心神不宁证的作用。这类药物多为矿石或者介类药物，它们质地沉重，安神作用较强，能治邪气内扰之心神不宁，习称重镇安神药。常见的重镇安神药物有朱砂、磁石、珍珠母、龙骨等，具体如下。

1. 朱砂

为硫化物类矿物辰砂族辰砂。味甘，性微寒，有毒，色红，质重。

本品色红入心，性寒能清心，质重能镇心，常用于治疗心火亢盛导致的心神不安、心悸怔忡、烦躁不眠，如朱砂安神丸。但是本品有毒，不宜大量服用或久服。

本品性寒，能清热解毒，常用于治疗热毒所致的疮疡、咽喉肿痛及口舌生疮，如冰硼散。

2. 磁石

为氧化物类矿物尖晶石族磁铁矿，主含四氧化三铁。味咸，性寒，质重，色黑。能入心、肝、肾三经。

入心能镇静安神，治疗心神不宁、惊悸失眠等。

入肝能平肝潜阳，治疗头晕目眩、头胀头痛、急躁易怒。

色黑入肾能够补肾，治疗耳鸣耳聋、肾虚气喘，如耳聋左慈丸。

3. 龙骨

龙骨是古代大型哺乳类动物象、犀、鹿类等的骨骼化石。味甘、涩，性平，质重。

龙骨质重沉降，入心经，能够重镇安神，治疗心神不宁、心悸失眠、健忘多梦等，如柴胡加龙骨牡蛎汤。

入肝，能够平肝潜阳，治疗肝阳上亢之头晕耳鸣、烦躁易怒，如建瓴汤。

味涩能收，能够固精缩尿、止带、止虚汗，如金锁固精丸、固冲汤。

治疗痰火扰心证，可以选用《医学心悟》中的生铁落饮。

生铁落饮： 生铁落60克，胆南星9克，浙贝母9克，玄参9克，天冬9克，麦冬9克，连翘9克，丹参12克，茯苓12克，陈皮12克，石菖蒲6克，远志6克，朱砂2克。水煎服。

此方以生铁落重镇降逆，镇心安神；胆南星、浙贝母、陈皮能够清热化痰；菖蒲、远志可以开窍醒神；朱砂直入心经，清除心经火热证，兼能镇心安神；麦冬、天冬、玄参、丹参、连翘可以清热养阴，泻火除烦。纵观全方，既能清热化痰，又能镇心安神，兼有顺气之功。

此方现代常用于治疗精神分裂症、神经官能症等。

九、心脉痹阻证

心脉痹阻证是指由于瘀血、痰浊、阴寒、气滞等因素阻痹心脉所表现的证候。

此证的发生，都有正气亏虚在先，然后瘀血、痰饮、阴寒、气滞等邪气阻滞心脉，导致心脉不通，不通则痛，类似今天所说的冠心病、心绞痛、心梗。

由于导致心脉痹阻的原因不同，所以心脉痹阻证的临床表现既有共性，又有不同。

1. 共同点

（1）**心胸憋闷疼痛、心悸怔忡** 心脉被有形邪气闭阻，血运不畅，心肌得不到足够的气血滋养，甚至发生坏死，所以心脏憋闷、疼痛，产生频率异常，心悸怔忡。

（2）**肩背、内臂疼痛** 心脏的经脉是手少阴心经，此经经过手臂内侧，所以心脏出现病变，往往累及经脉，导致经脉不通，从而发生疼痛。

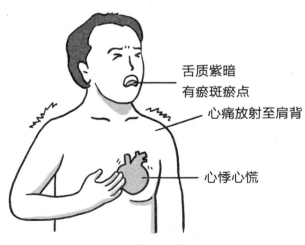

舌质紫暗
有瘀斑瘀点
心痛放射至肩背

心悸心慌

瘀阻心脉证

2. 不同点

（1）**舌色青紫，有瘀斑瘀点**　这种情况一般提示是瘀血阻痹经脉，瘀血阻络，所以舌色青紫。

（2）**体胖痰多，身体困重，舌苔白腻**　这种情况一般提示是痰浊痹阻经脉，胖人多痰，痰多舌白腻。

（3）**剧痛、怕冷、四肢发凉，舌淡苔白**　这种情况一般提示是寒邪太盛，凝滞心脉，导致心脉受寒而缩，或者凝滞不通导致疼痛，得温则痛减。

（4）**胀痛、与精神刺激相关**　这种情况一般提示是因为受到情志刺激，导致肝气不舒，气滞心脉，导致心脉不通。

对于瘀血、痰浊、阴寒、气滞导致的心脉痹阻，要用不同的方法加以治疗，比如瘀血明显的，要以活血化瘀为主；以痰浊为主的，要以化痰为主；寒邪过盛的，要以温阳散寒为主；对于气滞导致的，要以疏肝理气为主。

但不管哪种治法，活血化瘀都是必需的。

所谓活血化瘀，就是通利血脉、促进血行、消散瘀血为主要功效，常用以治疗瘀血证的药物，称活血化瘀药，又称活血祛瘀药。这些药多辛味，性多偏温，归心、肝经。辛能行血，温能通脉，可使血脉通畅，瘀血消散。

常见的活血化瘀药有如下几种。

1. 川芎

为伞形科植物川芎的干燥根。味辛，性温。

川芎辛散温通，可以入心脉，既能活血祛瘀，又能行气止痛，为血中之气药，大凡血瘀气滞诸痛皆宜，能上行头目，下调经水，中开郁结，旁行肢节，能治疗头痛心痛、肝郁胁痛、血瘀痛经、风湿痹痛。

2. 丹参

为唇形科植物丹参的根及根茎。味微苦，性微寒，色红。

丹参色红入血，功善活血化瘀，药性平和，祛瘀而不伤正，为调理血分之首药，可广泛应用于瘀血阻滞之证，如治疗月经不调、痛经、胸痹疼痛、胃疼等。

3. 桃仁

为蔷薇科植物桃的成熟种子。味苦、甘，性平。

桃仁入心、肝经，善于通经，能化瘀破血，是治疗血瘀之专药，可广泛应用于各种血瘀证，能治疗痛经，如桃红四物汤；能治疗产后腹痛，如生化汤。

4. 红花

为菊科植物红花的干燥花。味辛，性温，色红。

红花辛散温通，色红入血分，专行血瘀，能破血、行血、和血、调血。可以治疗心痛，常与丹参、川芎同用，还能治疗跌打损伤、痛经、产后腹痛等多种疼痛。

5. 姜黄

为姜科植物姜黄的干燥根茎。味辛、苦，性温。

姜黄辛散温通，既能入气分，又能入血分，是行气化瘀之品。可以入心脉，治疗气滞血瘀导致的心痛。还能治疗肝气郁滞之胸胁痛，如推气散。还能治疗气滞血瘀之痛经以及跌打损伤、风湿痹痛之疼痛。

6. 郁金

郁金味辛，能入心经，化瘀行气，治疗血瘀气滞导致的胸痛、心痛、腹痛都有良效，如《医宗金鉴》之颠倒木金散。（详见本节痰迷心窍证）

7. 降香

降香，又名降真香，辛散温通，能入心经，治疗气滞血瘀之心痛。常与丹参、川芎同用，如冠心二号方。

8. 延胡索

为罂粟科植物延胡索的干燥块茎。味辛、苦，性温。

俗语云："心痛欲死，速觅延胡。"延胡辛散温通，既能活血，又能行气，能行血中气滞，气中血滞，能治一身上下诸痛，为常用的止痛药。

可以治疗气滞血瘀导致的胸痹，常与丹参、川芎、三七同用。

可以治疗胃痛，如金铃子散。

还可以治疗胁痛、疝气疼痛、月经不调疼痛、跌打损伤疼痛等。

治疗心脉瘀阻的方剂，可以按照血瘀、气滞、寒凝、痰浊的偏重进行选方。

如果是气滞血瘀型心脉痹阻，就选冠心二号方。

冠心二号方：丹参 30 克，赤芍 15 克，川芎 15 克，红花 15 克，降香 15 克。水煎服。

丹参、红花、赤芍都能入血，起到活血化瘀的作用；川芎被称为血中气药，既能活血化瘀，又能行气止痛，止痛效果明显；降香又被称作降真香，能够入心经，既能活血化瘀，又能行气止痛。

从现代医学角度分析，此方扩张冠状动脉，增加血流量，改善心肌供血，降低心肌耗氧量，又能止痛，是治疗气滞血瘀型心绞痛的有效方剂。

如果是痰浊壅盛型心脉痹阻，就选瓜蒌薤白半夏汤。

瓜蒌薤白半夏汤：瓜蒌 24 克，薤白 9 克，半夏 12 克。水煎服。

此方也是治疗冠心病的常用方。

君药为瓜蒌，可以化痰，痰消则胸宽，气行顺畅则痛止。《本草思辨录》说："栝蒌实之长，在导痰浊下行，故结胸胸痹，非此不治。"

薤白辛温，能够通行阳气，行气止痛，为臣。

二药相配，能够散除胸中阴寒，化上焦痰浊，宣通心脉之气机，共为治胸痹胸痛之要药。

佐以半夏，能够帮助瓜蒌化痰。

药仅三味，但是配伍精当，痰浊消散，气机通畅，则心痛可止。

如果是寒凝心络型心脉痹阻，就选桂附汤。

桂附汤：制附子9克，桂枝12克，薤白12克，川芎12克，全瓜蒌18克，葛根15克。水煎服。

桂枝、附子能够温经散寒通脉；薤白能够行气止痛；瓜蒌能够化痰浊，打通心脉；葛根能够扩张冠状动脉，增进血流量；川芎是血中气药，既能行气又能活血化瘀。纵观全方，能够起到温经散寒、活血行滞、通络止痛之效，对于受寒引起的冠心病心绞痛有良效。

第七节　小肠疾病的主要证型、用药及方剂

一、小肠虚寒证

小肠虚寒证常由素体虚弱，饮食不节或贪食生冷所致，主要表现为小肠分清泌浊的功能失常，以致水谷不别，形成腹泻，可见于慢性消化不良、肠炎、结肠病等。

由于中医把消化吸收的功能概括在脾主运化的功能内，所以本证和脾阳虚的证候基本相通，可与脾阳虚互参。

治疗小肠虚寒，需要温补固涩，能够温小肠的中药有如下几种。

1. 肉桂

肉桂能够温中散寒，治疗中焦虚寒腹泻。

2. 肉豆蔻

肉豆蔻能够温中行气，既能温暖小肠，还能收涩小肠，治疗小肠虚寒腹泻。

3. 乌药

为樟科植物乌药的块根。味辛，性温。

乌药辛温，辛能行气，温能驱寒，善于治疗寒凝气滞导致的脏腑疼痛，如胃痛、寒疝腹痛、睾丸疝气等。

另外，本品色黑入肾，能够温肾阳、暖膀胱，治疗膀胱虚寒不固导致的遗尿、小便频数。

治疗小肠虚寒证，常用理中汤加肉豆蔻。（理中汤，详见脾阳虚章节）

二、小肠实热证

由于心与小肠相表里，小肠又与小便有关，因而本证即可表现为心火亢盛的口舌糜烂，又可以表现为小便涩痛。心火亢盛，见心病辨证，这里只讲小便的异常。

小肠实热证临床表现如下。

（1）**小便涩痛** 小肠之火传导到膀胱、尿道，所以小便涩痛。

（2）**口舌生疮** 小肠之火上炎，导致口舌生疮。

治疗小肠实热，既要清热，又要利尿，所以味多苦或淡，苦能清热，淡能渗利水湿。

常见的清利小肠药有如下几种。

1. 木通

入心经与小肠经，能清心热，又能利尿，能引热从小便排出。

2. 车前子

为车前科植物车前的干燥成熟种子。味甘，性微寒，质滑利。

车前子甘寒清热，性滑去涩，能清利水道，治疗小便淋涩疼痛，常与木通、滑石等同用，如八正散。

此物利小便，则能实大便，可以治疗水泄，《医说》记载一味车前子治愈欧阳修腹泻之事。

种子入肾，能补肝肾，治疗肾虚目暗昏花，如驻景丸。

治疗小肠实热，可以用导赤散。（详细解释参考心火亢盛证）

第八节　肝系疾病的主要证型、用药及方剂

肝的主要生理功能是主疏泄，主藏血。其生理特性是肝为刚脏，主升主动，内寄相火。

肝的病变主要表现在疏泄失常，经脉不利，肝不藏血，风气内动，及多种目疾方面。肝病常见精神抑郁、急躁易怒、胸胁少腹胀痛、眩晕、肢体震颤、手足抽搐、目疾、月经不调等症状。

一、肝血虚证

肝血虚证是指肝藏血不足，其所系的目、爪甲、筋或冲任等失养失充所表现的虚弱证候。

此证多由生血不足，或失血过多，或久病耗伤肝血所致，末梢神经炎、神经官能症、缺钙以及慢性眼部疾患多见此证。

既然是肝血虚，则既有血虚的共同见证如面色苍白、头晕、脉细，又有肝系的病变如视物模糊、爪甲不荣、月经量少、肢体麻木，故肝血虚证临床表现如下。

（1）视物模糊或夜盲，两目干涩 肝血亏虚，肝窍失养，则视物模糊或夜盲，两目干涩，眼花。

（2）爪甲枯槁不泽 肝其华在爪，外华不荣，则爪甲枯槁不泽。

（3）妇女可见月经量少色淡，甚至闭经 女子以血为本，肝血不足，血海空虚，冲任失充，故经少色淡、经闭。

（4）肢体麻木，关节拘急不利，手足震颤，肌肉𫌟动，头晕眼花，面唇淡白无华，舌淡，脉细 肝主筋，肝血亏损，筋脉失去营血的营养，血虚生风而见肢麻、震颤、拘急。血虚为患，故头晕、面唇淡白无华、舌淡、脉细。

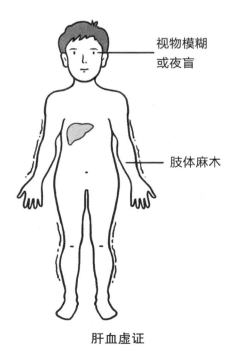

肝血虚证

治疗肝血虚证，需要补肝血。补血药多为甘温或甘平之品，因为甘能补，而且这些药物质地滋润，主入心肝血分。

常见的补肝血药有如下几种。

1. 当归

当归，质地油润，入心、肝经，能补心肝之血。

2. 白芍

白芍为毛茛科植物芍药的根。味苦、酸，性微寒。

本品味酸，能收敛肝阴以养血，常与熟地同用，治疗肝血亏虚、月经不调，如四物汤。

肝阴、肝血充足，则肝木柔和，所以白芍还能柔肝，治疗肝急引起的胁痛、腹痛，如逍遥散、痛泻要方。

白芍还能养血敛阴、平抑肝阳，治疗肝阳上亢、头晕头痛，如建瓴汤。

3. 熟地

为玄参科植物地黄的块根，经加工炮制而成。味甘，性微温，色黑，质润。

本品经过炮制，色黑如膏，质润如油，黑色入肾，质润滋阴，所以熟地能大补肾水，填补肾精，治疗肾阴不足，如六味地黄丸。

本品甘温质润，不但能补阴，还能滋液生血，为养血补血之要药，治疗血虚诸证，如四物汤。

4. 阿胶

阿胶，能入肝经，补肝血，为补血圣药，不论何经，悉其所任。常与当归、白芍、熟地同用，治疗心肝血虚，面色萎黄，眩晕心悸。

治疗肝血不足，可以选用《仙授理伤续断秘方》中的四物汤。

四物汤：熟地黄 15 克，当归 9 克，白芍 9 克，川芎 6 克。水煎服。

方中熟地滋阴养血为君药；当归补血活血为臣药；白芍养血敛阴，

川芎活血行气，共为辅佐药。

四药合用，熟地、白芍阴柔补血之品（血中血药）与辛甘之当归、川芎（血中气药）相配，动静相宜，重在滋补营血，且补中寓行，使补血而不滞血，行血而不伤血，共成补血调血之功。

二、肝阴虚证

肝阴虚证是指肝之阴液亏损，目、筋和胁肋失去濡养，虚热内扰所表现的证候。

肝阴虚证多由五志化火，或温热病后耗损肝阴，或因肾阴亏虚，水不涵木，或湿热侵犯肝经，久则耗伤肝阴所致。既然是肝阴虚，则一定有阴虚的共同见证如潮热盗汗、五心烦热等，又有肝系的症状，如目涩、胁肋灼痛等。

所以，肝阴虚证的临床表现如下。

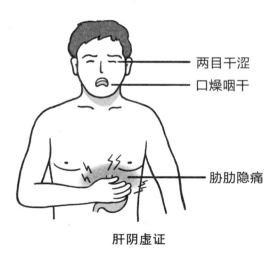

两目干涩
口燥咽干
胁肋隐痛

肝阴虚证

（1）两目干涩，视力减退，头晕目眩 肝阴亏虚，头目失滋，故两目干涩，视力减退，头晕目眩。

（2）胁肋隐隐灼痛　肝阴不足，胁部肝络失养，且虚热内蒸，则胁肋隐隐灼痛。

（3）手足蠕动　肝主筋，肝阴亏损，筋脉失去阴液的滋养，阴虚动风而见手足蠕动。

（4）午后颧红，面部烘热，潮热盗汗，五心烦热　阴虚不能制阳，虚热内生，则午后颧红，面部烘热，潮热盗汗，五心烦热。

（5）口燥咽干，舌红少苔少津，脉弦细而数　阴液不能上承，则口咽干燥。舌红少苔少津，脉弦细数，为肝阴亏虚，虚热内扰之征象。

治疗肝阴虚，需要滋补肝阴。

常见的滋肝阴药有如下几种。

1. 生地

生地甘寒柔润，能入肝经，滋补肝阴，如一贯煎。

2. 熟地

熟地质润如油，擅长补血滋阴，既能补肝血，又能滋肝阴。

3. 沙参

沙参柔润，擅长滋阴，可以滋补肝阴，如一贯煎。

4. 麦冬

麦冬味甘，微寒，能入肝经，滋补肝阴，治疗肝阴不足，如一贯煎。

治疗肝阴虚证，可以选用一贯煎。

一贯煎：北沙参9克，麦冬9克，当归身9克，生地黄18克，枸杞子9克，川楝子5克。水煎服。

方中重用生地黄为君，滋阴养血，补益肝肾；北沙参、麦冬、当归、枸杞子为臣，益阴养血，配合君药以补肝体；佐以川楝子疏肝理气止痛。

综观全方，在大队滋阴药中，少佐疏肝理气之品，使行气而无伤阴之弊，滋阴亦无滞气之害，因而阴血得补，肝气得舒，则诸证自愈。

三、肝气郁结证

肝气郁结证是指肝的疏泄功能失常，而致肝经气机郁滞所表现的证候。

此证的发生多因情志不遂，郁怒伤肝，或突然强烈的精神刺激，或是其他病邪阻滞引起肝气失于疏泄、条达所致。既然是肝气郁，则一定能见到气郁证的表现，如胀闷、疼痛，又有肝系的其他症状，如情志抑郁、血液郁滞、津液停聚等。

所以，肝气郁结证的临床表现如下。

（1）情志抑郁、易怒，善太息　肝失条达，不能调节情志，则情绪抑郁、易怒，胸闷而善太息。

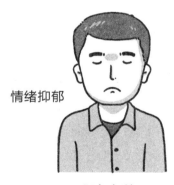

情绪抑郁

肝气郁结

（2）胸胁或少腹胀痛、窜痛、胸闷　肝气郁结，疏泄失常，肝之经气不畅，故胸胁、少腹胀痛，或窜痛。

（3）妇女可见乳房胀痛、痛经、月经不调、甚则闭经　肝郁气滞，气机紊乱，冲任失调，故妇女可见乳房胀痛、痛经、月经不调，甚至经闭。

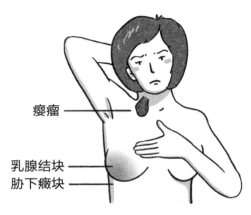

瘿瘤

乳腺结块
胁下癥块

肝气郁结证

（4）舌苔薄白，脉弦，或见梅核气，或见瘿瘤、瘰疬，或见胁下癥块　脉弦主肝病，若气滞痰凝，结于咽颈，则可见梅核气，或瘿瘤、瘰疬；若气滞血瘀，阻于胁，则可见胁下癥块。

治疗肝气郁结证，需要用到疏肝理气药。

常见的疏肝理气药有如下几种。

1. 柴胡

柴胡，味辛气薄，能行能散，既能解表散邪，又能行气疏肝，"凡肝病郁愤不平者，服之最灵"（《本草汇言》），常用来治疗肝失疏泄、气机郁滞所致的胸胁胃脘胀痛、情志抑郁及妇女月经不调、痛经等，常配伍香附、川芎、白芍等，如柴胡疏肝散。

另外本品还能升阳举陷。（详见本章第二节脾虚气陷证）

2. 香附

为莎草科植物莎草的干燥根茎。味辛、微苦，性平。

本品辛香行散，善能行气解郁，为"气病之总司，专治气结为病"（《本草纲目》），可以治疗肝郁气滞胁痛、胃痛，如越鞠丸、良附丸。

又因本品善入肝经，治疗女科疾病，所以又被称为"女科之主帅"

（《本草纲目》）。常用来治疗肝郁气滞引起的月经不调、经闭痛经、乳房胀痛结块等。

3.川楝子

为楝科植物川楝的干燥成熟果实。味苦，性寒。

川楝子又叫"金铃子"，味苦性寒，能够入肝，既能疏肝解郁，又能清泄肝火，常用来治疗肝郁化火导致的胸腹胃脘诸痛，常与延胡索同用，即金铃子散，还能够治疗肝经气滞导致的疝气疼痛。

4.郁金

郁金既能活血祛瘀，又能疏肝行气以解郁，常用于治疗肝郁气滞之痛经、乳房作胀，常与柴胡、栀子、当归同用，如宣郁通经汤。

5.青皮

为芸香科植物橘的干燥幼果或未成熟果实的干燥果皮。味辛、苦，性温，色青。

色青入肝胆，性锐气猛，辛散温通，能疏肝气、破滞气，药力较峻，适用于肝郁胁痛、乳房肿痛、寒疝腹痛等；与三棱、莪术同用，也可以用于气滞血瘀之癥瘕积聚、痞块。

6.橘叶、橘核

橘叶色青归肝经，辛行苦泄，能够疏肝理气，散结消肿，用于乳痈、乳房结块、胁肋疼痛等。

橘核辛能行气，又为结节状，能够理气散结止痛，常用于疝气疼痛、睾丸肿痛、乳痈肿痛。

7.佛手

为芸香科植物佛手的干燥果实。味辛、苦，性温，气香，色黄。

本品辛能行散，芳香行气，能够疏肝解郁，治疗肝气郁滞。

另外本品色黄，能入脾胃，又能行脾胃之滞气，最适用于肝气郁滞或者肝胃气滞导致的胸胁胀痛、脘腹痞满、疼痛，如舒肝和胃丸。

8. 香橼

为芸香科植物枸橼或香圆的成熟果实。味辛、酸、微苦，性温。

本品辛能行散，入肝、脾经，能行肝经之气以解郁，理中焦之气以宽中，适用于肝气郁滞，或肝胃气滞之胁腹胀痛、脘腹痞满，常常和佛手相须为用。

肝主疏泄，能够促进血液运行，如果肝气郁滞，还往往会导致瘀血的形成。所以肝郁气滞和血瘀往往相伴发生，在疏肝理气的基础上，常常配伍一些活血化瘀药。

常见的活血药有如下几种。

1. 桃仁

桃仁可以入心、肝经，为血瘀、血闭之专药，如血府逐瘀汤。

2. 红花

红花辛散温通，入血分，专行血瘀，如血府逐瘀汤。

3. 三棱

为黑三棱科植物黑三棱的干燥块茎。味辛、苦，性平。

本品味辛能行，既能行气，又能活血，从气药则治气，从血药则治血，能治疗瘀血积聚形成的癥瘕痞块、闭经、心痛，能治一切有形坚积，如子宫肌瘤、肝脾肿大。

4. 莪术

为姜科植物蓬莪术或温郁金、广西郁金的干燥根茎。味辛、苦，性温。

本品辛散温通，主入肝经，能够行气破血散结，适用于瘀血经闭、癥瘕痞块、心胸疼痛等血瘀气滞之证，常与三棱一起使用。

相比而言，莪术偏于行气，三棱偏于行血。

5. 乳香

乳香辛温香窜，能活血散瘀，能入肝经，治疗肝经瘀血，为宣通脏腑，流通经络之要药。

6. 没药

功效与乳香相似，凡血瘀气滞诸痛，皆可应用。

7. 益母草

益母草辛行苦泄，善能行血通经、消瘀逐滞，可用于各种瘀血病证，如血滞闭经、痛经、经行不畅、产后恶露不尽、腹痛等。

8. 鸡血藤

为豆科植物密花豆的干燥藤茎。

本品苦而不燥，温而不烈，行血散瘀，调经止痛，性质和缓，又有补血作用，凡妇人血瘀、血虚之月经疾病均可应用，如月经不调、痛经、闭经。

9. 牛膝

为苋科植物怀牛膝和川牛膝的根。苦、甘、酸，性平。

牛膝活血祛瘀力较强，性沉走下焦，常用于治疗妇科瘀血凝滞之证，如月经不调、痛经、闭经。

本品还能补肝肾、强筋骨，祛风除湿，治疗肝肾亏虚之腰痛、腰酸以及风湿痹痛日久之腰膝酸痛、下肢痿软，如独活寄生汤。

此外，本品还有引火下行、引血下行、引药下行的功效，常用于治疗牙龈肿痛、口舌生疮、吐血、衄血、头晕、头痛，如镇肝熄风汤。

10. 鳖甲

为鳖科动物鳖的背甲。甘、咸，性寒，青色。

鳖甲色青入肝，味道咸寒，咸能软坚散结，适用于癥瘕积聚积于胁下导致的肝脾肿大、胁下痞硬，常与土鳖虫、大黄、桃仁同用，如鳖甲煎丸。

此外，鳖甲富含胶质，能够滋阴，性寒又能清热，可以治疗肝肾阴虚导致的阴虚内热、阴虚风动等。

治疗肝气郁滞证，可以选用柴胡疏肝散。

柴胡疏肝散：柴胡 6 克，陈皮 6 克，川芎 9 克，香附 9 克，芍药 9 克，枳壳 9 克，炙甘草 3 克。水煎服。

方中柴胡疏肝解郁为君；香附理气疏肝，川芎活血行气，共为臣药；陈皮理气行滞，白芍养血柔肝，缓急止痛，为佐药；甘草调和诸药，为使药。

四、肝阳上亢证

肝阳上亢证是指肝肾阴亏，阴不制阳，表现以亢阳上扰为特征的上盛下虚的证候。

本证从病机来说，是肝阴不足，阴不制阳，肝阳上亢。但肝阳上亢之证，有的并不见阴虚症状。因此，临床所见，有两种情况：一是肝肾阴虚，不能制阳，引起肝阳上亢，此属虚证，即前肝阴虚证候；一是肝阳上亢，相对的肝阴不足，临床没有阴虚症状的。

此证多由年龄过大，阴液亏损，津液不足，导致肝肾阴亏于下，不能制阳，阳气升动太过所致。或者由于大怒，导致肝气升发太过，造成肝阳上亢。阳气偏盛于上，容易导致头痛、晕、胀、耳鸣等症状。

故肝阳上亢证的临床表现如下。

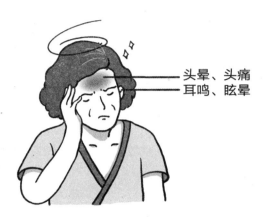

头晕、头痛
耳鸣、眩晕

肝阳上亢证

（1）**头目胀痛，眩晕耳鸣，面红目赤**　肝阳上亢，气血上冲，则头目胀痛，眩晕耳鸣，面红目赤。

（2）**急躁易怒**　肝性失柔，故急躁易怒。

（3）**失眠多梦**　亢阳扰及神魂，则失眠多梦。

（4）**腰膝酸软，头重脚轻**　腰为肾之府，肾虚则腰酸；上盛下虚，则头重脚轻。

（5）**舌红，脉弦或弦细数**　舌红，脉弦或弦细数，为肝阳亢盛，阴液不足之象。

治疗肝阳上亢证，一方面需要滋补肝阴药（上面已介绍，不赘述），当然也需要平抑肝阳药。

所谓平抑肝阳药，就是治疗肝阳上亢证的药物，这些药物主入肝经，能平抑亢奋之肝阳，减轻或消除肝阳升发太过引起的诸症。

治疗肝阳上亢证的药物有如下几种。

1. 天麻

为兰科植物天麻的干燥块茎。味甘，性平。

天麻主入肝经，既能平肝潜阳，又能息风止痉，还能祛风通络。

平肝潜阳可以治疗眩晕、头痛，能治疗肝阳上亢之头痛、眩晕，如天麻钩藤饮；也能治疗风痰上扰之眩晕、头痛，可与半夏、茯苓、白术同用，如半夏白术天麻汤。

息风止痉可以治疗各种抽搐，如小儿急惊风、慢惊风、破伤风抽搐，如羚角钩藤汤。

本品不但能祛内风，还可以祛散外风，通行经络，治疗风湿痹痛、关节屈伸不利。

2. 钩藤

为茜草科植物钩藤、大叶钩藤、主钩藤、华钩藤成无柄果钩藤的干燥带钩茎枝。味甘，性凉。

钩藤性凉，归肝经，能平肝阳，又能清肝火，还能息肝风。

平肝阳，能治疗肝阳上亢之头晕、头痛，常配合天麻、石决明、杜仲同用，如天麻钩藤饮。

息肝风，能治疗热极生风导致的高热抽搐以及癫痫抽搐，如羚角钩藤汤。

清肝火，能治疗肝火上冲之头胀头痛，常配合夏枯草、龙胆草、栀子、黄芩同用。

此外，本品凉肝，还能治疗儿科肝热夜啼、发烧。

3. 菊花

菊花甘苦，能够平肝，治疗肝阳上亢导致的头痛、眩晕、耳鸣、健忘，可与山楂、决明子、夏枯草同用，如山菊降压片。（详见本章第四节风热犯肺证）

4. 刺蒺藜

为蒺藜科植物蒺藜的干燥成熟果实。

本品味苦降泄，主入肝经，有平抑肝阳之功，用于肝阳上亢、头晕目眩等症，常与钩藤、菊花、珍珠母等同用。

5. 珍珠母

为蚌科动物三角帆蚌或珍珠贝壳动物马氏珍珠贝的贝壳，味咸，性寒。

本品咸寒质重，主入肝经，能够平肝阳，益肝阴，治疗阴虚阳亢之头痛眩晕、耳鸣等，常与石决明相须为用；或与夏枯草、灵磁石、钩藤等同用，如清脑降压片。

6. 石决明

为鲍科动物杂色鲍的贝壳。味咸，性寒，质重。

本品生于海洋，咸寒，质重，可以入肝，平肝潜阳，治疗肝阳上亢证导致的头痛、眩晕，常与白芍、生地黄、牡蛎同用。

本品还能清肝热，治疗肝火上炎导致的目赤肿痛以及风热外侵导致的翳膜遮睛。还能滋肝阴，治疗肝虚血少导致的目涩昏暗，为眼科要药，故名"决明"。

7. 牡蛎

为牡蛎科动物长牡蛎、大连湾牡蛎的贝壳。味咸，性寒，质重。

本品质重沉降，能益阴潜阳，治疗阴虚阳亢之头目眩晕、耳鸣耳胀、烦躁易怒等，常与代赭石、龙骨、白芍同用，如建瓴汤。

牡蛎不但入肝，还能入心，能够镇心安神，治疗心神不安、惊悸失眠，如桂枝甘草龙骨牡蛎汤。

牡蛎味咸，咸能软坚散结，可以治疗痰核、瘰疬、瘿瘤等，如消瘰丸。

8. 代赭石

为氧化物类矿物刚玉族赤铁矿。味苦，性寒，质重，色红。

本品质重沉降，能入肝经，平肝潜阳，治疗肝阳上亢之头痛、眩晕、目胀、耳鸣、烦躁易怒等，常与磁石、珍珠母、牛膝等同用，如建瓴汤。

本品还能入胃，治疗胃气上逆之呕吐、呃逆、嗳气，如旋覆代赭汤。

本品还能入肺，降上逆之肺气而平喘，如参赭镇气汤。

9. 磁石

磁石质重沉降，主入肝经，能够潜降肝阳，适用于阴虚阳亢之失眠、头晕目眩，常与牛膝、珍珠母、代赭石等同用，如脑立清胶囊。

10. 杜仲

为杜仲科植物杜仲的树皮。味甘，性温。富含胶质。

杜仲甘温，树皮中富含胶质，入肝、肾经，能够补肝益肾，《本草纲目》说它能"润肝燥"，治疗肝阴不足、肝阳上亢导致的头目眩晕，常配伍天麻、钩藤等，如天麻钩藤汤。

此外，本品通过补肾还能治疗肾虚腰痛及各种腰痛证，如青娥丸、独活寄生汤中均有杜仲。

肾主生殖，肾虚容易流产，本品通过补肾，还能固胞胎，治疗肾虚胎动、胎漏，如寿胎丸，可治疗习惯性流产。

治疗肝阳上亢证，可以用天麻钩藤饮。

天麻钩藤饮：天麻9克，钩藤12克（后下），石决明18克（先煎），山栀9克，黄芩9克，川牛膝12克，杜仲9克，益母草9克，桑寄生9克，夜交藤9克，朱茯神9克。水煎服。

方中天麻、钩藤平肝息风，为君药。

石决明味咸性平，能平肝潜阳；川牛膝引血下行，二者共为臣药。

栀子、黄芩清热泻火，益母草活血利水降压，杜仲、桑寄生补益肝肾，夜交藤、朱茯神安神定志，均为佐使药。

诸药合用，共奏平肝潜阳、清热活血、补益肝肾之功，使头痛、眩晕、失眠自愈。

五、肝火上炎证

肝火上炎证是指肝火内炽，气火上逆，表现以肝经循行部位火热炽盛为特征的证候。

此证由于情志不遂，气郁化火，或者肝阳上亢的进一步发展。此证常见于急性肝胆疾病、高血压、更年期综合征、急性眼部炎症（如结膜炎）、青光眼等。

既然叫肝火上炎，一定有火热的表现，火性炎上，常见面红目赤、口苦、舌红、苔黄、尿黄等，又有肝阳上亢的表现，如头痛、头晕、耳鸣，故肝火上炎证的临床表现如下。

（1）头晕胀痛，面红目赤　肝火上炎，循经上攻头目，故头晕胀痛，面红目赤。

（2）急躁易怒，或胁肋灼痛　肝火内炽，肝性失柔，则急躁易怒，或胁肋灼痛。

（3）耳鸣耳聋，或耳内肿痛流脓　若肝热移于胆，胆热循经入耳，则可见耳鸣耳聋，或耳内肿痛流脓。

（4）失眠多梦　火热内扰，神魂不安，故失眠多梦。

（5）吐血、衄血　若热伤血络，迫血妄行，则可见吐血、衄血。

（6）口苦，口干，大便秘结，小便短黄，舌质红，苔黄，脉弦数　火热内盛，灼伤津液，故口苦、口干、大便秘结、小便短黄。舌红苔黄，脉弦数，皆为肝火炽盛之征。

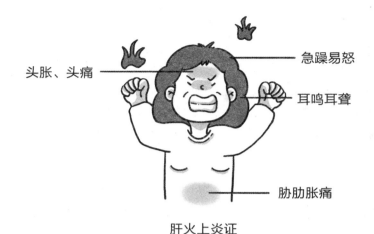

头胀、头痛

急躁易怒

耳鸣耳聋

胁肋胀痛

肝火上炎证

治疗肝火上炎证，需要清肝泻火药。所谓清肝泻火药，就是清解肝脏实热的药物，这些药物多为甘寒或者苦寒药，苦能清热，寒能泻火。

常见的清泻肝火药有如下几种。

1. 龙胆草

为龙胆科植物条叶龙胆的干燥根及根茎。味极苦，性大寒。

陶弘景在解释它的名字时说，因为它的味道极苦，所以以胆为名，龙是灵物，神龙之胆想必味道更苦。

龙胆草味道极苦，苦能清热，能燥湿，可以治疗湿热熏蒸导致的黄疸，湿热下注导致的白带及湿疹瘙痒。

此物还能入肝，能够清泄肝胆实火，治疗肝火头痛、目赤、耳聋、口苦以及肝热生风导致的惊风抽搐。

2. 夏枯草

为唇形科植物夏枯草的干燥果穗。味辛、苦，性寒。

本品苦寒，入肝经，能清肝火，治疗肝火上炎导致的目赤肿痛、头痛等。

本品还能散结消肿，治疗肝火灼烧导致的瘿瘤、瘰疬。

3. 青黛

为爵床科植物马蓝的叶或茎叶经加工制成的干燥粉末。味咸，性寒，色青。

本品色青，入肝，可以清肝泻火，治疗肝火犯肺导致的咳嗽胸痛、痰中带血，如黛蛤散。

本品还有息风止痉之功，能治疗小儿高热惊风抽搐，有泻火定惊之效。

4. 黄芩

能入肝胆经，清肝热，治疗肝火上炎头痛。

5. 钩藤

钩藤能够入肝经，能够清肝火，治疗肝火导致的头痛。

6. 决明子

为豆科植物决明或小决明的干燥成熟种子。味甘、苦、咸，性微寒。

决明，决是必然，明是明亮，可见此药为眼科之药。决明子主入肝经，能够清肝热，治疗风热上攻、肝火上炎之目赤肿痛，可以让眼睛变得明亮。

本品还能益肝阴、平肝阳，治疗肝阴不足、肝阳上亢导致的眩晕、头痛，常配伍夏枯草、菊花一起使用。

治疗肝火上炎证，可以选用《医方集解》中的龙胆泻肝汤。

龙胆泻肝汤：龙胆草6克，黄芩9克，栀子9克，泽泻12克，木通6克，车前子9克，当归3克，柴胡6克，生甘草6克，生地黄6克。水煎服。

本方适用于肝经实火上炎或湿热循经下注证。

方中龙胆草大苦大寒，长于清肝胆实火，用为君药。黄芩、栀子苦寒泻火，助龙胆草清肝胆之热，同为臣药。

车前子、木通、泽泻清利湿热，导湿热下行，从小便而出；当归、生地滋养肝血，使祛邪而不伤正，共为佐药。

柴胡疏肝胆之气，引诸药入肝经；甘草调和诸药，同为使药。

六、肝经（胆）湿热证

肝胆湿热证是指湿热蕴结肝胆，导致肝脏疏泄功能失职及湿热下注肝经所表现的证候。

此证多由感受湿热之邪，或嗜食肥甘，化生湿热；或脾胃运化失常，湿浊内生，湿郁化热，以致湿热蕴结，阻于肝胆所致。常见于黄疸型肝炎或无黄疸型肝炎、急性胆囊炎、急性睾丸炎，以及妇女生殖器炎症（外阴炎、阴道炎、宫颈炎、盆腔炎、滴虫病）等。

肝胆湿热证的临床表现如下。

（1）**胁肋胀痛**　湿热蕴结肝胆，疏泄失常，肝气郁滞，故胁肋胀痛。

（2）**口苦**　肝胆失疏泄，胆气上溢，则口苦。

（3）**纳呆腹胀，泛恶欲呕，大便不调**　肝失疏泄，脾失健运，胃失和降，故纳呆腹胀，泛恶欲呕，大便不调。

（4）**小便短赤或身目发黄，或见寒热往来**　若胆汁外溢，则可见身目发黄。若邪居少阳，正邪相争，可见寒热往来。

（5）**男性睾丸肿胀热痛，阴囊湿疹，或妇女带下黄臭，阴部瘙痒**　足厥阴肝经绕阴器，若湿热循经下注，而成肝经湿热，则可见男性睾丸肿胀热痛，阴囊湿疹；或妇女带下黄臭，阴部瘙痒。

（6）**舌红苔黄腻，脉弦数或滑数，小便短赤**　舌红苔黄腻，脉弦数或滑数，皆为湿热内蕴之征象。

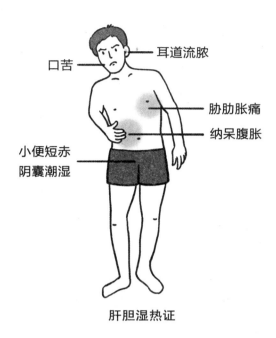

口苦

耳道流脓

胁肋胀痛

纳呆腹胀

小便短赤
阴囊潮湿

肝胆湿热证

治疗肝胆湿热，在清解肝胆实火的基础上，需要增加祛湿之品，常用的利肝胆之湿的药物如下。

1. 泽泻

泽泻味淡性寒，既能渗利水湿，又能清热，对下焦湿热者尤为适宜，常配伍木通、车前子一起使用。

2. 木通

本品能利水消肿，清利湿热，使湿热之邪从小便排出。

3. 车前子

本品甘寒而利，善于通利水道，治疗湿热下注证。

治疗肝胆湿热的方剂，可以选用上面的龙胆泻肝汤。

七、寒凝肝脉证

寒凝肝脉证是指寒邪内侵肝脉，寒凝气滞，表现以肝经循行部位冷痛为主症的证候。

此证多因感受外寒，如淋雨涉水，或房事受寒等，以致肝经寒凝气滞，或因素体阳气不足，由外寒所引发。本证常见于肠痉挛、疝气或者睾丸疾患。

寒凝肝脉证的临床表现如下。

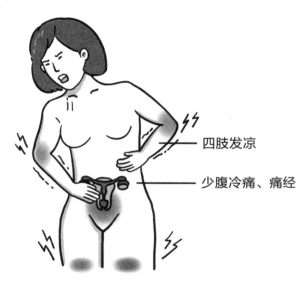

四肢发凉

少腹冷痛、痛经

寒凝肝脉证

（1）少腹牵引阴部冷痛，或男子阴囊收缩引痛，或女子痛经，经暗有块，或见巅顶冷痛，遇寒加甚，得温则减　足厥阴肝经环阴器，抵少腹，上巅顶。寒性凝滞收引，寒凝肝脉，脉道拘急，故少腹牵引阴部冷痛，或阴囊收缩引痛，或女子痛经，经暗有块，或见巅顶冷痛，得温则缓，遇冷则寒凝加重，故疼痛得温则减，遇冷加重。

（2）形寒肢冷，舌淡苔白润，脉沉紧或弦迟　阴寒内盛，阳气被困，故形寒肢冷。舌淡苔白润、脉沉紧或弦迟，是寒盛之征。

治疗寒凝肝脉证，需要温肝药。

所谓温肝药，就是温散肝脏里寒的药物，这些药物大多味辛而温热，能够温煦脏腑阳气之不足，驱散寒邪。

常见的温肝药有如下几种。

1. 肉桂

肉桂可以入肝、肾经，能够祛陈寒痼冷，治疗肝经寒凝之寒疝腹痛，如暖肝煎。

2. 小茴香

为伞形科植物茴香的干燥成熟果实。味辛，性温。

小茴香辛香温散，色绿，能够入肝经，温肝散寒，理气止痛，适用于肝经寒凝诸痛证，为治疗寒疝腹痛、睾丸偏坠胀痛、少腹冷痛、痛经之要药，如天台乌药散。

另外，本品还能入脾胃，温中散寒，治疗胃寒气滞之胃痛。

3. 乌药

为樟科植物乌药的块根，味辛，性温。

本品味辛行散，性温驱寒，既能温肾散寒，治疗肾阳不足之遗尿、尿频，如缩泉丸，又能温散肝经寒凝，治疗寒疝腹痛、经寒腹痛等，如暖肝煎。

4. 吴茱萸

吴茱萸能入肝经，散肝经之寒，为暖肝常用之药，适用于寒邪凝滞肝脉诸痛证，如厥阴头痛、寒疝腹痛、痛经等，常用吴茱萸汤。

5. 荔枝核

为无患子科植物荔枝的干燥成熟种子。味辛、微苦，性温。

荔枝核味辛能行，性温能散，主入肝经，功专行气散结，主要用于寒凝气滞之疝气疼痛、睾丸肿痛，如荔核散。

治疗肝经寒凝证，可以选用暖肝煎。

暖肝煎：当归 6 克，枸杞子 9 克，茯苓 6 克，小茴香 6 克，肉桂 3 克，乌药 6 克，沉香 3 克。水煎服。

本方肉桂辛甘大热，温肝肾，散寒凝，通血脉；小茴香味辛性温，暖肝散寒，行气止痛，二药并用，温肾暖肝，二者共为君药。

沉香辛温，可以入肾经，温肾行气；乌药辛热，温肝行气，散寒止痛。当归甘温，养血和血；枸杞子甘平，补养肝肾。四者合用，温补并施。

阳虚阴盛，水湿不化，故佐以甘淡之茯苓，健脾渗湿；生姜温里散寒，共为佐使药。

八、肝风内动证

肝风内动证泛指患者出现眩晕欲扑、抽搐、震颤等具有"动摇"特点为主的一类证候，属内风。

临床常见有肝阳化风、热极生风等证候。

（一）肝阳化风证

肝阳化风证是指阴虚阳亢，肝阳升发无制，亢极化风所导致的一类动风证候。

此证多由久病阴亏，或肝郁化火，营阴内耗；或素体肝肾阴液不足，阴不制阳，阳亢日久则亢极化风所致。常见于高血压、脑血管意外等病。既然肝阳化风，则既有头晕、头痛、耳鸣等肝阳上亢的证候，又有肢体震颤、口眼歪斜等风性的特点。

故肝阳化风的临床表现如下。

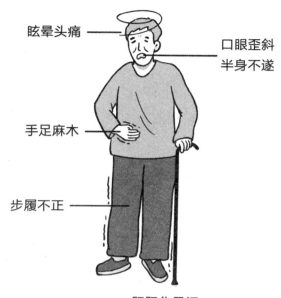

眩晕头痛

口眼歪斜
半身不遂

手足麻木

步履不正

肝阳化风证

（1）**眩晕欲扑，头摇而痛** 肝阳亢极化风，风阳冲逆于上，则眩晕欲扑，头摇而痛。

（2）**肢体震颤，言语謇涩** 风动筋脉挛急，则肢体震颤，语言謇涩。

（3）**手足麻木** 内风阻滞经络，则手足麻木。

（4）**步履不正** 阳亢于上，阴亏于下，上实下虚，故步履不正。

（5）**突然昏倒，不省人事，喉中痰鸣** 若风阳暴升，阳盛灼津成痰，肝风夹痰上犯，蒙蔽清窍，则突然昏倒不省人事，喉中痰鸣。

（6）**口眼歪斜，半身不遂，舌强不语** 风痰流窜阻于脉络，故口眼歪斜，半身不遂，舌强不语。

（7）**舌红，苔白或腻，脉弦有力** 舌红，苔白或腻，脉弦有力，为风痰内盛之征。

治疗肝阳化风证，首在滋阴，常用的滋补肝阴药有生地、麦冬、天

冬、玄参、白芍、龟板等。（详细可见滋补肝阴药）

除了滋补肝阴，还要平肝潜阳，常用的药物有天麻、钩藤、龙骨、牡蛎、代赭石、石决明等。（详见平肝潜阳药）

治疗肝阳化风证，可以用镇肝熄风汤。

镇肝熄风汤：怀牛膝30克，代赭石30克，生龙骨15克，生牡蛎15克，生龟板15克，生白芍15克，玄参15克，天冬15克，川楝子6克，生麦芽6克，茵陈蒿6克，炙甘草4.5克。水煎服。

方中牛膝补益肝肾，引血下行，代赭石镇肝降逆，两者配伍，使并走于上的气血平复，共为君药。

肝阳上亢缘于肝肾阴虚，故以龟板、白芍、龙骨、牡蛎滋阴潜阳，镇肝息风。阴虚生内热，故又以玄参、天冬滋阴清热。

肝为刚脏，性喜条达而恶抑郁，过用重镇之品势必影响其条达之性，故又以茵陈蒿、川楝子、生麦芽疏肝理气，以遂其性，以上俱为佐药。

甘草调和诸药，还可健胃安中，防金石、介类碍胃为使。

全方重用潜镇诸药，配伍滋阴疏肝之品，共奏镇肝息风之效。

（二）热极生风证

热极生风证是指由于邪热炽盛，燔灼肝经，引动肝风所表现的动风证候。此证多见于外感温热病中，由于热邪亢盛，燔灼经络筋脉，而引起肝风内动，如小儿高热惊厥、流脑等。

热极生风证，既有热象，又有动风之象。故其的临床表现如下。

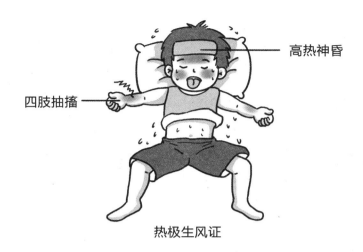

热极生风证

（1）**高热，抽搐，颈项强直，两目上视，甚则角弓反张，牙关紧闭**　邪热炽盛，燔灼肝经，筋脉挛急，故高热，抽搐，颈项强直，两目上视，甚则角弓反张，牙关紧闭。

（2）**烦躁不宁或神志昏迷**　热扰心神，则烦躁不宁，邪热闭阻心窍，则神志昏迷。

（3）**舌质红绛，苔黄燥，脉弦数**　舌质红绛，苔黄燥，脉弦数，为肝经热盛内灼营血之象。

治疗热极生风证，既要清热，又要息风止痉。

常用的息风止痉药有如下几种。

1.羚羊角

为牛科动物赛加羚羊的角。味咸，性寒，质重。

本品咸寒质重，主入肝经，能息风止痉，治疗热盛动风引起的高热抽搐，可单用锉粉，装胶囊服用，如羚羊角胶囊，或与钩藤、白芍同用，如羚角钩藤汤。

本品质地沉重，性能镇肝平肝，可以治疗肝阳上亢之头晕目眩，头痛如劈等症，如羚羊角汤。

另外，本品咸寒清热，还能治疗肝火上炎之目赤肿痛、羞明流泪等症。

2. 钩藤

为茜草科植物钩藤、大叶钩藤、主钩藤、华钩藤成无柄果钩藤的干燥带钩茎枝。味甘，性凉。

钩藤性凉，归肝经，能平肝阳，又能清肝火，还能息肝风。

平肝阳，能治疗肝阳上亢之头晕、头痛，常配合天麻、石决明、杜仲同用，如天麻钩藤饮。

息肝风，能治疗热极生风导致的高热抽搐以及癫痫抽搐，如羚角钩藤汤。

清肝火，能治疗肝火上冲之头胀头痛，常配合夏枯草、龙胆草、栀子、黄芩同用。

此外，本品凉肝，还能治疗儿科肝热夜啼、发烧。

3. 牛黄

牛黄性凉，主入心、肝经，善长清肝火，并能息风止痉，治疗高热引起的抽搐、牙关紧闭、烦躁不安等症，如安宫牛黄丸。

4. 全蝎

为钳蝎科动物东亚钳蝎的干燥体。味辛，性平，色青。

本品色青，主入肝经，性善走窜，善于追风，有搜风定搐之力，常用于治疗各种原因导致的痉挛抽搐，如止痉散。

5. 蜈蚣

为蜈蚣科动物少棘巨蜈蚣的干燥体。味辛，性温，有毒。

本品与全蝎类似，性善走窜，善入肝经搜风，治疗痉挛抽搐等症，常与全蝎相须为用，协同增效，如止痉散。

6. 僵蚕

为蚕蛾科昆虫家蚕幼虫感染白僵菌而致死的干燥体。味咸，性平。

僵蚕为虫类药，性善走窜，可以搜风，所以能够息风止痉，治疗惊痫抽搐等病，如小儿急惊风、慢惊风、破伤风等。

本品以桑叶为食物，禀桑叶发散之性，不但能搜内风，还能散外风，治疗风热上攻之头痛目赤、迎风流泪；风热上攻之咽喉肿痛；风入肌肤之荨麻疹。

另外，本品作为虫类药也能通行经络，治疗风中经络引起的口眼歪斜等病，如牵正散。

最后，本品味咸，咸能软坚散结，可以治疗瘰疬、痰核、乳腺结节等病。

7. 地龙

为矩蚓科动物参环毛蚓的干燥体。味咸，性寒。

地龙性寒，能入肝经，清肝热，搜肝风，治疗高热导致的肝风内动、惊痫抽搐等症，可与牛黄、钩藤、僵蚕同用。

本品性走窜，善于通行经络，能够治疗中风后气虚血滞，经络不利，半身不遂，口眼歪斜等症，如补阳还五汤。

治疗热极生风证，可以用羚角钩藤汤。

羚角钩藤汤：羚角片（先煎）4.5 克，双钩藤（后下）9 克，霜桑叶 6 克，菊花 9 克，鲜生地黄 15 克，生白芍 9 克，浙贝母 12 克，竹茹 12 克，茯神 15 克，生甘草 3 克。水煎服。

本方适用于热邪传入肝经，热极动风之证。

方中羚羊角凉肝息风；钩藤清热平肝，息风解痉，为君药。

桑叶、菊花辛凉疏泄清热，助君药凉肝息风，为臣药。

生地黄、白芍滋阴增液，柔肝舒筋；川贝母、鲜竹茹清热化痰；茯神宁心安神，俱为佐药。

甘草调和诸药为使药。

诸药合用，共奏凉肝息风、增液舒筋之效。

第九节 胆病的主要证型、用药及方剂

胆主决断、主导人的勇敢，又藏精汁，所以胆的病变主要表现为胆汁排泄失常及情志失常。

一、胆郁痰扰证

胆郁痰扰证是指痰热内扰，胆气不宁，表现出以惊悸、失眠、胃失和降为特点的证候。此证多由情志郁结，气郁化火、生痰，痰热内扰，而胆气不宁所致。

胆郁痰扰证的临床表现如下。

（1）头晕目眩 胆脉上头目，痰浊循经上扰，故眩晕。

（2）口苦，呕恶 胃失和降，故泛恶作吐。胆火上炎，故口苦。

（3）烦躁不寐，惊悸不宁 胆为清净之府，痰热内扰，胆气不宁，故烦躁不寐，胆怯易惊。

（4）胸闷善太息 痰浊阻滞，胆失疏泄，气机不畅，故胸闷善太息。

（5）舌苔黄腻，脉弦滑 苔黄腻，脉弦滑，为痰热内扰之征。

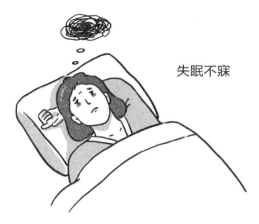

失眠不寐

胆郁痰扰证

治疗胆郁痰扰证，需要行气以解胆腑之郁、化痰以清胆腑之痰。行气药可参考疏肝理气药，化痰药可以参考肺系疾病化痰药。

治疗此证的方剂，可以选用温胆汤。

温胆汤：法半夏6克，竹茹6克，枳实6克，陈皮9克，甘草3克，茯苓5克，生姜3片，大枣一枚。水煎服。

方中半夏辛温，燥湿化痰，和胃止呕，为君药。

臣以竹茹，取其甘而微寒，清热化痰，除烦止呕。半夏与竹茹相伍，一温一凉，化痰和胃，止呕除烦之功倍。

陈皮行气，枳实降气，二者合用，体现了治痰先治气的原则。茯苓健脾渗湿，生姜、大枣调和脾胃，使水湿无以留聚，以杜生痰之源。以上五味共为佐药。

以甘草为使，调和诸药。

如果热盛，失眠严重，可加黄连，为黄连温胆汤。

如果痰盛而神志不宁，可去竹茹，加人参3克、熟地6克、五味子3克、酸枣仁3克、远志3克以益气养血，为十味温胆汤。

二、胆系结石证

胆系结石证，是指胆液凝结成为砂石阻塞胆囊或者肝胆管导致的病变。

此证与饮食不洁、寒温不适、精神抑郁等多种因素有关，这些因素引起肝胆气郁、湿热阻滞、胆汁发生理化特性改变，就可形成结石。留于胆囊、胆管各部，阻塞经隧，是以常感胀闷不适或时常隐痛；如果多食油腻或感受外邪，即会引起绞痛。

胆系结石的常见症状如下。

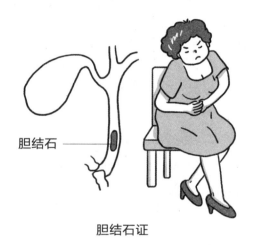

胆结石

胆结石证

（1）**右胁时感不适、隐痛、绞痛**　胆附于肝，位于右胁下，所以胆系结石就会影响右胁，胆气郁滞，气滞血瘀，所以会导致胀闷、疼痛。

（2）**厌食油腻**　油腻食物会增加胆汁分泌，而胆道不通，会加重胆囊郁滞，导致病情恶化。

（3）**呕吐**　胆影响胃，就会导致呕吐。

（4）**发热**　胆气不利，气机郁滞，就会发热。

治疗胆系结石，可用大柴胡汤。

大柴胡汤：柴胡 24 克，黄芩 9 克，白芍 9 克，法半夏 9 克，生姜 15 克，枳实 9 克，大枣 4 枚，大黄 6 克。水煎服。

方中重用柴胡为君药，能疏泄气机之郁滞，使胆腑之邪得以疏散。

黄芩清热，大黄、枳实内泄阳明之热结，使六腑以通为用，共为臣药。

芍药柔肝缓急，有止痉止痛之功，半夏配生姜，可和胃降逆止呕，三者共为佐药。

大枣与生姜相配，能调脾胃、和表里，并调和诸药，为使药。

第十节　肾脏疾病的主要证型、用药及方剂

肾的病变主要表现在生殖机能、生长发育、水液代谢、呼吸功能减退及脑、髓、骨、发、齿、二便方面的异常。肾病的常见症状：腰膝酸软或疼痛、耳鸣耳聋、齿摇发脱、阳痿遗精、女子经少、经闭不孕、水肿、二便异常等。

因为肾为水火之脏，所以肾系疾病有肾阴虚、肾阳虚的不同。另外，肾的生理特性是蛰藏，如果封藏无能，就会出现肾气不固之证。

一、肾阴虚证

肾阴虚证是肾脏阴精亏损，失于滋养，虚热内生所表现的证候。

此证的病因，多由久病伤肾，或温热病后期伤肾阴，或禀赋不足，

房事过度，或过服温燥劫阴之品所致。

肾阴虚的临床表现如下。

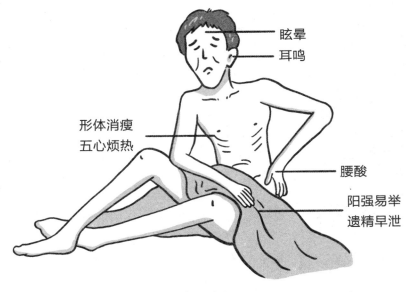

眩晕
耳鸣
形体消瘦
五心烦热
腰酸
阳强易举
遗精早泄

肾阴虚证

（1）腰膝酸痛，眩晕耳鸣　肾阴为人身阴液之根本，具有滋养、濡润各脏腑组织，充养脑髓、骨骼，并制约阳亢之功。肾阴不足，髓减骨弱，骨骼失养，则腰膝酸痛；脑海失充，则头晕耳鸣。

（2）失眠多梦　心肾为水火既济之脏，肾水亏虚，水火失济则心火偏亢，致心神不宁，而见失眠多梦。

（3）男子阳强易举，遗精　肾阴不足，不能潜阳，相火妄动，则阳强易举；相火扰动精室，而致精泄、梦遗。

（4）妇女经少经闭，或见崩漏　妇女以血为用，阴亏则经血来源不足，所以经量减少，甚至闭经；阴虚则阳亢，虚热迫血可致崩漏。

（5）形体消瘦，五心烦热，潮热盗汗，咽干颧红，小便黄大便干，舌红少津，脉细数　肾阴亏虚，虚热内生，故见形体消瘦，潮热盗汗，五心烦热，咽干颧红，溲黄便干，舌红少津，脉细数。

治疗肾阴虚，需要滋补肾阴药，如果阴虚有热，还要滋阴降火。

滋肾阴药大都为甘凉滋润之品，而降火药大都苦寒，常见的滋补肾阴、滋阴降火药有如下几种。

1. 熟地黄

熟地黄为生地黄的炮制品，味甘，性微温，归肝、肾经。

本品味甘微温，质又厚重，味最浓郁，而多膏脂，所以能够滋肾阴、填骨髓、生精血，聪明耳目，黑发乌须，是滋阴之要药。《本草分经》说它"治一切肝肾阴亏虚损百病"。

2. 山茱萸

为山茱萸科植物山茱萸的成熟果肉。味酸涩，性微温。

山茱萸性能补，既能益阴，又能助阳，为平补阴阳之要药，可以治肾阴虚，如六味地黄丸。

本品不但能补，其味酸性涩，还能收敛固涩，治疗遗精滑精、遗尿尿频、崩漏、月经过多、大汗不止、体虚欲脱等，功效多端。

3. 山药

山药为薯蓣科植物薯蓣的根茎。味甘、性平，能入脾、肺、肾经。

本品既能补气，又能滋阴，且作用缓和，补而不滞，对于肾阴不足、虚弱羸瘦者，可以作为营养品长期服用。

4. 女贞子

为木犀科植物女贞的成熟果实。味甘、苦，性凉，呈肾形。

女贞是一种常绿乔木，即便在严寒的冬季，仍然保持翠绿的颜色，一年四季翠绿，有如女子从一而终的节操，故名女贞。

本品色黑，呈肾形，入肾经，性寒凉，多汁液，能滋补肾阴，治疗肾阴不足之腰腿酸软、头晕耳鸣、须发早白、肾虚消渴等，如二至丸。

5. 墨旱莲

为菊科一年生草本植物鳢肠的地上部分。味甘、酸，性寒，汁液色黑。

本品汁液色黑，如同黑鱼，所以叫做鳢肠，鳢就是黑鱼。色黑入肾经，汁液浓厚，能够滋补肾阴，用于治疗肝肾阴亏所致的须发早白、头晕目眩、腰膝酸软、遗精耳鸣等病，如二至丸。

6. 龟板

为龟科动物乌龟的腹甲及背甲。味甘，性寒，沉重，富含胶质。

龟板富含胶质，长于滋补肾阴，如左归丸。

本品为乌龟的骨骼，以骨补骨，可以治疗筋骨不健、囟门不合、鸡胸龟背等骨骼发育不良相关的疾病。

本品又是血肉有情之品，还能补心血，质重兼能镇心安神，治疗阴血不足、心神不安之失眠、健忘、惊悸，如孔圣枕中丹。

7. 枸杞子

为茄科植物宁夏枸杞的成熟果实。味甘，性平。

本品汁液浓厚，种子呈肾形，入肾经，能够滋阴补肾，治疗肾阴不足导致的头晕目眩、腰膝酸软、耳聋、牙齿松动、须发早白、失眠多梦以及潮热盗汗、消渴等病，有"不老果"之称，如左归丸。

治疗肾阴虚证，可以用六味地黄丸。

六味地黄丸：熟地24克，山萸肉12克，山药12克，茯苓9克，泽泻9克，丹皮9克。共研细末，炼蜜为丸，每服6克，日2次。或水煎服。

方中重用熟地，滋阴补肾为君药。

山萸肉滋肾益肝，山药滋肾补脾，共为臣药。

泽泻利湿泄浊，可防熟地之滋腻；丹皮清肝泻火，可制山萸肉之温涩；茯苓渗利脾湿，可助山药之健运，均为佐药。

六味合用，三补三泻，其中补药用量重于泻药，是以补为主，这是其配伍特点。

如果阴虚有热，虚热明显，可以加用黄柏、知母清热，成知柏地黄丸。

1. 黄柏

黄柏入肾经，用于阴亏火旺，潮热盗汗，遗精，阳强等病，如知柏地黄丸。

2. 知母

入肾经，能滋阴益肾，清热泻火，用于治疗肾阴不足、阴亏火旺之潮热盗汗、心烦骨蒸等病，如大补阴丸。

二、肾阳虚证

肾阳虚证是肾脏阳气虚衰，温煦失职，气化无权所表现的一类证候。

此证多由素体阳虚，或年高肾亏，或久病伤肾，以及房劳过度等因素引起，所以，此证常有阳虚见证（形寒肢冷）以及肾的病变，如腰膝酸软、生殖机能减退、阳痿等表现。

肾阳虚的临床表现如下。

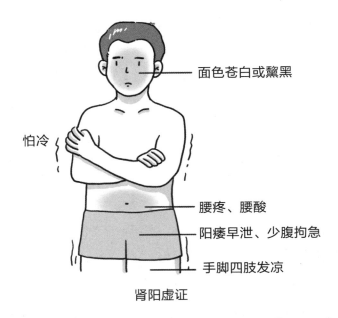

面色苍白或黧黑

怕冷

腰疼、腰酸

阳痿早泄、少腹拘急

手脚四肢发凉

肾阳虚证

（1）**腰膝酸软**　腰为肾之府，肾阳虚衰，不能温养腰府，则腰膝酸软疼痛、发凉。

（2）**面色㿠白或黧黑**　气血运行无力，不能上荣于面，故面色㿠白。肾阳极度虚衰，浊阴弥漫肌肤，故面色黧黑无泽。

（3）**头目眩晕，精神萎靡**　阳虚不能鼓舞精神，则精神萎靡不振。

（4）**形寒肢冷，尤以下肢为甚**　肾处下焦，阳气不足，阴寒盛于下，不能温煦肌肤，则畏寒肢冷，尤以下肢为甚。

（5）**男性阳痿，妇女宫寒不孕**　肾主生殖，肾阳不足，命门火衰，生殖功能减退，男子则阳痿不举，女子则宫寒不孕。

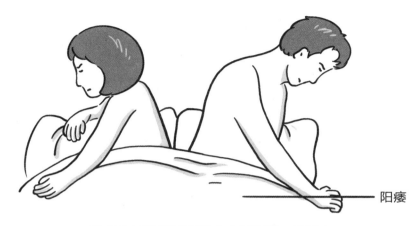

肾虚会导致男子阳痿（女子宫寒、不孕）

（6）大便久泄不止，完谷不化，五更泄泻　肾司二便，命门火衰，火不生土，脾失健运，故久泄不止，完谷不化或五更泄泻。

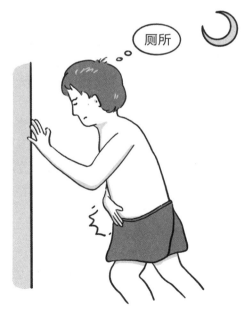

肾阳虚会导致五更泄

（7）尿少浮肿，腰以下为甚，按之凹陷不起，甚则全身肿胀，心悸咳喘，舌淡胖苔白，脉沉弱　肾阳不足，气化功能障碍，水液内停，溢于肌肤而为水肿；水湿下趋，肾处下焦，故腰以下肿甚，按之凹陷不起；水气泛滥，阻滞气机，则腹部胀满；水气凌心，心阳受损，则心中悸动不安；上逆犯肺，宣降失常，则咳嗽气喘。舌淡胖苔白，脉沉弱，均为肾阳虚衰、气血运行无力的表现。

治疗肾阳虚，需要温补肾阳。但必须在滋补肾阴的基础上，才能更好地温补肾阳，这就好比烛火与蜡的关系，烛火（肾阳）要想旺盛，必须有充足的蜡（肾阴）。

滋补肾阴的药上节已讲，兹不赘述。

常见的补肾阳药有如下几种。

1. 附子

附子通行十二经，有峻补元阳、益火消阴之效。可治疗肾阳不足、命门火衰所致阳痿遗精、宫寒不孕、腰膝冷痛、夜尿频多，如右归丸。

还能治疗脾肾阳虚、水气内停所致的小便不利、肢体浮肿，常与白术、茯苓同用，如真武汤。

2. 肉桂

肉桂入肾经，能够补火助阳，温补命门之火，治疗肾阳虚衰引起的腰膝冷痛、阳痿宫冷、夜尿频多、滑精遗尿等病。常与熟附子、熟地黄、山茱萸等同用，如肾气丸。

3. 巴戟天

为茜草科植物巴戟天的根。味辛、甘，性温。

本品补肾助阳，可以温补肾阳，治疗阳痿不举、宫冷不孕、小便频数，如赞育丹。

4. 肉苁蓉

为列当科植物肉苁蓉的带鳞叶的肉质茎。

本品甘、咸，性温，能补肾助阳，治疗肾阳亏虚导致的阳痿早泄、宫冷不孕、腰膝酸软、萎软无力，如肉苁蓉丸。

5. 淫羊藿

为小檗科植物淫羊藿和箭叶淫羊藿或柔毛淫羊藿的全草。味辛、甘，性温。

陶弘景说："四川北部有淫羊，一日百遍合，盖食此藿所致，故名淫羊藿。"说明此物能补肾壮阳，可治疗阳痿，激发性欲，治疗腰酸。

本品不但能内温肾阳，还能外走经络，能祛风湿，强筋骨，治疗风湿痹痛、肢体麻木等病。

6. 仙茅

为石蒜科植物仙茅的根茎。味辛，性热。

《海药本草》中解释说，它叶片形状像长矛，服后能延年益寿、轻身如仙，所以有仙茅之称，可见它最初是一种保健药，可以治疗须发早白、目昏目暗等早衰证。

另外，本品辛热燥烈，善补命门之火而兴阳道，治疗阳痿早泄及精寒不育等病。

7. 鹿茸

为雄性鹿头上尚未角化而带茸毛的幼角。味甘、咸，性温。

雄鹿好淫，一头雄鹿最多可以和上百头雌鹿发生交配关系，可见雄鹿肾气有余，肾精充足，所以鹿茸可以当做补肾壮阳之药，治疗阳痿滑精、宫冷不孕、腰膝酸痛、小便频数、头晕耳鸣、精神疲乏等肾阳虚证。

肾主奇经八脉，其中的任脉、冲脉与月经、带下密切相关，鹿茸通过补肾阳可以固冲任，治疗冲任虚寒、崩漏带下。

鹿茸属骨，生长速度极快，可以迅速由一点点长成重达几十斤的鹿角，而且由软变硬，所以鹿茸又能补骨壮骨，治疗骨质疏松、小儿五迟五软。

古代本草学家还发现，新鲜鹿茸之中，不但富含阳气，还有红色的血液，所以鹿茸不但能补阳气，还能益精血，有很强的温补之效，能达到温补内托的目的，可以促进疮疡的愈合，如阳和汤。

8. 菟丝子

为旋花科植物菟丝子的成熟种子。味辛、甘，性微温，子多脂。

种子是植物用来繁衍后代的，里面包含了该种植物的生殖精华。

在人体，肾主生殖，植物的生殖精华可以补益人体的生殖精华，所以在本草学中素有"子能补肾"的说法，而菟丝子尤为奇特，徐大椿说："子中之最有脂膏者，莫如菟丝。"这些膏脂就是种子的精华，精华入肾，自能补肾，所以菟丝子能够补肾益精，能够治疗肾虚腰痛、阳痿遗精、尿频遗尿、遗精白浊等病证。

肾主瞳子，肾精充足则眼目明亮，菟丝子又能治视物昏花、目暗不明。

肾主生殖，肾气充足，则胎儿安稳，所以菟丝子又能治疗肾虚胎动不安、滑胎，如寿胎丸。

治疗肾阳不足，可以选用金匮肾气丸。

金匮肾气丸：干地黄 24 克，山药 12 克，山茱萸 12 克，泽泻 9 克，茯苓 9 克，丹皮 9 克，桂枝 3 克，炮附子 3 克。上为细末，炼蜜和丸，如梧桐子大，酒下十五丸，日再服。

方中干地黄（今多用熟地黄代替）滋阴补肾为君药。山萸肉、山药滋肾补肝健脾；以少量附子、桂枝温补肾阳，意在微微生火，鼓舞肾气，共为臣药。泽泻利湿泻浊，茯苓渗利脾湿，丹皮清泻肝火，使之补而不腻，均为佐药。

全方阴阳并补，阴中求阳。

三、肾气虚弱不固证

肾气虚弱不固证是指肾气亏虚，封藏固摄无权所表现的证候。

此证多因年高肾气亏虚，或年幼肾气未充，或房事过度，或久病伤肾所致。

其临床表现如下。

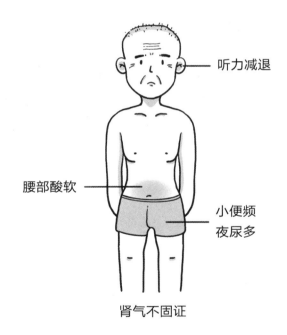

听力减退

腰部酸软

小便频
夜尿多

肾气不固证

（1）腰膝酸软，眩晕健忘，耳鸣、听力减退　肾气亏虚，则功能减退，气血不能上充于耳则耳鸣，听力逐渐减退；骨骼失肾气温养，则腰膝酸软乏力；肾生髓，肾虚脑髓失养，则眩晕健忘。

（2）小便频数而清，或尿后余沥不尽，或遗尿，或小便失禁，或

夜尿频多 肾为封藏之本，肾气有固摄下元之功，肾气不足，则膀胱失约，则见小便频数清长，或尿后余沥不尽，或夜尿频多，或遗尿，甚或小便失禁。

（3）男子滑精早泄，女子带下清稀，或胎动易滑，舌淡苔白，脉沉弱 肾气有固摄精关的作用，肾气不足，则精关不固，精关不固则精易外泄，故男子可见滑精、早泄，女子带脉失固，则见带下清稀量多。冲任之本在肾，肾气不足，冲任失约，任脉失养，胎元不固，则见胎动不安，以致滑胎。舌淡，脉沉弱，为肾气亏虚之征。

治疗肾气虚弱不固证，需要补益肾气，如果气虚不固，还要再加收涩药。

常见的补肾固涩药有如下几种。

1. 沙苑子

为豆科植物扁茎黄芪的成熟种子。味甘，性温，兼有涩性。

子能补肾，沙苑子入肾经，甘温能够补肾助阳，涩性能够固精缩尿，常用于治疗肾虚腰痛、阳痿遗精、遗尿尿频，白带过多等肾气不固之证。

2. 桑螵蛸

为螳螂科昆虫大刀螂、小刀螂或巨斧螳螂的卵鞘。味甘、咸，性平。

卵鞘，是包裹精卵的外鞘，这个外鞘很坚固，所以此物能够固精，是治疗遗精、滑精、遗尿、尿频、白浊之良药，如桑螵蛸丸。

3. 莲子

为睡莲科植物莲的成熟种子。味甘、涩，性平。

本品味甘而涩，入肾经而能益肾固精，治疗肾虚精关不固之遗精、滑精，常与芡实、龙骨同用，如金锁固精丸。

4. 芡实

为睡莲科植物芡的成熟种仁。味甘、涩，性平。

本品甘涩，涩能收敛，能够益肾敛精，治疗遗精、滑精，常与莲子相须为用，如金锁固精丸。

作为一种食品，又可入脾经健脾，又有收涩之功，能够治疗脾虚泄泻等病。

既能补肾、又能健脾，则湿邪可去，还能固涩，能够治疗湿盛带下病，如易黄汤。

5. 龙骨

本品味涩能收，有收敛固涩的功能，通过配伍，可以治疗遗精、滑精、尿频、遗尿、崩漏、带下、自汗、盗汗等多种正虚滑脱之症，如金锁固精丸、固冲汤等。

6. 牡蛎

本品煅后，有与煅龙骨相似的收涩作用，通过不同的配伍，可以治疗自汗、盗汗、遗精、滑精、遗尿、尿频、崩漏、带下等滑脱之症，如牡蛎散、金锁固精丸。

7. 覆盆子

为蔷薇科植物华东覆盆子的未成熟果实。味甘、酸，性微温。

这里的盆，指的是尿盆。覆盆，就是把尿盆倒过来，无需再用，可见此物能够治疗老年人夜尿频多，有治疗尿频、遗尿、遗精、滑精的作用。

8. 金樱子

为蔷薇科植物金樱子的成熟果实。味酸、涩，性平。

金樱子味酸，功专固涩，能入肾经，治疗遗精、滑精，如水陆二仙丹。

治疗肾虚不固，可以选用金锁固精丸。

金锁固精丸：沙苑子 60 克，芡实 60 克，莲须 60 克，煅龙骨 30 克，煅牡蛎 30 克。莲子粉糊丸，每服 9 克，每日 3 次。

本方擅长治疗肾虚不固之遗精。

方中沙苑子甘温，补肾固精，为君药；芡实益肾固精，且补脾气。君臣相伍，为补肾固精常用组合。

煅龙骨、煅牡蛎、莲须为佐，可以涩精止遗，用莲子粉糊丸，既能助诸药补肾固精，又能养心清心，合而能交通心肾。

纵观全方，既能补肾，又能涩精，因其能固精关，故美其名曰"金锁固精"。

第十一节　膀胱疾病的主要证型和常用方剂

膀胱与肾相表里，因此膀胱的病证，虚证多为肾气不足，实证多为湿热内侵。

一、膀胱湿热证

膀胱湿热证是指湿热蕴结膀胱，气化不利所表现的证候。此证多由感受湿热，或饮食不节，湿热内生，下注膀胱所致。

膀胱湿热的临床表现如下。

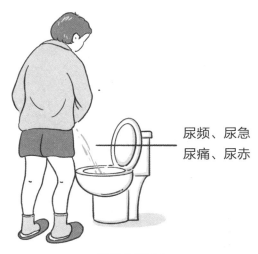

尿频、尿急
尿痛、尿赤

膀胱湿热证

（1）**尿频尿急，排尿灼热涩痛，小便短赤，小腹胀闷** 湿热侵袭膀胱，气化不利，热迫尿道，故小便次数频繁，并有急迫灼热疼痛感，尿液黄赤短少，小腹胀闷。

（2）**发热腰痛** 如湿热郁蒸，热淫肌表，可见发热；波及肾脏，则见腰痛。

（3）**尿血** 热邪灼伤阴络，则为尿血。

（4）**尿有砂石** 湿热久郁不解，煎熬尿中杂质或炼液为石，则尿中可见砂石。

（5）**舌红苔黄腻，脉数** 舌红苔黄腻，脉数，为湿热内蕴之象。

治疗膀胱湿热证，需要清利膀胱湿热药，这些药大都味淡性寒，淡能渗湿，寒能清热。常用的清利膀胱湿热药有如下几种。

1. 滑石

为硅酸盐类矿物滑石族滑石。味甘、淡，性寒，质地滑腻。

滑石甘淡寒，寒能清热，滑能行涩，所以滑石能清膀胱之热而通利水道，起到利尿通淋的功效，如八正散。

2. 木通

入心经、小肠经、膀胱经，能清热，又能利尿，能引热从小便排出。

3. 车前子

为车前科植物车前的干燥成熟种子。味甘，性微寒，质滑利。

车前子甘寒清热，性滑去涩，能清利水道，治疗小便淋涩疼痛，常与木通、滑石等同用，如八正散。

4. 萹蓄

为蓼科植物萹蓄的地上部分。味苦，性寒。

本品入膀胱经，能够清利膀胱湿热，利尿通淋，用于小便淋涩、尿道灼痛、结石等病，如八正散。

5. 瞿麦

为石竹科植物瞿麦的干燥地上部分。味苦，性寒。

瞿麦苦寒，苦入心能降，寒能清热，瞿麦能入心与小肠，导热下行，利尿通淋，治疗小便淋涩疼痛。

6. 金钱草

入膀胱、肝、胆、肾四经。能够清热利尿，解毒通淋，利胆排石。常用于肾、膀胱、胆囊结石，小便淋涩疼痛，尿血等病。

7. 海金沙

为海金沙科植物海金沙的干燥成熟孢子。味甘、咸，性寒，质光滑。

本品味咸，能入肾与膀胱，寒能清热，滑能利窍，能够清热利尿通淋，常用于热淋、泌尿系统结石等病证。

8. 石韦

为水龙骨科植物庐山石韦的干燥叶。味甘、苦，性微寒。

本品药性寒凉，入膀胱经，能清利膀胱而通淋，兼能止血，用于热淋、血淋，如石韦散。

治疗膀胱湿热，小便淋涩，可以用《太平惠民和剂局方》中的八正散。

八正散：车前子、瞿麦、萹蓄、滑石、山栀子、炙甘草、木通、大黄各9克。水煎服。

本方为治疗热淋的常用方剂。

方中车前子、木通、滑石、萹蓄、瞿麦清利湿热，利水通淋，共为君药。辅以栀子清三焦湿热，大黄泄热降火，为臣药。甘草和中解毒，为佐使药。

二、膀胱虚寒证

本证为肾气不足，膀胱阳虚所致，多见于慢性泌尿道感染、尿失禁等疾病，主要临床表现为小便频数，清长或不禁，尿后有余沥，遗尿，尿后下浊，甚则小便点滴不爽，排出无力，舌润苔白，脉沉细弱无力。

治疗膀胱虚寒证，需要温肾固膀胱。

常用药有如下几种。

1. 乌药

本品辛散温通，入肾与膀胱而温肾散寒，缩尿止遗。常与益智仁、山药等同用，治肾阳不足、膀胱虚冷之小便频数、小儿遗尿，如缩泉丸。

2. 益智仁

益智仁为种子，种子主生殖，肾也主生殖，所以益智仁可以入肾，它能温肾阳，暖膀胱，治疗下元虚寒之遗精、遗尿、小便频。

治疗膀胱虚寒，可选用缩泉丸。

缩泉丸：天台乌药、益智仁各500克，山药炒黄200克。上药打粉，糊丸，如梧桐子大，晒干，每服6克，盐汤送服。

方中乌药温肾祛寒，益智仁补肾固膀胱，山药补肾涩精，共奏温肾祛寒、缩尿止遗之作用。

第十二节　脏腑兼证辨证

脏腑之间，在生理活动过程中，相互密切联系，共同维持着人体的生命活动，在病理变化中，也常相互影响，出现脏腑兼病的证候。脏腑兼病比较复杂，并且是在不断地变化着，这里介绍常见的几个证候。

一、心肾阴虚证

在生理情况下，心位于上而主火，肾位于下而主水。心阳必须下降于肾，以温肾水；肾水必须上济于心，以养心火。这样心肾相交，水火既济，从而维持着心肾的生理功能。如果肾阴不足，不能上济心火，可使心火独亢；或心火亢于上，不能下交于肾，这样心肾阴阳水火失去了协调既济的关系，便成心肾不交之证。

心肾不交证的原因如下：一是思虑劳心，恣情纵欲，久病劳倦，损伤心肾之阴。二则邪热内侵，五志化火，导致心火亢盛，以致水火不能相济，心肾不能相交。临床以神经衰弱、失眠为多见。

心肾不交证的表现如下。

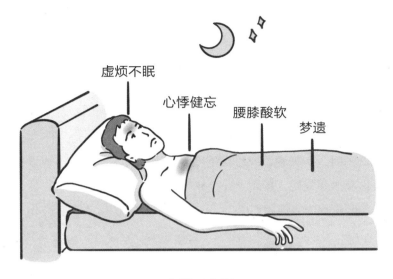

虚烦不眠

心悸健忘

腰膝酸软

梦遗

心肾不交证

（1）**虚烦不眠，心悸健忘，情绪容易激动**　肾水不升，心火无制，虚火内扰，心神不藏，故见虚烦不眠，心悸、情绪易激动。

（2）**头晕耳鸣，腰膝酸软**　肾精亏虚，骨髓不充，头目失养，故见头目眩晕，健忘，腰膝酸软。

（3）**梦遗**　肾阴不足，相火妄动，故梦遗。

（4）**舌红，脉细数，或见咽干，潮热盗汗**　阴虚阳亢，故咽干，潮热盗汗。舌红、脉细数为阴虚内热之象。

治疗心肾阴虚，需要滋阴泻火，可用黄连阿胶汤合交泰丸。

黄连阿胶汤合交泰丸：生地黄 16 克，阿胶（烊化）12 克，鸡子黄 2 枚，白芍 15 克，黄连 6 克，黄芩 8 克，远志 9 克，夜交藤 30 克，肉桂 3 克。水煎服。

方中黄连、黄芩清心泻火；芍药、阿胶、生地黄滋阴养血；鸡子黄补心血，血足则神安；肉桂温补命门，引火归元，使心火下行，又能防止黄芩、黄连过凉；远志、夜交藤益智安神，交通心肾。纵观全方，有滋阴清热、除烦安神、交通心肾的作用。

二、心脾两虚证

心脾两虚证是指由于心血不足、脾气虚弱而表现的心神失养，脾失健运、脾不统血的虚弱证候。

本证多因久病失调，或思虑过度，或因饮食不节，损伤脾胃，或因慢性失血，血亏气耗，渐而导致心脾气血两虚。

心脾两虚临床表现如下。

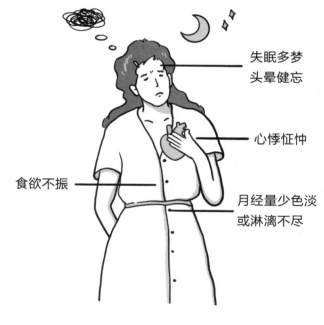

失眠多梦
头晕健忘

心悸怔忡

食欲不振

月经量少色淡
或淋漓不尽

心脾两虚证

（1）心悸怔忡，失眠多梦，头晕健忘　心血不足，心失所养，心神不宁，则心悸、健忘、失眠、多梦；头目失养，则眩晕。

（2）食欲不振，腹胀便溏　脾虚气弱，运化失健，故食欲不振，腹胀便溏。

（3）皮下出血，女子月经量少色淡或淋漓不尽　脾虚不能摄血，可见皮下出血，女子月经量少色淡，淋漓不尽。

（4）气短神疲乏力，面色萎黄或淡白，唇、甲无华，舌质淡嫩，脉细弱　气短神疲乏力，面色萎黄或淡白，唇、甲无华，舌质淡嫩，脉细弱，均为气血亏虚之征。

（5）神情抑郁，思绪不宁，表情淡漠　脾气虚弱，脾志失藏，故见神情抑郁，思绪不宁。思虑伤脾，气血生化之源不足，心神失养，故表情淡漠。如《杂病源流犀烛》说："思者，脾与心病。"

治疗心脾两虚证，可以选用归脾汤（详见本章第二节"脾不统血证"）

三、心肝血虚证

心肝血虚证是指由于心肝两脏血亏，表现出心神及所主官窍组织失养为主的血虚证候。

本证多因思虑过度，暗耗心血，或失血过多，或脾虚化源不足所致。

心肝血虚证的临床表现如下。

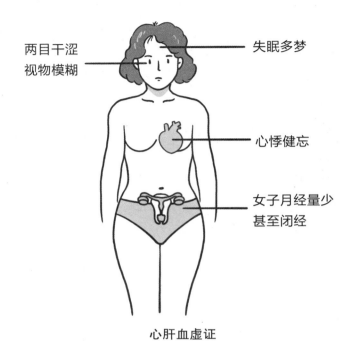

两目干涩
视物模糊

失眠多梦

心悸健忘

女子月经量少
甚至闭经

心肝血虚证

（1）心悸健忘，失眠多梦　心血不足，心失所养，心神不宁，故见心悸健忘，失眠多梦。

（2）两目干涩，视物模糊，或肢体麻木，震颤拘挛　肝血不足，目失所养，则两目干涩，视物模糊；爪甲、筋脉失于濡养，则爪甲不荣，肢体麻木，震颤拘挛。

（3）女子月经量少色淡，甚则经闭　女子以血为本，心肝血虚，冲任失养，则月经量少色淡，甚则经闭。

（4）头晕目眩，面白无华，爪甲不荣，舌质淡白，脉细　血虚头目失养，则头晕目眩，面白无华；舌、脉失充，则舌淡白，脉细。

治疗心肝血虚证，可以选用《金匮要略》中的酸枣仁汤。

酸枣仁汤：酸枣仁 15 克，甘草 3 克，知母 6 克，茯苓 6 克，川芎 6克。水煎服。

本方适用于肝血不足，阴虚内热之不眠证。

方中酸枣仁入心、肝经，养血补肝，宁心安神，为君药。茯苓宁心安神，知母滋阴清热，为臣药。川芎调血养肝为佐药。甘草调和诸药为使药。

四、心肾阳虚证

心肾之阳，君相之火也，两者协调共济，以温煦脏腑，运行血脉，气化津液。故心肾阳虚，则常表现为阴寒内盛，血行瘀滞，水气停蓄等病变。

此证多因劳倦内伤，或久病不愈，耗伤心肾之阳。再有外感邪热，稽留过久，内伤心肾之阳。

心肾阳虚证症状如下。

（1）形寒肢冷 阳衰不能温养形体，则形寒肢冷。

（2）心悸怔忡，尿少身肿 心肾阳虚，气化失司，水气内停，故尿少；泛溢肌肤则浮肿；水气凌心则心悸怔忡。

（3）唇甲青紫，舌质黯淡青紫 心肾阳虚，运血无力，血行瘀阻，故唇甲青紫，舌质黯淡青紫。

（4）舌胖嫩，苔白滑，脉沉微，甚则欲绝 水湿内停，故苔白滑；阳虚故舌胖嫩；脉沉微，为阳虚不足之征。

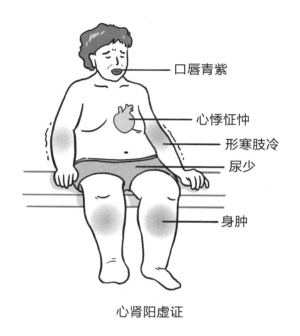

口唇青紫

心悸怔忡

形寒肢冷

尿少

身肿

心肾阳虚证

治疗此证，需要温补心肾，温阳利水，方用真武汤。

真武汤：茯苓9克，芍药9克，白术6克，生姜9克，炮附子9克。水煎服，先煎炮附子40分钟。

方中附子大辛大热，温肾助阳，为君药。臣以茯苓、白术健脾利湿，淡渗利水。佐以生姜之温散，既助附子温阳祛寒，又助茯苓、白术以散水湿；芍药敛阴以防附子辛热太过，又有利水作用。

本方温阳、利水同用，擅治阳虚水肿之证，渗利、温燥合法，可除阴寒凝滞之水气。

五、心肺气虚证

本证由于肺气虚，不能宣降，易产生虚喘，心气虚不能运血，易产生瘀血而心悸。

此证成因往往如下：劳倦过度，耗伤心肺之气，或久咳肺虚，致使心脉内宗气不足，久则心气亦衰，或心气不足，运血无力，致使血运不畅，阻滞肺脉，以致肺气日衰。可见于肺心病、肺气肿、慢性支气管炎喘息以及某些器质性心脏病。

心肺气虚证的主要症状如下。

（1）心悸气短，咳喘少气　心肺气虚，鼓动血行之力不足，故心悸。肺气虚不足以息，故气短少气。

（2）吐稀白痰涎，胸闷发憋　肺气虚津液不布，故咳吐稀白痰涎。肺失肃降，气逆于上，故咳喘胸闷憋气。

（3）自汗乏力，动则更甚　气虚不足，肌表不固，故乏力自汗。动则气耗，故动则更甚。

（4）面色白或黯滞，甚者可见口唇青紫，舌质黯淡或见瘀斑，脉细弱　气血不荣，故面色㿠白；血行瘀滞，可见口唇青紫，或面色晦黯舌有瘀斑。

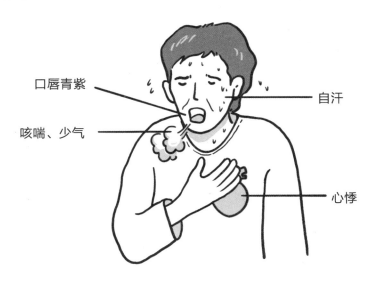

心肺气虚证

治疗此证，需要补益心肺，可用生脉散。

生脉散：人参 6 克（或党参 15 克），麦冬 12 克，五味子 8 克（打碎）。水煎服。

人参大补元气为君，麦冬养阴生津为臣，五味子敛肺止汗为佐使，麦冬、五味子二药相合，酸甘化阴以充脉，共奏补气生津、敛汗生脉之功。

从现代医学角度分析，此方有强心、升压、兴奋中枢、改善微循环、抗休克、增强抗病能力等作用。

六、脾肺气虚证

脾肺气虚证是指由于脾肺两脏气虚，出现脾失健运、肺失宣降的虚弱证候。

本证成因：一是脾气虚损，不能散精上归于肺，肺气因之而虚损。二是脾虚生湿，聚为痰浊，湿痰阻肺，使肺气不能宣降，久则导致肺气虚损，致成虚实夹杂之证。再有久咳肺虚，肺失宣降，津气不布，以致脾失濡养，导致脾气亦虚。

此证的常见症状如下。

（1）肺气虚，久咳不已，咳喘痰多而稀白，短气乏力　肺虚宣降失常，津液不布，或脾虚痰浊内生，故久咳不已，咳吐稀白痰。肺虚不足以息，故气短。

（2）脾气虚，食欲不振，腹胀便溏，甚则面浮足肿。舌淡苔白，脉细弱　脾虚不及于四末，故乏力。脾气不足，运化失常，故食欲不振，腹胀、便溏。脾不运湿，肺不肃降，水湿泛溢，故面浮足肿。

治疗此证，需要补脾益肺，温化湿痰，可用六君子汤（详见脾气虚）。

七、脾肾阳虚证

脾肾为先后天的关系，故脾肾阳气相互资助。本证一般以肾阳不足，不能温养脾阳，以致脾肾阳虚为多见，但也有脾阳虚导致肾阳虚的。本证可见于慢性肠炎、慢性肾炎、肠结核等。

脾肾阳虚证常见症状如下。

（1）下利清谷，或五更泄泻　下利清谷，五更泄泻，是脾肾阳虚，水谷无阳以温化。

（2）面浮肢肿，小便不利，甚则水满鼓胀　面浮肢肿，小便不利，水鼓胀满，是脾阳虚不能运化水湿，肾气虚，气化失司，水邪内聚所致。

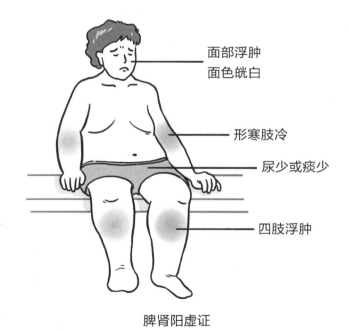

面部浮肿
面色㿠白

形寒肢冷

尿少或痰少

四肢浮肿

脾肾阳虚证

（3）或伴见形寒肢冷，面色白，腰膝或少腹冷痛，舌质淡嫩，苔白滑，脉沉弱　形寒肢冷等均为阳虚的见证。

治疗此证，需要温补脾肾，可用四神丸。

四神丸：肉豆蔻6克，补骨脂12克，五味子6克，吴茱萸3克，生姜6克，大枣10枚。水煎服。

脾肾阳虚泄泻证，又称五更泻、鸡鸣泻。方中重用补骨脂补命门之火以温养脾土，为君药。肉豆蔻温暖脾胃，涩肠止泻，为臣药。吴茱萸温中散寒，五味子酸敛固涩，为佐药。生姜暖胃散寒，大枣补脾养胃，为使药。

如果脾肾阳虚水肿，可以选用实脾饮。（详见脾虚水肿）

八、肺肾阴虚证

肺肾阴津互相滋养，叫做"金水相生"。肾肺阴虚，失其濡润，则燥热内生。

肺肾阴虚成因如下：

①肺虚及肾：久嗽耗伤肺津，进而损及肾阴，这叫"金不生水"。

②肾阴亏损，不能上滋肺津（肾阴为一身阴液的根本），或肾阴亏损，虚火上炎，煎灼肺津。

本证可见于慢性气管炎，支气管扩张以及肺结核等病。

肺肾阴虚主证如下。

（1）**肺阴虚** 咳嗽有痰，或痰中带血，口燥咽干，或声音嘶哑，甚则失音。

（2）**肾阴虚** 腰膝酸软，虚烦少寐，自觉口咸，骨蒸潮热，颧红盗汗，男子遗精、女子月经不调，舌红少苔，脉细数。

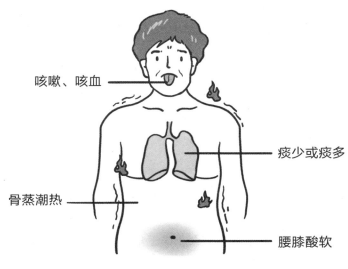

咳嗽、咳血

痰少或痰多

骨蒸潮热

腰膝酸软

肺肾阴虚证

治疗此证，痰少可用麦味地黄丸。

麦味地黄丸：即六味地黄丸。（详见肾阴虚）加麦冬、五味子各6克。六味地黄丸可以滋肾阴，麦冬可以滋肺阴，五味子能够敛阴止咳。

如果痰多，可用金水六君煎。

金水六君煎：当归6克，熟地黄15克，陈皮5克，法半夏6克，茯苓6克，炙甘草3克。其中陈皮、半夏、茯苓、甘草为二陈汤，可以化痰；熟地、当归可滋阴养血。

九、肾不纳气证

肺主呼气，肾主纳气，肾气不足，吸气不能下纳于肾，致成本证。本证多见于久喘患者，或老年支气管哮喘。

此证的临床表现如下。

呼多吸少，喘促短气，动则尤甚，声低气怯，又有偏阳虚、阴虚的区别。

偏于阳虚,甚或阳气欲脱的,兼见肢冷面青,自汗遗溺,舌淡胖嫩,甚或冷汗淋漓,脉象虚浮无根。阳虚不能温养形体,故肢冷面青,肾阳虚不能固摄,故自汗遗溺;舌淡胖嫩,为阳虚不能化气之象。冷汗淋漓,脉虚浮无根,则为阳气欲脱之象。

偏于阴虚而阴不敛阳者,则兼见面赤躁扰、咽干口燥、舌红脉细数等症,均为阴虚火旺之证。面赤颧红、躁扰为虚火扰心;咽干口燥为虚热,故不欲饮。舌红脉细数为阴虚之象。

治疗肾不纳气证,需要补肾纳气。

偏于阳虚的,可用金匮肾气丸(详见肾阳虚),温阳纳气归肾。

偏于阴虚的,可用都气丸,即六味地黄丸加五味子 6 克,六味地黄丸能够补肾阴,五味子能够敛肺止咳,增强止咳平喘之力。

十、肝肾阴虚证

肝肾同源,肝阴与肾阴相互滋生,盛则同盛,衰则同衰。本证可见于神经衰弱、高血压、慢性肝炎及某些慢性消耗性疾病。

此证与下列因素相关:七情内伤,劳伤精血;久病耗损肝肾之阴。

此证的症状如下。

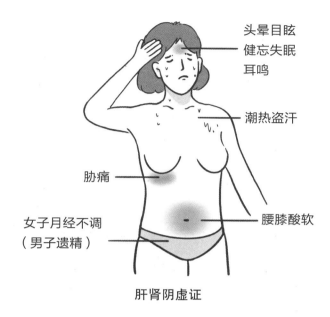

头晕目眩
健忘失眠
耳鸣

潮热盗汗

胁痛

腰膝酸软

女子月经不调
（男子遗精）

肝肾阴虚证

（1）头晕目眩，健忘失眠，耳鸣如蝉，咽干口燥　肝肾阴虚，阴不制阳，虚火上炎，故见头目眩晕，耳鸣咽干，颧红盗汗等阴虚阳亢的症状。

（2）胁痛　肝阴不足，经脉失养，故胁痛。

（3）腰膝酸软　肾亏髓虚，故腰膝酸软。

（4）男子遗精，女子月经不调　肝与冲任相通，肝阴不足，冲任不调，可致月经不调。虚火内生，扰动精室，故男子可见遗精。

（5）五心烦热，颧红盗汗，舌红少苔，脉细数　五心烦热，盗汗，舌红无苔，脉细数，均为阴虚内热之征。

治疗肝肾阴虚，可用杞菊地黄丸。

杞菊地黄丸：即六味地黄丸加菊花、枸杞子各6克。

六味地黄丸能够滋肾阴，枸杞子也可以滋补肝肾，菊花能够清肝明目，这样，就能在滋肾阴的基础上，起到滋肝明目的效果。

十一、肝脾不调证

肝脾不调证是指肝失疏泄、脾失健运而表现出的以胸胁胀痛、腹痛腹胀、便溏等为主症的证候，又称肝脾不和证、肝郁脾虚证。

本证多因情志不遂，郁怒伤肝，肝失条达而横乘脾土，或饮食、劳倦伤脾，脾失健运而反侮于肝，肝失疏泄而成。

肝脾不调，既有肝郁症状，又有脾虚症状，故其证的临床表现如下。

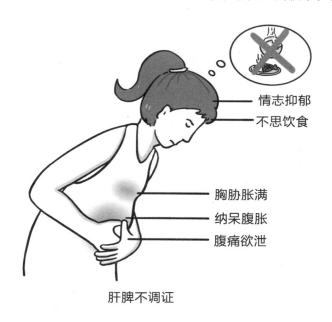

情志抑郁
不思饮食

胸胁胀满
纳呆腹胀
腹痛欲泄

肝脾不调证

（1）**胸胁胀满窜痛** 肝失疏泄，经气郁滞，故胸胁胀满窜痛。

（2）**善太息** 肝气郁结，情志不畅，故善太息。太息则气郁得达，胀闷得舒，故喜太息。

（3）**情志抑郁，或急躁易怒** 气机郁结不畅，则精神抑郁；肝失柔顺之性则急躁易怒。

（4）**纳呆腹胀，便溏不爽，肠鸣矢气，或腹痛欲泻，泻后痛减，或大便溏结不调** 肝气横逆犯脾，脾失健运，则纳呆腹胀；气滞湿阻，则便溏不利，肠鸣矢气；气滞于腹则痛，便后气机得畅，故泻后疼痛得以缓解。

（5）舌苔白，脉弦或缓弱　苔白，脉弦或缓弱，为肝郁脾虚之征。

治疗肝脾不调，可以选用《太平惠民和剂局方》中的逍遥散。

逍遥散：柴胡9克，当归9克，白芍9克，白术9克，茯苓9克，炙甘草6克，生姜3片，薄荷6克。水煎服。

方中柴胡疏肝解郁，畅达肝气而为君药。白芍养血柔肝，当归养血活血，归、芍与柴胡同用，补肝体而助肝用，为臣药。白术、茯苓健脾益气，为佐药；方中加薄荷疏散郁遏之气，生姜降逆和中，亦为佐药。甘草补中而调诸药，为使药。

十二、肝胃不和证

肝胃不和证是指由于肝气郁滞，横逆犯胃，胃失和降而表现出的以胸胃胀痛为主的证候，又称肝气犯胃证、肝胃气滞证。

本证多因情志不舒，肝气郁结，横逆犯胃所致。

肝胃不和，既有肝气不舒的症状，又有胃气不和的症状，故其临床表现如下。

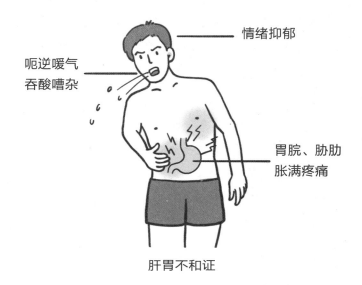

情绪抑郁

呃逆嗳气
吞酸嘈杂

胃脘、胁肋
胀满疼痛

肝胃不和证

（1）胃脘、胁肋胀满疼痛，或为窜痛　肝主疏泄，胃主受纳，肝气条达则胃气和降。肝气郁滞，疏泄失职，横逆犯胃，胃失和降，则见胃脘、胸胁胀满疼痛，或窜痛。

（2）呃逆嗳气　胃气上逆，则呃逆嗳气。

（3）情绪抑郁，或烦躁易怒，善太息　肝失条达，气机郁滞，则精神抑郁。若气郁化火，肝性失柔，则见急躁易怒，善太息。

（4）吞酸嘈杂　气火内郁犯胃，可见吞酸嘈杂。

（5）食纳减少，舌苔薄白或薄黄脉弦或带数　肝气犯胃，胃纳失司，故见食纳减少。苔薄白，脉弦为肝气郁结之象。若气郁化火，则见苔薄黄，脉弦带数。

对于肝气犯胃证，可以用四逆散。

四逆散：柴胡9克，炒枳实、炙甘草各6克，白芍12克。水煎服。

方中柴胡入肝胆经，疏肝解郁，为君药。白芍敛阴养血柔肝，可防止肝气犯胃，有止痛作用，为臣药。佐以枳实理气解郁破结。使以甘草调和诸药，益脾和中。如此则疏肝和胃两相兼顾，调整肝胃之间的不和，而达止痛作用。如果肝郁化火，可加用金铃子散。

金铃子散：金铃子 3 克，玄胡 3 克。水煎服。

方中金铃子苦寒入肝，能疏肝气、泄肝火，可治胸腹胁肋疼痛，为君药；玄胡可行气、活血止痛，为臣佐之药。二药相配，疏肝泄热，活血止痛。

如果胃酸严重，还可以加用乌贼骨和瓦楞子制酸。

1. 乌贼骨

乌贼骨，又名海螵蛸，为乌贼科动物无针乌贼或金乌贼的内壳。味咸、涩，性温。

其主要成分是碳酸钙，能够中和胃酸，煅用善长制酸止痛。

本品味咸入血，涩能固涩，所以本品能够收敛止血，适用于体内外诸出血证，如崩漏下血，方剂有固冲汤。

2. 瓦楞子

为蚶科动物毛蚶、泥蚶或魁蚶的贝壳。

本品主要成分是碳酸钙，可中和胃酸，煅后常用于治疗胃痛、泛酸。

十三、肝火犯肺证

肝火犯肺证是指由于肝经气火上逆犯肺，而使肺失清肃所表现的证候。按五行理论又称"木火刑金"证。

本证多因郁怒伤肝，气郁化火，或邪热蕴结肝经，上犯于肺所致。

肝火犯肺证临床表现如下。

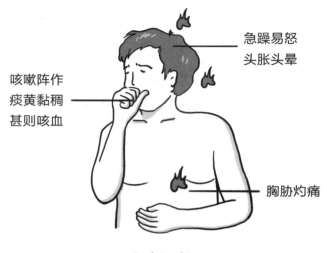

急躁易怒
头胀头晕

咳嗽阵作
痰黄黏稠
甚则咳血

胸胁灼痛

肝火犯肺证

（1）胸胁灼痛，急躁易怒，头胀头晕，面红目赤，烦热口苦　肝经气火内郁，失于柔顺，则见胸胁灼痛，急躁易怒。火邪上扰，则头晕头胀，面红目赤；热蒸胆气上逆，则口苦。

（2）咳嗽阵作　肺主肃降，肝主升发，升降相因，则气机条畅。肝经气火上逆犯肺，肺失清肃，气机上逆，则咳嗽阵作。

（3）痰黄黏稠，甚则咳血　津为火灼，炼液成痰，故痰黄黏稠；火灼肺络，络损血溢，则为咳血。

（4）舌质红，苔薄黄，脉象弦数　舌红，苔薄黄，脉弦数，为肝经实火内炽之征。

治疗肝火犯肺，可以用黛蛤散。

黛蛤散：青黛、蛤粉各等分。共为细末，每服 6 克。

青黛咸寒，入肝、肺经，善清肝经郁火，并清肺热以消痰止嗽。蛤粉苦、咸、寒，入肺经，清肺化痰，软坚散结。

二药配伍，使肝火得降，肺热得清，痰热得化，清肝宁肺化痰并举，标本兼顾。

附录一 中药索引

附录二　方剂索引